設問式

疾患別
薬学管理の基礎知識 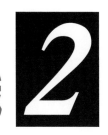2

木村 健

兵庫医科大学病院 薬剤部長

じほう

はじめに

　新型コロナウイルス感染症のパンデミックは，歴史に残る感染症になってしまいました。これまで人類の歴史は感染症との闘いでもあり，薬剤師もその闘いの中で医療従事者としての使命を果たしてきました。

　薬剤師の新型コロナウイルス感染症への関わりは，特に他の疾患に対する関わりと大きな違いはありません。感染症患者への薬剤の供給や安全で有効な薬剤投与のための服薬指導と患者支援，また新薬やワクチンなどの正しい薬剤情報提供および感染症拡大防止のための地域医療への支援など私たちがもつスキルを最大限に活用することができます。

　また，感染症ばかりに気を取られるのではなく患者が抱えている基礎疾患のケアにも十分な目配りが必要です。

　今，薬剤師はその存在としてのアウトカムが求められる時代に入っています。「0402通知」（調剤業務のあり方について）において，薬剤師以外の者に実施させることが可能な業務や調剤に該当しない行為が示されたことにより，対物から対人への業務シフトはより加速化しています。そして今般の薬機法の改正において継続的な服薬状況の把握及び服薬指導の義務が法制化されたことは，薬剤師にその専門的知識とスキルを処方設計や処方提案のみでなく，調剤後においても継続的な患者フォローに活かすことを真に求めていることになります。

　薬剤師に求められる職能がより高まるなか，2018年に継続的な患者フォローを行うために常に携帯していただきたいポケットブックとして「かかりつけ薬剤師のための　疾患別薬学管理マニュアル」を，その翌2019年には同書に収録する前半10疾患の知っておくべき最低限の知識を効率的かつ効果的に習得するために「設問式　疾患別薬学的管理の基礎知識1」を発刊しました。本書はその続編として「かかりつけ薬剤師のための　疾患別薬学管理マニュアル」の後半10疾患を収録したものです。

　本書は，薬剤師になったらまずやってみる問題集であり，60点以下では薬剤師失格です！

　ぜひチャレンジしていただき，薬剤師の教育ツールとして幅広くお役に立てることを願っています。

　最後に本書の発刊に際し，ご尽力をいただいた株式会社じほう出版局の諸氏に深謝いたします。

2020年8月

兵庫医科大学病院　薬剤部長

木村　健

設問式 疾患別 薬学管理の基礎知識 2

1
① 高血圧症　② 気管支喘息　③ COPD　④ 上部消化管疾患　⑤ 便秘・下痢
⑥ 肝硬変　⑦ 糖尿病　⑧ 脂質異常症　⑨ 高尿酸血症・痛風
⑩ 甲状腺機能亢進症・甲状腺機能低下症

Contents

No. 11 骨粗鬆症

Osteoporosis

病態の基礎知識 **1**

① 骨粗鬆症の病態生理に関する知識の習得

② 骨粗鬆症の診断や治療指針に関する知識の習得

観察計画の基礎知識 **2**

① **薬物治療効果に関する観察計画**
- 骨粗鬆症の状態を示す患者の自覚症状を確認する。
- 骨粗鬆症の状態を示す検査データを確認する。

② **薬剤の安全性に関する観察計画**
- 投与されている薬剤の中で骨粗鬆症を引き起こしたり増悪させる薬剤がないかどうかを確認する。
- 投与されている薬剤の中で相互作用のある薬剤がないかどうかを確認する。
- 投与されている薬剤の副作用の発現に注意する。

ケア計画の基礎知識 **3**

① **薬物治療効果に関するケア計画**
- 薬物治療の効果を評価し，必要に応じて投与薬剤の追加および変更について検討する。

② **薬剤の安全性に関するケア計画**
- 骨粗鬆症を引き起こしたり増悪させる薬剤が処方されている場合，医師に報告しその対応について検討する。
- 相互作用のある薬剤が処方されている場合，医師に報告しその対応について検討する。
- 副作用が発現すれば医師に報告し，その対応について検討する。

教育計画の基礎知識 **4**

① **薬物治療に関する教育計画**
- 患者に適切な服薬指導を実施する。
- 患者に骨粗鬆症の状態を示す自覚症状や副作用発現時の症状を説明し，医療スタッフに伝達すべき内容を指導する。

━ 日常生活指導 ━
- 患者に適切な日常生活指導を実施する。

病態の基礎知識 **1**

問1 下記の文章の (A) (B) にあてはまる正しい組み合わせをa〜dの中から選びなさい。

　現在，日本国内に骨粗鬆症の人は（　A　）くらいと推定されており，継続的に骨粗鬆症治療を受けている人は（　B　）くらいと推定されている。

a．A−2,580万人　B−1,260万人　　b．A−1,280万人　B−63万人
c．A−580万人　　B−360万人　　　d．A−12万人　　　B−6万人

問2 下記の文章の (A) (B) にあてはまる正しい組み合わせをa〜dの中から選びなさい。

　古くなった骨が破骨細胞によって溶かされることを（　A　）といい，新しい骨で補充される一連の骨の新陳代謝過程は約（　B　）を要する。

a．A−骨溶解　B−6カ月　　　　b．A−骨吸収　B−1年
c．A−骨溶解　B−2年　　　　　d．A−骨吸収　B−3カ月

問3 下記の文章の (A) (B) にあてはまる正しい組み合わせをa〜dの中から選びなさい。

　骨密度は約（　A　）歳で最大値に達し，女性では骨密度が55〜59歳で（　B　）％減少すると推定されている。

a．A−20　B−20　　　　　　　b．A−15　B−30
c．A−20　B−5　　　　　　　 d．A−15　B−10

問4 下記の２つの文章において，(正) (誤) の組み合わせが正しいものをa〜dの中から選びなさい。

① 骨密度は遺伝しない。
② 大腿近位部骨折者の約10％が骨折後１年で死亡する。

a．①正・②正　b．①正・②誤　c．①誤・②正　d．①誤・②誤

問5 下記の文章の (A) (B) にあてはまる正しい組み合わせをa〜dの中から選びなさい。

　WHOのFRAX®は，個人の将来（　A　）年間の骨折発生確率を算出でき，（　B　）を対象とする。

a．A−5　B−65歳以上　　　　b．A−5　B−80歳未満
c．A−10　B−70歳以上　　　 d．A−10　B−75歳未満

問1 解答 **b（A－1,280万人　B－63万人）**

解説　骨粗鬆症の予防と治療ガイドライン2015年版では，大規模住民コホート研究参加者が報告した40歳以上の腰椎および大腿骨頸部の推定骨粗鬆症の有病率を2005年の年齢別人口構成にあてはめて，わが国における骨粗鬆症患者数は約1,280万人であると推定している。

平成26年（2014年）に厚生労働省が行った患者調査の結果では，骨粗鬆症として継続的に治療を受けていると推計された患者数は54万4千人，平成29年（2017年）に厚生労働省が行った患者調査の結果では62万9千人（男性3万8千人，女性59万1千人）であり，日本における骨粗鬆症患者数は人口の急速な高齢化に伴い年々増加しつつある。

問2 解答 **d（A－骨吸収　B－3カ月）**

解説　古くなった骨が破骨細胞によって溶かされることを「骨吸収」，骨芽細胞によって新しい骨がつくられることを「骨形成」といい，骨吸収と骨形成によって行われる骨の新陳代謝を「骨リモデリング」という。

一連の骨リモデリングには約3カ月を要し，全骨格の3〜6％が常にリモデリングされている。骨吸収は数週間で終了し，骨形成は数カ月にわたる。

👆 point

◆骨のリモデリング

骨吸収によって破壊された骨が，骨形成によりすべて修復されれば，骨量は変化しない。加齢や閉経などが原因で骨吸収と骨形成のバランスが崩れ，相対的に骨吸収が優位になると骨量が減少する。

<その骨のリモデリング（骨吸収と骨形成）>

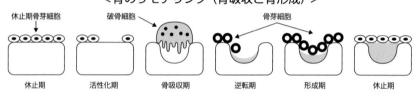

| 休止期 | 活性化期 | 骨吸収期 | 逆転期 | 形成期 | 休止期 |

問3 **解答** a（A−20　B−20）

解説　70〜80歳代になると男女とも骨吸収も骨形成も低下（低代謝回転型）するが，骨形成の低下がややまさって緩徐に骨萎縮が進む。閉経後女性ではエストロゲンの低下により，骨形成を上回る骨吸収の亢進（高代謝回転型）が生じるため骨量が低下する。骨密度は1〜4歳，12〜17歳の2つの時期に上昇し，おおよそ20歳で最大値に達し，40歳前半まで維持される。女性では50歳前後で閉経に伴いエストロゲンが急激に低下し，骨密度が55〜59歳で約20％減少すると推定されている。

平成29年（2017年）に厚生労働省が行った患者調査の結果では，継続的に骨粗鬆症治療を受けている患者数は女性45歳から，男性では55歳から年齢とともに上昇傾向にある。

---

point

◆年齢と骨量の変化

骨量は通常おおよそ20歳で最大値に達し，40歳前半まで維持され，その後年齢とともに減少する。

エストロゲンの欠乏によって骨吸収を促進する作用を有する物質の産生が増加し，骨吸収が亢進するため，女性では閉経の前後からエストロゲンの減少のために骨量が減少する。閉経の直前，閉経後早期，特に2〜3年以内は骨吸収の亢進が著しく，年間3〜5％の骨量が減少する。その後骨代謝回転は低下していくが，閉経後の10年間に15〜20％の骨量が減少し，極端な例では成人平均値の1/2〜1/3にもなる場合がある。

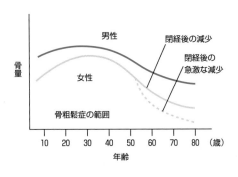

問4 **解答** c (①誤・②正)

解説 ① 骨密度は報告によって異なるが，40〜80％の遺伝率といわれている。そのため，骨粗鬆症に関して，栄養や運動などの生活スタイルなどの環境因子とともに家族歴も聴取する。

② 大腿近位部骨折者の約10％が骨折後１年で死亡する。骨粗鬆症による最も頻度の高い骨折は椎体骨折であり，70歳前半の25％，80歳以上では43％が椎体骨折を有する。

骨粗鬆症は生活機能や生活の質を低下させるだけでなく，長期的には骨折の有無にかかわらず，死亡リスクを有意に上昇させる。

問5 **解答** d (A−10　B−75歳未満)

解説　WHOのFRAX®は，個人の将来10年間の骨折発生確率を算出できる。このFRAX®は患者の骨折リスクを評価するために，WHOが開発したツールであり，個々の患者について，臨床上の危険因子ならびに大腿骨頸部の骨密度（BMD）を組み合わせてリスクを計算する。ただし，FRAX®利用の対象は，75歳未満である。

問題

観察計画の基礎知識 2

問6 下記の2つの文章において，（正）（誤）の組み合わせが正しいものをa～dの中から選びなさい。

① 骨粗鬆症による椎体骨折の場合，3分の2は無症状である。
② 骨粗鬆症による椎体骨折によって，逆流性食道炎が引き起こされることがある。

a．①正・②正　　b．①正・②誤　　c．①誤・②正　　d．①誤・②誤

問7 下記の文章の（　　）にあてはまる数値として正しいものをa～dの中から選びなさい。

　日本骨粗鬆症学会による原発性骨粗鬆症の診断基準では脆弱性骨折のない場合，骨密度が若年成人平均値の（　　）％未満を骨粗鬆症としている。

a．40　　　　　b．60　　　　　c．70　　　　　d．80

問8 骨粗鬆症に伴う骨折の危険因子はどれか？

①ステロイド薬使用　　　　　　②アルコールの過剰摂取
③関節リウマチ　　　　　　　　④糖尿病

a．①～④　　　b．①～③　　　c．①と②　　　d．①のみ

問9 ジギタリス製剤と併用注意である骨粗鬆症治療薬はどれか？

a．イベニティ®皮下注（ロモソズマブ）（ヒト化抗スクレロスチンモノクローナル抗体製剤）
b．フォサマック®（アレンドロン酸ナトリウム水和物）（ビスホスホネート製剤）
c．エビスタ®（ラロキシフェン塩酸塩）（SERM）
d．テリボン®皮下注用（テリパラチド酢酸塩）（副甲状腺ホルモン製剤）

※SERM（Selective Estrogen Receptor Modulator）：選択的エストロゲン受容体モジュレーター

問10 骨粗鬆症治療薬とその副作用の組み合わせとして適切でないものはどれか？

a．アスパラ®-CA（L-アスパラギン酸カルシウム水和物）（カルシウム製剤）－胃腸障害
b．エディロール®（エルデカルシトール）（活性型ビタミンD₃製剤）－顎骨壊死
c．ビビアント®（バゼドキシフェン酢酸塩）（SERM）－静脈血栓塞栓症
d．リクラスト®点滴静注液（ゾレドロン酸水和物）（ビスホスホネート製剤）－発熱

問6 【解答】 **a（①正・②正）**

【解説】 ① 骨粗鬆症による椎体骨折の3分の2は無症候性であり，「骨折した」という意識がない場合もある。また，椎体骨折による腰背痛は新鮮骨折による急性疼痛と，椎体変形による筋疲労による慢性腰背痛が認められる。

② 骨粗鬆症による椎体骨折では，脊柱の変形（後彎）が強くなると，食道裂孔ヘルニアや逆流性食道炎を引き起こす。その他，食欲不振，便秘，痔核，心肺機能低下などが出現しやすい。

👆 point

◆骨粗鬆症における骨折しやすい部位

骨折しやすい部位は椎体，大腿骨，橈骨である。その他にも，前腕，肋骨，上腕，骨盤など全身のさまざまな部位でも骨折が起こることがある。

椎体骨折 　　　　：中でも最も頻度が高く，腰や背中が曲がり身長が縮んだり，それに伴う内臓諸機能の障害が生じ，死亡率増加の原因となる。

大腿骨頸部骨折：90％以上が転倒によって生じる。寝たきりの原因となるため，転倒予防が重要である。

橈骨遠位端骨折：転倒時に手をついたはずみで起こる。

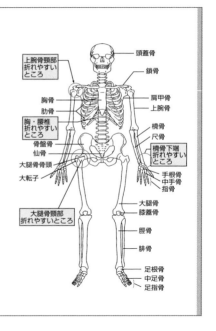

上腕骨頸部折れやすいところ
頭蓋骨
鎖骨
胸骨
肩甲骨
上腕骨
胸・腰椎折れやすいところ
助骨
橈骨
尺骨
骨盤骨
仙骨
橈骨下端折れやすいところ
大腿骨骨頭
大転子
手根骨
中手骨
指骨
大腿骨頸部折れやすいところ
大腿骨
膝蓋骨
脛骨
腓骨
足根骨
中足骨
足指骨

問7 **解答** c (70)

解説 骨粗鬆症は,「低骨量と骨の微細構造の異常を特徴的とし,骨の脆弱性が増大し,骨折の危険性が増大する疾患」と定義され,「骨強度は骨密度と骨の質により規定される」と考えられている。日本骨代謝学会,日本骨粗鬆症学会合同 原発性骨粗鬆症診断基準改訂検討委員会による原発性骨粗鬆症の診断基準では脆弱性骨折のない場合,骨密度が若年成人平均値（YAM）の70％以下または−2.5SD以下を骨粗鬆症としている。

骨粗鬆症検診では,骨量測定値がYAMの80％未満で要精検,YAMの80％以上90％未満で要指導の判定となっている。

👆 point

◆骨粗鬆症の分類

骨粗鬆症は閉経後女性や高齢者でみられる原発性骨粗鬆症と,他の低骨量を呈する疾患に伴ってみられる続発性骨粗鬆症に分けられる。骨粗鬆症のほとんどは原発性骨粗鬆症である。

- 原発性骨粗鬆症
  閉経後骨粗鬆症,男性骨粗鬆症,特発性骨粗鬆症（妊娠後骨粗鬆症など）
- 続発性骨粗鬆症
  内分泌性,栄養性,薬物,不動性,先天性,その他

◆原発性骨粗鬆症の診断基準 (2012年度改訂版)

低骨量のきたす骨粗鬆症以外の疾患または続発性骨粗鬆症を認めず,骨評価の結果が下記の条件を満たす場合,原発性骨粗鬆症と診断する。

Ⅰ．脆弱性骨折*1あり
1．椎体骨折*2または大腿骨近位部骨折あり
2．その他の脆弱性骨折*3があり,骨密度*4がYAMの80％未満
Ⅱ．脆弱性骨折なし
骨密度*4がYAMの70％以下または−2.5SD以下

YAM：若年成人平均値（腰椎では20〜44歳,大腿骨近位部では20〜29歳）
*1 軽微な外力によって発生した非外傷性骨折。軽微な外力とは,立った姿勢からの転倒か,それ以下の外力をさす。
*2 形態椎体骨折のうち,3分の2は無症候性であることに留意するとともに,鑑別診断の観点からも脊椎X線像を確認することが望ましい。
*3 その他の脆弱性骨折：軽微な外力によって発生した非外傷性骨折で,骨折部位は肋骨,骨盤（恥骨,坐骨,仙骨を含む）,上腕骨近位部,橈骨遠位端,下腿骨。

＊4　骨密度は原則として腰椎または大腿骨近位部骨密度とする。また，複数部位で測定した場合にはより低い％値またはSD値を採用することとする。腰椎においてはL1～L4またはL2～L4を基準値とする。ただし，高齢者において，脊椎変形などのために腰椎骨密度の測定が困難な場合には大腿骨近位部骨密度とする。大腿骨近位部骨密度には頸部またはtotal hip（totalproximal femur）を用いる。これらの測定が困難な場合は橈骨，第二中手骨の骨密度とするが，この場合は％のみ使用する。

付記
　骨量減少（骨減少）［low bone mass（osteopenia）］：骨密度が－2.5SDより大きく－1.0SD未満の場合を骨量減少とする。

（日本骨代謝学会，日本骨粗鬆症学会合同 原発性骨粗鬆症診断基準改訂検討委員会：原発性骨粗鬆症の診断基準
　　（2012年度改訂版），J Bone Miner Metab（2013）31：247-57, Osteoporosis Jpn 2013：21；9-21）

問8　**解答**　a（①～④）

解説　　ステロイド薬の使用による骨折リスクは約2.3倍である。アルコールを多量に摂取するとカルシウムの腸管での吸収を抑制し，また，尿中への排泄を促進するため，アルコールの過剰摂取が骨粗鬆症に伴う骨折の危険因子となる。関節リウマチは慢性炎症性疾患であり，炎症性サイトカインは活性化破骨細胞を誘導し，ステロイド薬の影響を除いても，骨折リスクは臨床骨粗鬆症関連骨折で1.3倍上昇する。糖尿病では，高血糖や酸化ストレスの亢進により，骨質を劣化させることが示唆されており，1型糖尿病では大腿骨近位部骨折が約6倍に高まることが示され，2型糖尿病では大腿骨近位部骨折リスクが1.4～2倍に高まるとされる。

👆 **point**

◆骨粗鬆症に伴う骨折の危険因子

　患者や患者家族などから，続発性骨粗鬆症や低骨量を呈する疾患の既往歴，骨粗鬆症に伴う骨折の臨床的危険因子の有無，生活様式，家族歴，女性では閉経などについて聴取する。

＜骨粗鬆症に伴う骨折の臨床的危険因子＞

年齢	続発性骨粗鬆症
BMIの低値	・糖尿病
脆弱性骨折の既往	・成人での骨形成不全症
両親の大腿骨近位部骨折歴	・長期にわたり未治療の甲状腺機能亢進症
現在の喫煙	・性腺機能低下症
ステロイド投与	・早期閉経（45歳未満）
関節リウマチ	・慢性的な栄養失調あるいは吸収不良
アルコールの過剰摂取	・慢性肝疾患

（骨粗鬆症の予防と治療ガイドライン作成委員会 編：骨粗鬆症の予防と治療ガイドライン2015年版，
ライフサイエンス出版，18, 2015）

<u>問9</u>　解答　**d（テリボン®皮下注用（副甲状腺ホルモン製剤））**

解説　　副甲状腺ホルモン製剤（テリボン®皮下注用，フォルテオ®皮下注）の投与により，血中カルシウム値が上昇すると，ジギタリス製剤の作用が増強し，不整脈が出現するおそれがある。

<u>問10</u>　解答　**b（エディロール®（活性型ビタミンD₃製剤）－顎骨壊死）**

解説　アスパラ®-CA：カルシウム製剤の最も頻度の高い副作用は胃腸障害である。便秘が現れた場合には，カルシウム製剤を減量する目安となる。

エディロール®：活性型ビタミンD₃製剤投与により，高カルシウム血症が現れることがあるので，定期的（3～6カ月に1回程度）に血清カルシウム値を測定する。また，尿路結石のある患者や既往歴のある患者では，尿中カルシウム値を定期的に測定し，高カルシウム尿症（尿中カルシウム／クレアチニン比0.3～0.4以上が高カルシウム尿症の目安）の発現に注意する。

顎骨壊死は，ビスホスホネート製剤，デノスマブ（プラリア®皮下注）（ヒト型抗RANKLモノクローナル抗体製剤）の副作用であり，骨リモデリングの抑制と，過度の破骨細胞活性の抑制などの機序により発症する。

ビビアント®：SERMは深部静脈血栓症，肺塞栓症，網膜静脈血栓症を含む静脈血栓塞栓症が現れることがあるので，下肢の疼痛・浮腫，突然の呼吸困難，息切れ，胸痛，急性視力障害などの症状発現に注意する。

リクラスト®点滴静注液：ビスホスホネート製剤投与による急性期反応として，発熱，倦怠感，筋肉痛，頭痛，インフルエンザ様症状などが投与後3日以内に発現し，通常は数日以内に回復する。標準投与量のアセトアミノフェンやNSAIDs投与で，急性期反応の症状が抑制・軽減される。また，投与前の500mL以上の飲水が急性期反応の軽減に有効とする報告がある。

MEMO

ケア計画の基礎知識 ❸

問11 下記の文章の（　　）にあてはまる数値として正しいものをa～dの中から選びなさい。

　脆弱骨折がなく，大腿骨近位部骨折の家族歴を有する場合，骨密度がYAMの（　　）で，骨粗鬆症に対する薬物治療を開始する。

a．80％未満　　　　　　　　　　b．80％より大きく90％未満
c．70％未満　　　　　　　　　　d．70％より大きく80％未満

問12 下記の骨粗鬆症患者に骨粗鬆症治療薬を投与する場合，適切でない組み合わせはどれか？

a．閉経後早期－エビスタ®（ラロキシフェン塩酸塩）（SERM）
b．ucOCがカットオフ値以上－グラケー®（メナテトレノン）（ビタミンK₂製剤）
c．重度腎機能低下－アクトネル®（リセドロン酸ナトリウム水和物）（ビスホスホネート製剤）
d．既存椎体骨折の数が2個以上－イベニティ®皮下注（ロモソズマブ）（ヒト化抗スクレロスチンモノクローナル抗体製剤）

問13 下記の2つの文章において，（正）（誤）の組み合わせが正しいものをa～dの中から選びなさい

① 経口ステロイド薬の投与6カ月以上で，骨粗鬆症治療薬を開始する。
② エビスタ®は，術後回復期など長期不動状態に入る1日前には服用を中止する。

a．①正・②正　　b．①正・②誤　　c．①誤・②正　　d．①誤・②誤

問14 骨粗鬆症治療に関して適切なものはどれか？

a．フォルテオ®皮下注（テリパラチド）（副甲状腺ホルモン製剤）の投与期間は上限が定められており，12カ月間までである。
b．プラリア®皮下注（デノスマブ）（ヒト型抗RANKLモノクローナル抗体製剤）は6カ月に1回投与する。
c．テリボン®皮下注用（テリパラチド酢酸塩）（副甲状腺ホルモン製剤）とビスホスホネート製剤との併用が推奨されている。
d．イベニティ®皮下注投与に伴う低カルシウム血症の治療にはデノタス®チュアブル配合錠（沈降炭酸カルシウム＋コレカルシフェロール＋炭酸マグネシウム配合）が適している。

問15 下記の文章の（　　）にあてはまる数値として正しいものをa～dの中から選びなさい。

　骨吸収マーカーで骨粗鬆症治療薬の効果判定を行う際は，骨粗鬆症治療薬開始時と，開始後（　　）カ月の間隔をあけて2回目を測定し，変化率を算出する。

a．20～24　　　　b．10～12　　　　c．3～6　　　　d．1～2

問11 **解答** d（70％より大きく80％未満）

解説　骨粗鬆症の予防と治療ガイドライン2015年版では，原発性骨粗鬆症の薬物治療開始基準は，診断基準とは別に定められており，薬物治療の開始は骨折の危険因子を考慮して決定される。

　大腿骨近位部骨折の家族歴は約2倍の骨折リスク上昇をもたらすため，脆弱骨折がなく，大腿骨近位部骨折の家族歴を有する場合，骨密度がYAMの70％より大きく80％未満の場合には，骨粗鬆症に対する薬物治療を開始する。

point

◆薬物治療の開始時期

　原発性骨粗鬆症における薬物治療の開始は，脆弱性既存骨折の有無と，骨折の危険因子を考慮して決定する。FRAX®は骨折リスクに関する情報として用いる。

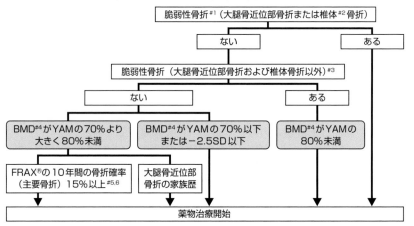

＜原発性骨粗鬆症の薬物治療開始基準＞

#1　軽微な外力によって発生した非外傷性骨折。軽微な外力とは，立った姿勢からの転倒か，それ以下の外力をさす。

#2　形態椎体骨折のうち，3分の2は無症候性であることに留意するとともに，鑑別診断の観点からも脊椎エックス線像を確認することが望ましい。

#3　その他の脆弱性骨折：軽微な外力によって発生した非外傷骨折で，骨折部位は肋骨，骨盤（恥骨，坐骨，仙骨を含む），上腕骨近位部，橈骨遠位端，下腿部。

4　骨密度は原則として腰椎または大腿骨近位部骨密度とする。また，複数部位で測定した場合にはより低い％値またはSD値を採用することとする。腰椎においてはL1〜L4またはL2〜L4を基準値とする。ただし，高齢者において，脊椎変形などのために腰椎骨密度の測定が困難な場合には大腿骨近位部骨密度とする。大腿骨近位部骨密度には頸部またはtotal hip（total proximal femur）を用いる。これらの測定が困難な場合は橈骨，第二中手骨の骨密度とするが，この場合は％のみ使用する。

5　75歳未満で適用する。また，50歳代を中心とする世代においては，より低いカットオフ値を用いた場合でも，現行の診断基準に基づいて薬物治療が推奨される集団を部分的にしかカバーしないなどの限界も明らかになっている。

6　この薬物治療開始基準は原発性骨粗鬆症に関するものであるため，FRAX®の項目のうち糖質コルチコイド，関節リウマチ，続発性骨粗鬆症にあてはまる者には適用されない。すなわち，これらの項目がすべて「なし」である症例に限って適用される。

（骨粗鬆症の予防と治療ガイドライン作成委員会 編：骨粗鬆症の予防と治療ガイドライン2015年版，
ライフサイエンス出版，63，2015）

問12　解答　c（重度腎機能低下−アクトネル®（ビスホスホネート製剤））

解説　a．SERMはエストロゲン受容体に結合後，骨代謝回転に関与するサイトカインを介して，エストロゲンと同様な骨吸収抑制作用を示す。また，脂質代謝に対してもエストロゲンと同様の作用を示す薬剤である。そのため，閉経後早期の骨粗鬆症患者では第一選択薬となる。骨密度上昇効果，椎体骨折抑制効果がある。

　　　　b．骨マトリックス関連マーカーのucOCはビタミンK不足を反映し，ucOCがカットオフ値以上であれば，ビタミンK₂製剤を選択する。

　　　　c．ビスホスホネート製剤は，破骨細胞の機能阻害作用を示し，骨吸収を抑制して骨密度増加，骨折予防効果があり，既骨折患者や高齢者などでは第一選択薬となる。
　　　　　リセドロン酸ナトリウム水和物（アクトネル®/ベネット®）は，Ccrが30mL/分未満の高度な腎障害患者では，腎クリアランスが腎機能正常者の70％以上減少すると推定され，排泄が遅延するおそれがあり，体内に蓄積することで骨代謝の過剰抑制が起こりやすくなり，無形成骨症惹起の危険性があり，投与禁忌である。
　　　　　リクラスト®点滴静注液（ゾレドロン酸水和物）は，急性腎不全を起こすことがあるため，Ccrが35mL/分未満の患者には投与禁忌であり，投与前に腎機能（Crなど）や脱水状態を確認する必要がある。

　　　　d．イベニティ®皮下注は，骨形成を促進し，また骨吸収を抑制する。そのため，海綿骨および皮質骨の骨量が急速に増加し，骨の構造および強度が向上することで骨折リスクを低下させることから，適応は骨折の危険性の高い骨粗鬆症とされている。

　　イベニティ®皮下注の投与は，骨折の危険性の高い既存椎体骨折の
　　数が2個以上，骨密度値が−2.5SD以下で1個以上の脆弱性骨折を
　　有する，腰椎骨密度が−3.3SD未満，既存椎体骨折の半定量評価法
　　結果がグレード3の患者に適している。

問13　**解答**　**d（①誤・②誤）**

　解説　① 長期ステロイド薬治療を受けている患者の30〜50％に骨折が起
　　　　　こるとされ，ステロイド薬投与後3〜6カ月で骨折リスクは
　　　　　ピークに達する。そのため，経口ステロイド薬を3カ月以上使
　　　　　用中，あるいは使用予定の患者については一般的指導を行った
　　　　　うえで骨折危険因子の評価を行い，骨折リスクが高い場合には，
　　　　　骨粗鬆症に対する薬物治療を開始する。
　　　　② エビスタ®の血中濃度と副作用である静脈血栓塞栓症発現の間に
　　　　　関連は認められていないが，血栓症のリスクが上昇する期間の
　　　　　前に血中濃度が低下していることが望ましい。そのため，半減
　　　　　期が24.3時間であることおよび米国添付文書の記載（少なくとも
　　　　　不動状態の期間および不動状態に入る72時間前には投与を中止
　　　　　すること）に基づき，術後回復期や長期安静期など長期不動状態
　　　　　に入る3日前にエビスタ®の服用を中止する。
　　　　　ビビアント®（バゼドキシフェン酢酸塩）（SERM）の添付文書記
　　　　　載は，長期不動状態（術後回復期，長期安静期など）に入る前に
　　　　　中止するとされ，明確な日数記載はない。ビビアント®の半減期
　　　　　は23〜35時間と個人差があり，4〜5日前の中止を目安とし，
　　　　　患者の状態に応じて検討する。

👆 point

◆ステロイド性骨粗鬆症の管理と治療のアルゴリズム

　ステロイド薬の投与により，骨芽細胞などの骨形成系細胞への抑制を主体
とする骨代謝系への直接作用と，内分泌系などを介した間接作用によって骨
折が生じやすくなる。
　ステロイド薬開始後の骨量減少率は初めの数カ月間が8〜12％と高く，そ
の後は1年間で2〜4％の割合で減少する。日本骨代謝学会のステロイド性
骨粗鬆症の管理と治療ガイドライン2014年改訂版では，経口ステロイド薬を
3カ月以上使用中，あるいは使用予定の患者については一般的指導を行った
うえで骨折危険因子の評価を行い，スコアが3点以上の場合は薬物治療を行
うとされている。

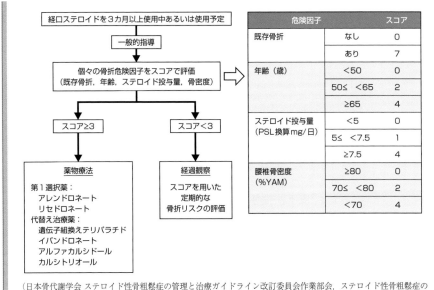

危険因子		スコア
既存骨折	なし	0
	あり	7
年齢（歳）	<50	0
	50≤ <65	2
	≥65	4
ステロイド投与量	<5	0
（PSL換算mg/日）	5≤ <7.5	1
	≥7.5	4
腰椎骨密度	≥80	0
（%YAM）	70≤ <80	2
	<70	4

（日本骨代謝学会 ステロイド性骨粗鬆症の管理と治療ガイドライン改訂委員会作業部会，ステロイド性骨粗鬆症の管理と治療ガイドライン改訂委員会：ステロイド性骨粗鬆症の管理と治療ガイドライン2014年改訂版，5，2014）

問14 **解答** **b（プラリア®皮下注（ヒト型抗RANKLモノクローナル抗体製剤）は6カ月に1回投与する）**

解説 a．フォルテオ®皮下注のラットへの長期投与で骨肉腫を含む骨腫瘍性病変の発生頻度が増加したため，投与期間は上限が定められており，24カ月間までである。テリボン®皮下注用（テリパラチド酢酸塩）の投与期間の上限は，72週間である。いずれも中断したのち再投与する場合にも投与日数の合計がその上限を超えてはいけない。また，投与期間上限の投与終了後，再度投与を繰り返さない。

b．プラリア®皮下注は6カ月に1回投与する。副甲状腺ホルモン製剤であるフォルテオ®皮下注（テリパラチド）は1日1回，テリボン®皮下注用（テリパラチド酢酸塩）は1週間に1回投与する。ビスホスホネート製剤であるボナロン®点滴静注（アレンドロン酸ナトリウム水和物）は4週間に1回，ボンビバ®静注（イバンドロン酸ナトリウム水和物）は1カ月に1回，リクラスト®点滴静注液（ゾレドロン酸水和物）は年1回投与する。ヒト化抗スクレロスチンモノクローナル抗体製剤であるイベニティ®皮下注（ロモソズマブ）は1カ月に1回投与する。

c．テリパラチド製剤とアレンドロン酸ナトリウムの同時併用では骨密度の有意な上昇[*1*2]はみられず，テリパラチド製剤（フォルテオ®皮下注，テリボン®皮下注用）とビスホスホネート製剤の同時併用は推奨されない。

＊1 Finkelstein JS, Wyland JJ, Lee H, Neer RM. Effects of teriparatide, alendronate, or both in women with postmenopausal osteoporosis. J Clin Endocr Metab 2010 ; 95 : 1838-45.
＊2 Finkelstein JS, Hayes A, Hunzelman JL, et al. The effects of parathyroid hormone, alendronate, or both in men with osteoporosis. N Engl J Med 2003 ; 349 : 1216-26.

d．イベニティ®皮下注投与後に血清カルシウム値が低下する可能性があり，臨床試験では投与後２週間から１カ月の時点で血清カルシウム値の低下が認められている。そのため，イベニティ®皮下注投与前にあらかじめ低カルシウム血症やマグネシウム，intact-PTHなどの骨・ミネラル代謝異常がある場合には治療し，低カルシウム血症が認められた場合には，カルシウムおよびビタミンDを補充する。ただし，カルシウム・天然型ビタミンD₃・マグネシウム配合剤であるデノタス®チュアブル配合錠は，現時点ではRANKL阻害薬（デノスマブなど）投与に伴う低カルシウム血症の治療および予防にしか適応を取得していない。

問15 　解答　c（3～6）

解説　骨吸収マーカーで骨粗鬆症治療薬の効果判定を行う際は，骨粗鬆症治療薬開始時と，開始後３～６カ月の間隔をあけて２回目を測定し，変化率を算出する。骨形成マーカーの変化はやや遅れるため，治療開始時と治療開始６カ月の間隔をあけて測定する。

　　副甲状腺ホルモン製剤で連日投与のフォルテオ®皮下注（テリパラチド）は，骨形成マーカーでも変化が著しく，治療開始から４カ月程度の間隔をあけて測定し，変化率を算出する。週１回投与のテリボン®皮下注用（テリパラチド酢酸塩）では，骨形成マーカーのP1NPは３カ月ぐらいまでは高値を示すが，６カ月以降は低値になる傾向を示すため注意が必要である。ヒト化抗スクレロスチンモノクローナル抗体製剤であるイベニティ®皮下注（ロモソズマブ）では，P1NPは１カ月目に最高値に達した後ベースラインに向かって戻る。

◆骨代謝マーカー

　骨のリモデリングにおける骨代謝の状態を知るための指標として，骨代謝マーカーがある。骨代謝マーカーは，骨形成を反映する骨形成マーカーと骨吸収を反映する骨吸収マーカーがある。骨代謝マーカーの測定により骨代謝状態の診断とともに骨粗鬆症治療薬の選択や治療効果の評価を行うことができる。骨吸収マーカーが高値の場合には，骨吸収抑制薬の投与が推奨される。ただし，骨粗鬆症治療薬の選択は，骨代謝マーカーの測定値，患者背景，臨床症状，過去の治療歴などを総合して判断し選択する。

　骨代謝マーカーは，日内変動や日間変動があるため，同一患者での経過観察を目的とする場合には，同一時刻に採取するなど，前回測定時と同じ条件で測定することが望ましい。

マーカーの種類	検体	検体の採取	腎機能低下の影響
骨形成マーカー 　BAP (CLEIA) 　BAP (EIA) 　P1NP	 血清 血清 血清	 食事の影響を受けない 食事の影響を受けない 食事の影響を受けない	 （−） （−） （−）
骨吸収マーカー 　DPD 　NTX 　CTX 　TRACP-5b	 尿 血清・尿 血清・血漿・尿 血清・血漿	 早朝第一または第二尿 早朝第一または第二尿 早朝第一または第二尿 食事の影響を受けない	 （＋） （＋） （＋） （−）
骨マトリックス関連 マーカー 　ucOC	 血清	 食事の影響を受けない	 （＋）

◆骨代謝マーカーによる骨粗鬆症治療薬の効果判定

　骨代謝マーカーを用いての骨粗鬆症治療薬の効果判定は，基礎値（測定値）のみでは困難であり，必ず治療前の測定値と治療後の測定値の変化率で判定を行う。最小有意変化率（MSC：閉経後女性の早朝の日差変動の2倍を示す）を超える変化があれば有効と判定する。

　エルデカルシトール以外の活性型ビタミンD₃製剤，イプリフラボン，カルシウム製剤，カルシトニン薬は骨代謝マーカーによる効果判定は困難である。

＜効果判定が可能なマーカーと骨粗鬆症治療薬の組み合わせ＞

ビスホスホネート製剤，SERM，エストロゲン，ヒト型抗RANKLモノクローナル抗体製剤	DPD, NTX, CTX, TRACP-5b, BAP, P1NP
エルデカルシトール（活性型ビタミンD₃製剤）	NTX, BAP
副甲状腺ホルモン製剤	P1NP
ヒト化抗スクレロスチンモノクローナル抗体製剤	P1NP, sCTX
ビタミンK₂製剤	ucOC

MEMO

教育計画の基礎知識 4

問16 骨粗鬆症治療薬の使用上の注意点として適切でないものはどれか？

a．グラケー®（メナテトレノン）（ビタミンK₂製剤）－食後に服用する。

b．フォルテオ®皮下注（テリパラチド）（副甲状腺ホルモン製剤）
－1キットを14日を超えて使用しない。

c．テリボン®皮下注用（テリパラチド酢酸塩）（副甲状腺ホルモン製剤）
－投与後にめまいや立ちくらみなどが生じた場合には，症状がおさまるまで座るか横になる。

d．イベニティ®皮下注（ロモソズマブ）（ヒト化抗スクレロスチンモノクローナル抗体製剤）
－虚血性心疾患および脳血管障害の徴候や症状が現れた場合には直ちに受診する。

問17 ビスホスホネート製剤の使用上の注意点で適切なものはどれか？

a．飲み忘れに気づいた場合，いつでもよいのでその日のうちに服用する。

b．ゼリー製剤は，噛んで服用し，水なしで服用できる。

c．服薬補助ゼリーで服用してよい。

d．歯科治療はビスホスホネート製剤投与開始2週間前までに終えておくことが望ましい。

問18 高カルシウム血症の自覚症状でないものはどれか？

a．食欲低下　　　b．口渇　　　　c．痙攣　　　　d．いらいら感

問19 下記の2つの文章において，（正）（誤）の組み合わせが正しいものをa〜dの中から選びなさい。

① 投与期間上限が定められている骨粗鬆症治療薬の投与期間が完了すれば，骨粗鬆症治療薬による治療は終了となる。

② 骨粗鬆症治療薬開始1年の服薬継続率は約8割である。

a．①正・②正　　b．①正・②誤　　c．①誤・②正　　d．①誤・②誤

問20 骨粗鬆症患者に対する日常生活指導として適切なものはどれか？

a．ヒッププロテクターを使用する場合には常時装着しておく必要がある。

b．骨粗鬆症の治療のためには1日2,500〜3,000mgのカルシウムを摂取する。

c．リンを多く含む食品を摂るとよい。

d．日光に当たらないように外出は控える。

問16 【解答】 **b（フォルテオ®皮下注（副甲状腺ホルモン製剤）－１キットを14日を超えて使用しない）**

【解説】
a．グラケー®は脂溶性薬剤であり，空腹時投与で吸収が低下するため，必ず食後に服用するよう指導する。

b．フォルテオ®皮下注は自己注射が可能であり，患者やその患者家族へ手技指導を行う。１キット600μg入りで，１日１回20μgの投与であるが，１キットは使用開始日より28日を超えて使用しないこと，たとえ薬剤が残っていても使用せず廃棄するよう指導する。

また，フォルテオ®皮下注は冷蔵庫に入れ，凍結を避けて２～８℃で保管し，使用後は速やかに冷蔵庫に入れること，持ち運びには専用保冷ポーチなどを利用するよう指導する。ただし，災害時などでは25℃以下で28日目の投与が終わるまでの間に合計36時間までであれば運搬・保管できる。

c．テリボン®皮下注用投与直後から数時間後にかけて，ショック，一過性の急激な血圧低下，意識消失，痙攣，転倒が現れることがあるので，投与後に血圧低下，めまい，立ちくらみ，動悸，気分不良，悪心，顔面蒼白，冷汗などが生じた場合には，症状がおさまるまで座るか横になるように患者に指導する。また，高所での作業，自動車の運転など危険を伴う作業に従事する場合には注意するよう指導する。

d．イベニティ®皮下注は，海外で実施されたアレンドロン酸ナトリウムを対照とした比較試験において，心血管系事象（虚血性心疾患または脳血管障害）の発現割合が高い傾向が認められている。また，イベニティ®皮下注との関連性は明確ではないが，市販後に重篤な心血管系事象を発現し死亡に至った症例も報告されている。そのため，イベニティ®皮下注を投与する場合には，心血管系事象の発現がないか注意深く観察し，患者には虚血性心疾患および脳血管障害の徴候や症状（しめ付けられるような胸の痛み，胸を強く押さえつけられた感じ，冷汗が出る，突然の意識の低下，突然の意識の消失，突然片側の手足が動かしにくくなる　など）が現れた場合には直ちに受診するよう指導する。

🦴 服薬指導

●骨粗鬆症治療薬の服薬指導例

ビスホスホネート製剤	骨に直接くっついて骨からカルシウムが流れ出るのを強力に抑えて，骨量の減少を抑え，骨密度を増やして骨折を予防する薬です。
活性型ビタミンD₃製剤	腸管からのカルシウムの吸収を促進して，骨からカルシウムが流れ出るのを抑え，同時に骨の新陳代謝を改善し，骨がもろくなるのを防ぐ薬です。
ヒト型抗RANKLモノクローナル抗体製剤	骨量の減少を抑え，骨密度を増やして骨折を予防する薬です。
SERM	閉経後，女性ホルモン不足によって起こる骨の代謝を改善し，骨がもろくなるのを防ぐ薬です。
副甲状腺ホルモン製剤	新しく骨を作る細胞の働きを高めて，骨の量を増やし，骨折を予防する薬です。
ヒト化抗スクレロスチンモノクローナル抗体製剤	骨の形成を促進し，また骨の量が減少するのを抑えて，骨密度を増やして，骨折を予防する薬です。
カルシトニン製剤	骨粗鬆症による腰背部の痛みを軽くする薬です。
カルシウム製剤	骨を形成するときに必要なカルシウムの不足を補う薬です。
ビタミンK₂製剤	骨の形成を助け，骨の量が減少するのを改善し，骨がもろくなるのを防ぐ薬です。
イプリフラボン製剤	骨からカルシウムが流れ出るのを抑えたり，骨を丈夫にするホルモン（カルシトニン）の分泌を促進して，骨の量が減少するのを改善し，骨がもろくなるのを防ぐ薬です。

問17 **解答** **d（歯科治療はビスホスホネート製剤投与開始2週間前までに終えておくことが望ましい）**

解説 a．ビスホスホネート製剤は，食事により吸収が低下するおそれがあるため，飲み忘れに気づいた場合，思い出したときいつでも服用してよいわけではない。

b．ビスホスホネート製剤の服用により，咽喉頭，食道などの粘膜に対し局所刺激症状を引き起こすおそれがあり，また，口腔咽頭部に潰瘍を生じる可能性がある。そのため，ゼリー製剤であっても，噛んだり，口の中で溶かしたりせず，コップ1杯の水（180mL）と一緒に服用するよう指導する。もし噛んでしまった場合はゼリー片が口腔内に残るのを防ぐために，水で飲んだ後，さらに口腔内をすすぐよう指導する。

c．ビスホスホネート製剤を水以外の飲み物（カルシウム，マグネシウムなどの含量の特に高い硬水系のミネラルウォーターを含む），食物および他の薬剤と一緒に服用すると，吸収が低下するおそれがある。服薬補助ゼリーにはカルシウムなど多価の陽イオンが含まれていることが多く，ビスホスホネート製剤の吸収が妨げられる可能性があるため，服薬補助ゼリーを用いて服用しないよう指導する。

d．顎骨壊死検討委員会による骨吸収抑制薬関連顎骨壊死の病態と管理：顎骨壊死検討委員会ポジションペーパー2016によると，ビスホスホネート製剤治療を受けている骨粗鬆症患者の10万人年あたりの顎骨壊死発生率は0.001〜0.01％とされている。また，プラリア®皮下注（デノスマブ）（ヒト型抗RANKLモノクローナル抗体製剤）治療を受けている患者では，10万人年あたりの発生率は0〜30.2人とされている。そのため，投与開始前は口腔内の管理状態を確認し，必要に応じて，患者に対し適切な歯科検査を受け，歯科治療はできるだけ投与開始2週間前までに終えておくよう指導する。また，口腔内を清潔に保つこと，定期的な歯科検査を受けること，歯科受診時に骨粗鬆症治療薬の使用について歯科医師に申し出ること，異常が認められた場合には歯科または口腔外科を受診することなどを患者に十分説明する。

骨吸収抑制薬は，基本的には侵襲的歯科治療部位の十分な骨性治癒がみられる2カ月前後に再開することが望ましい。また，顎骨壊死に対して外科的処置を行った場合，手術創が治癒するまでは骨吸収抑制薬の投与を控える。

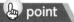 **point**

◆ビスホスホネート製剤の服薬指導例：服用（受診）を忘れたとき

　ビスホスホネート製剤には投与間隔や食事の影響，消化器系の副作用などの問題から投与方法にさまざまな制限があるため，患者が正しく治療を継続できるよう十分に指導を行う必要がある。

アレンドロン酸ナトリウム水和物 　フォサマック® 　ボナロン® リセドロン酸ナトリウム 　アクトネル® 　ベネット®	・思い出したとき，その日にまだ何も食べたり飲んだりしていなければすぐに服用する。ただし，すでに何かを食べたり飲んだりした場合は翌朝の起床時に1回分服用する。次回からは決められた日に服用する ・ボナロン®点滴静注：可能な限り速やかに受診する（臨床試験では4週±7日を許容範囲としている）
ミノドロン酸水和物 　ボノテオ® 　リカルボン®	・1日1回製剤：思い出したとき，その日にまだ何も食べたり飲んだりしていなければすぐに服用する。ただし，すでに何かを食べたり飲んだりした場合は翌朝の起床時に1錠服用する。次回からは決められた日に服用する ・4週間に1回製剤：飲み忘れに気づいても服用せず，翌朝に1回分を服用する。次回からは決められた日に服用する
イバンドロン酸ナトリウム水和物 　ボンビバ®	・経口：飲み忘れに気づいても服用せず，翌朝に1回分を服用する。次回からは服用日から1カ月間隔で服用する ・静注：可能な限り速やかに受診する。次回は投与日から1カ月間隔で投与する（臨床試験では予定投与日±14日を許容範囲としている）
ゾレドロン酸水和物 　リクラスト®点滴静注液	・可能な限り速やか（投与予定日の1カ月以内）に受診する（臨床試験では予定投与日±4週間を許容範囲としている）
エチドロン酸二ナトリウム 　ダイドロネル®	・思い出したときすぐに1回分を服用する。ただし，服用時間は食間とする

問18 **解答** c (痙攣)

解説 　活性型ビタミンD₃製剤やカルシウム製剤の併用により高カルシウム血症が発現することがある。複数の医療機関から活性型ビタミンD₃製剤が投与される例も増加しており，投与前には服用薬を厳密に確認する必要がある。高カルシウム血症の自覚症状として全身倦怠感，いらいら感，嘔気，口渇，食欲低下，意識レベルの低下などがみられる。しびれや痙攣，失見当識などは低カルシウム血症の症状であり，プラリア®皮下注（デノスマブ）（ヒト型抗RANKLモノクローナル抗体製剤），イベニティ®皮下注（ロモソズマブ）（ヒト化抗スクレロスチンモノクローナル抗体製剤）投与中の患者では注意が必要である。

問19 **解答** d (①誤・②誤)

解説 ① 骨粗鬆症治療薬の中止により，もとの骨代謝状態に戻ると考えられ，また，急速に骨量が減少し骨折リスクが高まる場合がある。そのため，投与期間上限が定められている骨粗鬆症治療薬の投与終了後は，原則として適切な骨粗鬆症治療薬による治療を継続する。

② 骨粗鬆症の薬物治療では継続することが重要である。欧米の報告*ではあるが，骨粗鬆症の薬物治療開始1年での服薬継続率は45.2％であった。骨粗鬆症は骨折を生じるまでは疼痛や変形を生じることはほとんどなく自覚症状に乏しいため，薬の必要性を理解していなかったり，薬の効果を実感できないこと，服用を忘れやすい用法，間欠的投与，副作用などが服薬遵守低下の要因となる。そのため，骨折予防の重要性を患者や家族に十分に説明し，治療継続の必要性を理解してもらう必要がある。また，患者個々に応じて治療を継続できそうな骨粗鬆症治療薬を患者とともに選択することも必要である。

* 　Solomon DH, Avon J, Katz JN, et al. Compliance with osteoporosis medications. Arch Intern Med 2005 ; 165 ; 2414-9.

問20 **解答** **a（ヒッププロテクターを使用する場合には常時装着しておく必要がある）**

解説 a．ヒッププロテクターは転倒時の衝撃を緩和し，大腿頸部骨折の予防に有効であり，常時装着して初めて効果が期待される。

b．骨粗鬆症の治療のためには1日700～800mgのカルシウムを摂取する。厚生労働省の示すカルシウムの摂取推奨量*は，18歳以上の女性，30～49歳の男性では650mg/日，18～29歳男性では800mg/日，50歳以上男性では700mg/日である。また，耐容上限量は18歳以上の男女とも2,500mg/日とされている。
カルシウムサプリメントに関しては，1回に500mg以上の投与で心血管障害リスクが高まったとの報告があり，注意すべきである。ただし，同じ量のカルシウムを食品として摂取した場合は，そのようなリスクの上昇はない。

＊　厚生労働省：日本人の食事摂取基準2015年版

c．リンは成人の体重の約1％を占め，その約85％はカルシウムやマグネシウムと結合し，骨や歯を形成している。リンは食品中に多く含まれており，通常不足することはない。むしろリンはインスタント食品や加工食品にリン酸塩として添加されているため，過剰摂取が問題となっている。リンの過剰摂取はカルシウムの吸収を妨げ，血液中のカルシウムが低下すると，副甲状腺ホルモンが分泌され，骨から血液中にカルシウムが放出される。腎機能障害がある場合は，尿へのリン排出量が低下し，血中リン濃度が上昇するので，注意が必要である。
リンを多く含む食品：ワカサギ，シシャモ，高野豆腐，卵黄，
　　　　　　　　　　　乳製品，加工食品，一部の清涼飲料水
　　　　　　　　　　　など

d．ビタミンDの前駆体は，日光の紫外線によってビタミンDに変換される。ビタミンDは肝臓と腎臓で代謝され，活性型ビタミンDに変換される。活性型ビタミンDは，腸管からのカルシウム吸収を促進し，副甲状腺に作用して，副甲状腺ホルモンの合成・分泌を抑制する。高齢者では，食事からのカルシウム摂取が少なく，腸管からのカルシウム吸収も低下，腎におけるビタミンDの活性化能も低下している。また，居宅などに閉じこもりがちになるため，外に出て散歩をしたり，日光浴をするようにする。

point

◆理学療法

運動療法：骨粗鬆症の予防，骨量増加のためには適度な運動が重要である。高齢者において，散歩や軽い運動は筋や関節の柔軟性を高め転倒防止に役立つ。しかし，運動療法の実施は心疾患や肺疾患，高血圧症などの合併症に注意する必要があるため医師の指示に従う。

物理療法：温熱療法，光線療法，電気療法，マッサージなどは慢性疼痛の改善に有効である。

装具療法：体幹バランスが悪い場合には杖や運動靴の使用を指導し，滑り止めのマットを設置する。ヒッププロテクターは転倒時の衝撃を緩和するため大腿頸部骨折の予防に有効であるが，常時装着して初めて効果が期待されるため，在宅高齢者ではコンプライアンスの低さもあり有効性は否定的である。

◆食事療法

骨量維持のためにバランスのとれた食事が重要であり，蛋白質，カルシウム，カリウム，マグネシウム，ビタミンC・D・Kを十分に摂取し，適正な体重を保持することが重要である。

骨粗鬆症や骨折予防のためには1日700～800mgのカルシウム摂取が必要である。乳製品によるコレステロール上昇や肥満が問題となる場合には，低脂肪または無脂肪乳でもよい。

◆転倒予防

転倒は年齢が増すにつれて増加し，それに伴う骨折の発生率も増加する。そのため，骨折予防策として転倒予防は重要であり，また，高齢者のQOL維持の点からも重要である。転倒の危険因子としては，身体機能に関連したものだけではなく薬物や加齢変化，物的環境もあげられる。

■ 栄養バランスのとれた食事 ■

　骨量を維持するために，まずは栄養のバランスのとれた食事を摂り，適正な体重を保持するようにしましょう。栄養不足や痩せていると骨粗鬆症になりやすいだけでなく，骨折しやすくなります。蛋白質やカルシウム，カリウム，マグネシウム，ビタミン類を十分に摂りましょう。塩分の摂りすぎは骨密度を低下させるので控えるようにしましょう。

■ カルシウムの摂取 ■

　骨の材料になるカルシウムを十分に摂りましょう。1日800mgのカルシウムを摂るために，毎日コップ1杯の牛乳とともにチーズ2切れかヨーグルトをカップ1杯摂りましょう。牛乳や乳製品が苦手な場合には豆腐や厚揚げを摂りましょう。乳製品によるコレステロール上昇や肥満が気になる場合には，低脂肪または無脂肪乳にかえたり，大豆製品を積極的に摂るようにしましょう。

■ 日光浴 ■

　カルシウムの吸収を助けるビタミンDは，日光浴でつくられます。高齢者は居宅などに閉じこもりがちになるため，外に出て散歩をしたり，日光浴をするようにしましょう。

■ 転倒の予防 ■

　大腿骨頸部骨折（足の付け根の骨折）の90％以上は転倒が原因で，この骨折は寝たきりの原因になります。転ばないように筋をのばし，関節を動きやすくするストレッチをしましょう。また，滑り止めマットを置いて家の中で転ばないように工夫したり，ヒッププロテクターを身につけて骨折を予防しましょう。

<家の中での工夫例>

- 滑り止めマットを置きましょう。
- 照明を明るくしましょう。
- じゅうたんの端のめくれや電気器具のコード類，新聞など足元を整理しましょう。
- 台所など床にこぼれた水はすぐに拭きましょう。
- 部屋と部屋の仕切りの段差に小さなスロープを付けましょう。
- 階段やトイレ，浴室に手すりをつけましょう。　　　　　　　など

■ 禁煙，節酒 ■

　喫煙している人はタバコを吸わない人に比べて骨密度が低いため，禁煙しましょう。また，1日2単位（1単位は日本酒1合に相当）以上の過度のアルコール摂取も，骨密度を減少させ，骨折しやすくなるため，控えましょう。

MEMO

12 脳梗塞

Cerebral Infarction

病態の基礎知識 **1**

① 脳梗塞の病態生理に関する知識の習得
② 脳梗塞の診断や治療指針に関する知識の習得

観察計画の基礎知識 **2**

① **薬物治療効果に関する観察計画**
- 脳梗塞の状態を示す患者の自覚症状を確認する。
- 脳梗塞発症の危険因子の有無を確認する。

② **薬剤の安全性に関する観察計画**
- 投与されている薬剤の中で相互作用のある薬剤がないかどうかを確認する。
- 投与されている薬剤の副作用の発現に注意する。

ケア計画の基礎知識 **3**

① **薬物治療効果に関するケア計画**
- 薬物治療の効果を評価し，必要に応じて投与薬剤の追加および変更について検討する。

② **薬剤の安全性に関するケア計画**
- 相互作用のある薬剤が処方されている場合，医師に報告しその対応について検討する。
- 副作用が発現すれば医師に報告し，その対応について検討する。

教育計画の基礎知識 **4**

① **薬物治療に関する教育計画**
- 患者や家族に適切な服薬指導を実施する。
- 患者や家族に脳梗塞の状態を示す自覚症状や副作用発現時の症状を説明し，医療スタッフに伝達すべき内容を指導する。

■ 日常生活指導

- 患者や家族に日常生活の留意点について説明する。

問題　病態の基礎知識 **1**

問1 現在，日本国内に継続的に脳梗塞治療を受けている患者は何人くらいいると推定されているか？

　a．約78万人　　　b．約158万人　　　c．約786万人　　　d．約1,585万人

問2 脳梗塞発症の危険因子やハイリスク群となるものをすべて選びなさい。

① 高血圧症　　　　　　　　　② 心房細動
③ 慢性閉塞性肺疾患　　　　　④ 高感度CRP高値

　a．①のみ　　　b．①と②　　　c．①〜③　　　d．①〜④

※高感度CRP：高感度C-reactive protein

問3 下記の2つの文章において，（正）（誤）の組み合わせが正しいものをa〜dの中から選びなさい。

① 日中活動期に突発的に発症した脳梗塞では，心原性脳塞栓症を疑う。
② アテローム血栓性脳梗塞は動脈硬化により細い血管が閉塞することが原因である。

　a．①正・②正　　b．①正・②誤　　c．①誤・②正　　d．①誤・②誤

問4 下記の文章の（　　）にあてはまる数値として正しいものをa〜dの中から選びなさい。

一過性脳虚血発作（TIA）発症後90日以内の脳梗塞発症例のうち約半数は，TIA発症後（　　）日以内に発症している。

　a．2　　　　　b．7　　　　　c．15　　　　　d．30

※一過性脳虚血発作：Transient Ischemic Attack（TIA）

問5 下記の2つの文章において，（正）（誤）の組み合わせが正しいものをa〜dの中から選びなさい。

① 脳卒中発症後に患者全体の約半数がうつを併発している。
② 脳卒中地域連携パスは急性期病院から回復期病院，在宅介護までの診療計画を作成し，共有し，提供するためのツールである。

　a．①正・②正　　b．①正・②誤　　c．①誤・②正　　d．①誤・②誤

問1 　**解答** a（約78万人）

解説 　平成29年（2017年）に厚生労働省が行った患者調査の結果，脳梗塞として継続的に治療を受けていると推計された患者数は78万6千人であった。また，脳血管疾患で継続的に通院している患者数は111万5千人と推計された。平成29年（2017年）の国民医療費は43兆710億円と前年度より2.2％増加し，うち脳血管疾患の医療費は1兆8,085億円であった。

問2 　**解答** d（①〜④）

解説 　脳梗塞とは，種々の原因により脳の血管が閉塞することによって，脳組織に酸素およびブドウ糖が供給されなくなり，脳組織が壊死に陥った状態である。脳梗塞発症の最大の危険因子は高血圧であり，その他の危険因子として糖尿病，脂質異常症，喫煙，アルコールの多飲などがある。また，心房細動や心筋梗塞，弁膜症などの心腔内に血栓を形成しうる疾患も脳梗塞の原因となる。慢性閉塞性肺疾患（COPD）自体が肺以外にも全身性の影響をもたらして併存症を誘発すると考えられている。脳血管障害の発症リスクと％FEV₁（対標準1秒量）の低下との関連性も報告されており，COPDの頸動脈エコーでは頸動脈壁の内膜中膜肥厚が認められている。高感度CRP（hs-CRP）は血管炎症を反映しているとされ，炎症が動脈硬化に深く関与していることが報告されている。一般に血中hs-CRP値が0.2mg/dL以上であれば慢性炎症や感染症が示唆され，hs-CRPを脳梗塞発症高リスク患者の選別に用いることを考慮する。アテローム血栓リスクの高い患者ではhs-CRP値の測定が推奨され，高値の場合には生活習慣の改善や動脈硬化危険因子に対する薬物療法を考慮する。

＊　％FEV₁（対標準1秒量）：予測1秒量に対する比率で，COPDの病期分類に用いられる。

問3 解答 b（①正・②誤）

解説 ① 脳梗塞は臨床的にアテローム血栓性脳梗塞と，ラクナ梗塞，心原性脳塞栓症およびその他に分類される。アテローム血栓性脳梗塞，ラクナ梗塞，心原性脳塞栓症は，それぞれの発症様式に違いがみられるため，自覚症状に加え，発現した日付や時間帯なども聴取する。日中に突発的に発症し数分以内に症状が重症化した場合には心原性脳塞栓症を，起床時に発症し症状が進行する場合にはアテローム血栓性脳梗塞あるいはラクナ梗塞を疑う。

② アテローム血栓性脳梗塞は，動脈硬化を基盤に血栓が形成され大きな動脈（頸動脈，中大脳動脈など）が閉塞することが原因となり発症する。

動脈硬化により脳の細い血管が閉塞することが原因で発症する脳梗塞は，ラクナ梗塞である。

🖐 point

◆脳梗塞の病型分類

脳梗塞は臨床的にアテローム血栓性脳梗塞と，ラクナ梗塞，心原性脳塞栓症およびその他に分類され，それぞれに危険因子や治療法が異なる。一般的に脳血栓症とはアテローム血栓性脳梗塞とラクナ梗塞のことを，心原性脳塞栓症のことを脳塞栓症とし，区別されている。

	アテローム血栓性脳梗塞	ラクナ梗塞	心原性脳塞栓症
原因・機序	動脈硬化を基盤に血栓が形成され大きな動脈が閉塞	動脈硬化により細い血管が閉塞	心臓にできた血栓が脳動脈に流れ込み動脈を閉塞
危険因子	高血圧症，糖尿病，脂質異常症，喫煙	高血圧症，加齢，糖尿病	心疾患（心房細動，心筋梗塞，弁膜症）
発症時間	起床時，安静時	起床時，安静時	日中活動時
発症様式	緩徐進行	緩徐，自覚症状が少ない	突発完成
意識障害	軽度	なし	あり
症状	片麻痺，半側感覚障害，めまい　など	片麻痺，半側感覚障害　など ※失語を伴うことはない	失語，失認，上肢麻痺　など ※再開通した場合，劇的に改善

問4 **解答** a (2)

解説　一過性脳虚血発作（TIA）発症後90日以内の脳梗塞発症例のうち約半数は，TIA発症後48時間（2日）以内に発症している。また，50％以上の無症候性頸動脈狭窄を有する例では，同側脳卒中の発症率は年間1〜3％，同側脳卒中またはTIAの発症率は年間3〜5％である。

　　脳卒中：脳神経細胞が壊死する疾患全般を示し，脳梗塞，脳出血，くも膜下出血が含まれる。

point

◆脳梗塞による死亡数

　厚生労働省発表の人口動態統計によると，平成29年（2017年）1年間の死因別死亡総数の3位が脳血管疾患（10万9,880人）であり，脳血管疾患の中で脳梗塞が最も多かった（6万2,122人）。

＜主な死因別死亡数の割合（平成29年）＞

- 悪性新生物〈腫瘍〉 27.8%
- 心疾患（高血圧性を除く） 15.2%
- 脳血管疾患 8.2%
- 老衰 7.6%
- 肺炎 7.2%
- 不慮の事故 3.0%
- 誤嚥性肺炎 2.7%
- 腎不全 1.9%
- 自殺 1.5%
- 血管性および詳細不明の認知症 1.5%
- その他 23.4%

問5　**解答** c（①誤・②正）

解説　① 脳卒中発症後に患者全体の33%がうつを併発している。うつ発症の要因として，65歳以下，一人暮らし，再発，要介助などがあり，脳卒中後のうつは日常生活動作や認知機能を低下させる。運動やレジャーは，脳卒中後のうつ発症を減少させるために勧められ，また，うつ状態に対して，早期に抗うつ薬を開始することも脳卒中治療ガイドライン2015 ［追補2019］では勧められている。

② 脳卒中地域連携パスは急性期病院から回復期病院，在宅介護までの診療計画を作成，共有し，提供するためのツールである。
脳卒中を発症した場合，まず救急医療において内科的・外科的治療が行われ，急性期から積極的なリハビリテーションが行われる。その後，身体機能を回復させるリハビリテーション，日常生活に復帰させるリハビリテーションが行われる。片麻痺，嚥下障害，言語障害などの後遺症が残った場合，患者およびその家族は，発症前に比べ日常生活に支障をきたすことが多い。そのため介護サービスと医療サービスを連携して，継続的に提供し，長期ケアを行うためにも脳卒中地域連携パスは重要である。

観察計画の基礎知識 **2**

問6 下記の２つの文章において，（正）（誤）の組み合わせが正しいものをa〜
dの中から選びなさい。

① 発症直後の脳梗塞は，CT検査では異常が認められない。
② 30秒間に何回空嚥下をできるか数え，３回未満であれば嚥下に問題が
ある。

　　a．①正・②正　　b．①正・②誤　　c．①誤・②正　　d．①誤・②誤

問7 TIA後の脳梗塞発症リスク予測に用いられるABCD^{2}スコアの項目として，
適切でないものはどれか？

　　a．60歳以上　　b．持続時間　　c．心不全　　d．140/90mmHg以上

問8 ラジカット®注（エダラボン）（脳保護薬）投与に関して適切なものはどれか？

　　a．大手術後14日以内の患者には投与禁忌である。
　　b．１回60分かけて，１日２回投与する。
　　c．アミノ酸製剤と同一経路から投与しない。
　　d．投与期間は７日間である。

問9 抗血栓薬と併用禁忌でない組み合わせはどれか？

　　a．イグザレルト®（リバーロキサバン）（DOAC）−イトリゾール®（イト
ラコナゾール）
　　b．プラザキサ®（ダビガトランエテキシラートメタンスルホン酸塩）
（DOAC）−ネオーラル®（シクロスポリン）
　　c．プラビックス®（クロピドグレル硫酸塩）（抗血小板薬）−ウプトラビ®
（セレキシパグ）
　　d．タケルダ®配合錠（アスピリン＋ランソプラゾール）（抗血小板薬＋
PPI配合剤）−レイアタッツ®（アタザナビル硫酸塩）

※DOAC：直接経口抗凝固薬

問10 脳梗塞治療薬とその治療薬の副作用として適切な組み合わせはどれか？

　　a．ワーファリン（ワルファリンカリウム）（クマリン系抗凝固薬）
−間質性肺疾患
　　b．イグザレルト®（リバーロキサバン）（DOAC）−皮膚壊死
　　c．プレタール®（シロスタゾール）（抗血小板薬）
−播種性血管内凝固症候群
　　d．プラビックス®（クロピドグレル硫酸塩）（抗血小板薬）
−血栓性血小板減少性紫斑病

観察計画の基礎知識 ❷

問6 │ 解答 a（①正・②正）

解説 ① 発症直後の脳梗塞は，CT検査では異常が認められず，時間とともに病巣に相当する低吸収域が出現する。急性期の脳梗塞ではCT所見が現れるより前にMRIに所見が現れるが，検査に時間がかかるため，CT検査で脳出血と脳梗塞の鑑別を行った後で，脳梗塞の病型診断などのためにMRI検査を実施する。

② 脳梗塞患者が飲食や経口的服薬を開始する前に嚥下評価をすることが推奨される。摂食嚥下障害のスクリーニングテストとして反復唾液嚥下テストや水飲みテスト，フードテストがある。

反復唾液嚥下テストは，人指し指と中指で甲状軟骨を触知し，30秒間に何回空嚥下が行えるかを数え，30秒間に3回未満の場合に問題ありとする。水飲みテストは3mLの冷水を嚥下させて誤嚥の有無を判定するテストであり，ベッドサイドでの簡易なスクリーニング検査として有用である。精密な検査が必要な場合には，嚥下造影検査（VF）や嚥下内視鏡検査（VE）が行われる。

問7 │ 解答 c（心不全）

解説 ABCD^{2}スコアはTIA後の脳梗塞発症の危険因子の頭文字，Age（60歳以上），Blood pressure（140/90mmHg以上），Clinical features（臨床症状），Duration（持続時間），Diabetes（糖尿病）から命名されている。ABCD^{2}スコア6〜7点では1年以内の脳卒中再発リスクが高い。

心不全は心房細動患者における脳梗塞発症リスクを評価するCHADS$_2$スコアの項目の1つである。

point

◆ABCD²スコア

　TIA後の脳梗塞発症リスク予測と治療方針の決定にはABCD²スコアが使われる。ABCD²スコアに１週間以内の複数回のTIA発作を追加したABCD³スコア，ABCD³スコアに50％以上の頚動脈狭窄および拡散強調画像（DWI）での新鮮病変を追加したABCD³-Ⅰスコアはより長期の危険度まで予測できる。

A	Age（年齢）	60歳以上	1点
B	Blood pressure（血圧）	収縮期140mmHg以上または拡張期90mmHg以上	1点
C	Clinical features（臨床症状）	片側の運動麻痺	2点
		麻痺を伴わない言語障害	1点
D	Duration（持続時間）	60分以上	2点
		10〜59分	1点
D	Diabetes（糖尿病）	糖尿病あり	1点

◆CHADS₂スコア

　CHADS₂スコアは，心房細動による脳梗塞発症リスクを評価するスコアである。脳梗塞発症の５つの危険因子の頭文字から命名されている。スコアの合計点数が高いほど脳梗塞の発症リスクは高くなる。

C	Congestive heart failure / LV dysfunction（心不全，左室機能不全）	1点
H	Hypertension（高血圧症）	1点
A	Age（年齢75歳以上）	1点
D	Diabetes（糖尿病）	1点
S	Stroke / TIA（脳梗塞，一過性脳虚血発作の既往）	2点

問8　**解答** c（アミノ酸製剤と同一経路から投与しない）

解説　a．ラジカット®注は，腎機能障害が悪化するおそれがあるため，重篤な腎機能障害のある患者には投与禁忌であり，投与前または投与開始後速やかにBUN，クレアチニンなどの腎機能検査を実施し，投与中も腎機能検査を頻回に実施する。

　　　　大手術後14日以内に投与すると出血を助長するおそれがあり投与禁忌であるのはアクチバシン®注／グルトパ®注（アルテプラーゼ）（rt-PA）である。

　　b．ラジカット®注は，脳梗塞急性期に伴う神経症候，日常生活動作障害，機能障害の改善と筋萎縮性側索硬化症（ALS）における機能障害の進行抑制に適応を取得しており，用法・用量が異なるため注意する。脳梗塞急性期に伴う場合の改善目的の場合には，通常，1回エダラボンとして30mgを30分かけて1日朝夕2回の点滴静注を行う。

　　c．ラジカット®注は，原則生理食塩液で希釈する。ラジカット®注をアミノ酸製剤や高カロリー輸液に混合すると，その後エダラボンの濃度低下をきたすことがあるので，混合または同一経路から投与しない。また，各種糖を含む輸液と混合しても，その後エダラボンの濃度低下をきたすことがある。

　　d．ラジカット®注を脳梗塞急性期に伴う神経症候，日常生活動作障害，機能障害の改善目的に投与する場合の投与期間は14日以内であり，症状に応じてより短期間で投与を終了することも考慮する。

　　　　ノバスタン®HI／スロンノン®HI注（アルガトロバン水和物）（抗トロンビン薬）を脳血栓症急性期に伴う神経症候，日常生活動作の改善目的に使用する場合は，初めの2日間は24時間かけて持続点滴静注，その後の5日間は1日朝夕2回，1回3時間かけて点滴静注の計7日間である。

問9 **解答** b（プラザキサ®（DOAC）−ネオーラル®）

解説 a．イグザレルト®は，主にCYP3A4および2J2により代謝される薬剤である。また，イグザレルト®は，P糖蛋白および乳癌耐性蛋白（BCRP）の基質である。CYP3A4およびP糖蛋白の強力な阻害作用を示すイトリゾール®の併用により，イグザレルト®の血中濃度が上昇し，抗凝固作用が増強され，出血の危険性が増大するおそれがあるため，併用禁忌である。

b．プラザキサ®はP糖蛋白の基質であるため，シクロスポリンやタクロリムス，アミオダロン塩酸塩などのP糖蛋白阻害薬との併用により，プラザキサ®の血中濃度が上昇し，抗凝固作用が増強されることがあるため，併用注意である。そのため，プラザキサ®の減量（1回110mg，1日2回）を考慮する。

また，P糖蛋白阻害薬であるワソラン®錠（ベラパミル塩酸塩）（Ca拮抗性抗不整脈薬）を併用する場合にはプラザキサ®の減量を考慮し，同時に併用開始，もしくはプラザキサ®投与中に新たにワソラン®錠の併用を開始する場合は，併用開始から3日間はワソラン®錠服用の2時間以上前にプラザキサ®を服用する。

c．プラビックス®は，主にCYP2C19により代謝され，また，プラビックス®のグルクロン酸抱合体がCYP2C8を阻害する。プラビックス®のグルクロン酸抱合体がCYP2C8を阻害することにより，ウプトラビ®の活性代謝物の代謝が抑制され，血中濃度が上昇するおそれがあるため，併用禁忌である。

d．タケルダ®配合錠のランソプラゾールの胃酸分泌抑制作用によりレイアタッツ®の血中濃度が低下し，作用を減弱するおそれがあるため，併用禁忌である。

問10 **解答** **d（プラビックス®（抗血小板薬）－血栓性血小板減少性紫斑病）**

解説　a．ワーファリンの投与早期に，プロテインC活性の急速な低下が
　　　　　原因で一過性の過凝固状態となり，皮膚壊死に至る可能性があ
　　　　　る。そのため，ワーファリン投与前にプロテインC活性を確認
　　　　　することが望ましい。

　　　　b．イグザレルト®の服用中に間質性肺炎が現れた症例が報告され
　　　　　ており，中には死亡に至った症例も報告されている。イグザレ
　　　　　ルト®投与において，間質性肺疾患は，医薬品リスク管理計画
　　　　　書（RMP）の重要な特定されたリスクとされている。

　　　　c．プレタール®の投与により脈拍数が増加し，狭心症が発現する
　　　　　ことがあるので，狭心症の症状（胸痛など）に対する問診を注意
　　　　　深く行うよう警告されている。また，脳梗塞再発抑制効果を検
　　　　　討する試験で，長期にわたりPRP（pressure rate product：心
　　　　　拍数×収縮期血圧）を有意に上昇させる作用が認められている。
　　　　　播種性血管内凝固症候群（DIC）は，ラジカット®（エダラボン）
　　　　　（脳保護薬）の重大な副作用であり，致死的転帰をきたした症例
　　　　　が報告されているため，投与前または開始後速やかに腎機能検
　　　　　査，肝機能検査，血液検査を実施し，投与中も頻回にこれらの
　　　　　検査を実施する。

　　　　d．プラビックス®の投与により血栓性血小板減少性紫斑病
　　　　　（TTP），無顆粒球症，重篤な肝障害などの重大な副作用が発現
　　　　　することがあるので，投与開始後2カ月間は特に副作用の初期
　　　　　症状の発現に十分留意し，2週に1回程度の血液検査（網赤血
　　　　　球，破砕血球の同定を含む）検査を行い，副作用の発現が認め
　　　　　られた場合には直ちに投与を中止し，適切な処置を行う。

問題 ケア計画の基礎知識 3

問11 脳梗塞急性期の治療として適切なものはどれか？

　　a．アクチバシン®注（アルテプラーゼ）(rt-PA) は，脳梗塞発症6時間以内に投与する。

　　b．ノバスタン®HI(アルガトロバン水和物)（抗トロンビン薬）は，脳梗塞の病型に問わず投与できる。

　　c．バイアスピリン®（アスピリン）（抗血小板薬）の160～300mg/日経口投与は，脳梗塞発症48時間以内に開始する。

　　d．カタクロット®注（オザグレルナトリウム）（抗血小板薬）は，脳血栓症発症7日以内に投与する。

問12 症例）　・75歳男性　　・心原性脳塞栓症　　・既往歴：高血圧症，糖尿病
　　　　　・クレアチニンクリアランス15mL/分　　・肝機能障害なし

さて，この患者の慢性期における心原性脳塞栓症の再発予防のために，どの薬剤を選択しますか？

　　a．ワーファリン（ワルファリンカリウム）（クマリン系抗凝固薬）

　　b．エリキュース®（アピキサバン）(DOAC)

　　c．ケタス®（イブジラスト）（脳循環代謝改善薬）

　　d．バイアスピリン®（アスピリン）（抗血小板薬）

問13 下記の2つの文章において，（正）（誤）の組み合わせが正しいものをa～dの中から選びなさい。

　① 非心原性脳梗塞の再発予防のために，抗血小板薬2剤併用を長期にわたり継続する。

　② 脳梗塞患者の高血圧には利尿薬とβ遮断薬を中心とした降圧薬治療が推奨される。

　　a．①正・②正　　b．①正・②誤　　c．①誤・②正　　d．①誤・②誤

問14 抗凝固薬の使用上の注意点について適切なものはどれか？

　　a．ワーファリンからイグザレルト®（リバーロキサバン）(DOAC) へ切り替える際には，ワーファリン投与中止24時間後からイグザレルト®を開始する。

　　b．エリキュース®（アピキサバン）(DOAC) からワーファリンへ切り替える際には，エリキュース®最終投与と同時にワーファリンを開始する。

　　c．リクシアナ®（エドキサバントシル酸塩水和物）(DOAC) を投与中に出血高危険度の消化器内視鏡をする場合，処置前日まで継続し，当日の朝から中止する。

　　d．プリズバインド®静注液（イダルシズマブ）（ダビガトラン特異的中和薬）投与後，抗凝固薬の再開は48時間後に可能である。

問15 下記の2つの文章において，（正）（誤）の組み合わせが正しいものをa～dの中から選びなさい。

　① 脳梗塞発症7日以上十分な経口摂取が困難と判断された場合には，発症早期から経腸栄養を開始する。

　② 脳梗塞発症急性期では血糖値80mg/dL以下の場合には直ちに補正する。

　　a．①正・②正　　b．①正・②誤　　c．①誤・②正　　d．①誤・②誤

問11 解答 **c（バイアスピリン®（抗血小板薬）の160〜300mg/日経口投与は，脳梗塞発症48時間以内に開始する）**

解説 a．脳梗塞発症患者のプラスミノゲンアクチベーター（rt-PA，アルテプラーゼ（アクチバシン®注／グルトパ®注）の静脈内投与は，発症4.5時間以内にできるだけ早く治療を開始する。患者が来院し，遅くとも1時間以内に投与を開始し，発症時刻が不明な場合には，最終健常が確認された時刻を発症時刻としたり，頭部MRI拡散強調画像の所見に基づき投与を考慮する。静注血栓溶解（rt-PA）療法 適正治療指針 第三版（2019年3月）（日本脳卒中学会 脳卒中医療向上・社会保険委員会 静注血栓溶解療法指針改訂部会）が定められている。

rt-PA療法を実施しても効果不十分や適応外の場合，血管内治療（機械的血栓回収法）が行われ，発症6時間以内に行うことが推奨されている。また，最終健常が確認された時刻から6時間を超え，脳梗塞の原因が内頸動脈または中大脳静脈M1部の急性閉塞が原因と考えられる場合には，症状や画像の所見に基づき，最終健常が確認された時刻から16時間以内，あるいは24時間以内に血管内治療を開始することが勧められている。

b．抗トロンビン薬であるノバスタン®HI／スロンノン®HI注は，発症48時間以内の脳血栓症（特に皮質梗塞）に有用であり，発症48時間以内で病変最大径が1.5cmを超すような心原性脳塞栓症を除く脳梗塞に推奨される。

脳保護薬であるラジカット®注（エダラボン）は，脳梗塞急性期の予後改善に有効性が示され，脳梗塞の病型分類を問わず使用でき，発症後24時間以内に投与を開始する。

c．アスピリンの160〜300mg/日経口投与は，脳梗塞発症48時間以内に開始した場合の転帰改善に有効であり，脳卒中治療ガイドライン2015［追補2019］で，脳梗塞発症早期（48時間以内に開始）の治療法として強く推奨されている。

d．カタクロット®注は発症5日以内の脳血栓症患者の転帰改善に有効であり，脳卒中治療ガイドライン2015［追補2019］では，急性期（発症5日以内）の脳血栓症（心原性脳塞栓症を除く脳梗塞）患者への投与が推奨されているが，他の抗血栓療法との併用下における有効性や安全性は不明とされている。

◆脳梗塞急性期の薬物治療

　脳梗塞急性期の薬物治療は，脳浮腫改善薬による脳浮腫の管理，rt-PAや抗凝固薬，抗血小板薬による血栓の溶解，脳保護薬による脳保護療法が行われる。また，血圧管理や栄養管理に加え，一般に呼吸器感染，尿路感染，転倒，皮膚損傷などの急性期合併症の頻度が高いため，合併症予防と治療が行われる。

	薬剤	アテローム血栓性脳梗塞	ラクナ梗塞	心原性脳塞栓症
血栓溶解療法	アクチバシン®注／グルトパ®注（アルテプラーゼ）	発症4.5時間以内 ※警告： ・脳出血による死亡例が認められているため，適応患者の選択を慎重に行ったうえで，投与による頭蓋内出血などの出血性有害事象の発現に十分注意して経過観察 ・以下の基準を満たす状況下に使用 　・随時CTやMRIの撮影が可能な医療施設のSCU，ICUあるいはそれに準ずる体制の整った施設 　・頭蓋内出血が認められた場合などの緊急時に，十分な措置が可能な設備および体制の整った医療施設 　・虚血性脳血管障害の診断と治療，CTなど画像診断に十分な経験をもつ医師のもとで使用 ・胸部大動脈解離の悪化あるいは胸部大動脈瘤破裂を起こし死亡に至った症例が報告されているため，胸痛または背部痛を伴う，あるいは胸部X線にて縦隔の拡大所見が得られるなど，胸部大動脈解離あるいは胸部大動脈瘤を合併している可能性がある患者では，適応を十分に検討		
抗凝固療法	ノバスタン®HI／スロンノン®HI注（アルガトロバン水和物）	発症48時間以内で病変最大径が1.5cmを超すような脳梗塞血栓症急性期（心原性脳塞栓症を除く） ※ラクナ梗塞は保険適用外 警告：使用する場合には，臨床症状およびCTによる観察を十分に行い，出血が認められた場合には直ちに投与を中止		禁忌
急性期抗血小板療法	アスピリン	発症早期（48時間以内）の脳梗塞，160〜300mg/日		
	2剤併用	主にアスピリンとプラビックス®（クロピドグレル硫酸塩）：発症早期の心原性脳塞栓症を除く軽症脳梗塞もしくはTIA患者の亜急性期		
	カタクロット®注／キサンボン®注（オザグレルナトリウム）	急性期（発症5日以内）の脳血栓症（心原性脳塞栓症を除く脳梗塞），160mg/日 ※他の抗血栓療法との併用下における有効性や安全性は不明		禁忌
脳保護療法	ラジカット®注（エダラボン）	発症24時間以内（投与期間は14日以内）		

問12 解答 a（ワーファリン（クマリン系抗凝固薬））

解説 　心原性脳塞栓症の再発予防には，通常抗血小板薬ではなく抗凝固薬を投与する。重篤な出血合併症は，DOACがワーファリンより明らかに少ないため，DOACを選択することをまずは考慮する。

　この症例ではクレアチニンクリアランスが15mL/分であり，エリキュース®はDOACであるが，腎排泄性薬剤で，非弁膜症性心房細動患者における虚血性脳卒中および全身性塞栓症の発症抑制目的に投与する場合，腎不全（クレアチニンクリアランス15mL/min未満）の患者では，血中濃度が上昇し出血の危険性が増大するおそれがあるため，投与禁忌である。そのため，この症例ではクマリン系抗凝固薬のワーファリンを選択する。

　エリキュース®を非弁膜症性心房細動患者における虚血性脳卒中および全身性塞栓症の発症抑制目的に投与する場合，80歳以上，60kg以下，血清クレアチニン1.5mg/dL以上のうち2つ以上に該当する患者では，出血のリスクが高く，血中濃度が上昇するおそれがあるため減量する。

　脳循環代謝改善薬については再評価の結果，脳梗塞後遺症の諸症状に対して保険適用を有する狭義の脳循環代謝改善薬は，ケタス®（イブジラスト），サアミオン®（ニセルゴリン），セロクラール®（イフェンプロジル酒石酸塩）のみとなり，脳卒中治療ガイドライン2015［追補2017］では推奨グレードがグレードB（行うように勧められる）よりグレードC1（行うことを考慮してもよいが，十分な科学的根拠がない）に格下げされている。

point

◆心原性脳塞栓症の再発予防

　脳卒中治療ガイドライン2015［追補2019］では，非弁膜症性心房細動（NVAF）のある脳梗塞またはTIA患者の再発予防には，まずDOACを選択することが推奨されている。ただし，DOACはいずれも腎排泄性薬剤であるため，腎機能，年齢，体重などを考慮し，薬剤の選択と用量調整を行う必要がある。また，併用薬，服薬アドヒアランス，嗜好品，コストなども考慮して薬剤選択を行う。

　リウマチ性心臓病，拡張型心筋症などの器質的疾患を有する患者，機械人工弁の患者の脳梗塞再発予防の抗凝固療法としては，ワーファリンが第一選択薬である。

　DOAC，ワーファリンは脳梗塞発症後2週間以内に開始することが目安とされている。

＜心房細動における抗凝固療法の推奨＞

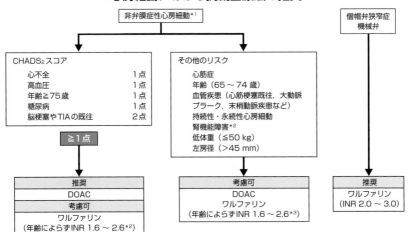

* 1　生体弁は非弁膜症性心房細動に含める
* 2　腎機能に応じた抗凝固療法については，本ガイドライン3.2.3どのDOACを用いるかの選択および表36を参照
* 3　非弁膜症性心房細動に対するワルファリンのINR 1.6～2.6の管理目標については，なるべく2に近づけるようにする。脳梗塞既往を有する二次予防の患者や高リスク（CHADS₂スコア3点以上）の患者に対するワルファリン療法では，年齢70歳未満ではINR 2.0～3.0を考慮

日本循環器学会／日本不整脈心電学会 不整脈薬物治療ガイドライン 2020年改訂版, 49.
URL https://www.j-circ.or.jp/cms/wp-content/uploads/2020/04/JCS2020_Ono.pdf（2020年6月閲覧）

12

脳梗塞

問13 **解答** **d（①誤・②誤）**

解説 ① 非心原性脳塞栓症の再発予防には，抗凝固薬ではなく抗血小板薬を投与することが推奨される。非心原生脳梗塞の再発予防のための1年以上の抗血小板薬2剤併用は，抗血小板薬単剤投与と比較して，有意な脳梗塞再発抑制効果は実証されず，出血性合併症を増加させるため行わない。
脳卒中治療ガイドライン2015［追補2019］では，非心原生脳梗塞の再発予防には，シロスタゾール（プレタール®）200mg/日，クロピドグレル硫酸塩（プラビックス®）75mg/日，アスピリン（バイアスピリン®）75〜150mg/日の投与が推奨グレードA（行うよう強く勧められる）であり，チクロピジン塩酸塩（パナルジン®）200mg/日の投与がグレードB（行うように勧められる）とされている。

② β遮断薬は降圧効果の程度が弱く，高齢者の脳卒中発症予防効果は他の降圧薬に比べ劣るとの報告があり，脳梗塞患者の降圧薬治療にはCa拮抗薬，ACE阻害薬，ARB，利尿薬が推奨される。慢性期脳梗塞患者の降圧目標は高血圧治療ガイドライン2019では130/80mmHg未満，側頸動脈狭窄や脳主幹動脈閉塞があるまたは未評価の症例では，下げすぎに注意し140/90mmHg未満とされている。

問14 **解答** **c（リクシアナ®（DOAC）を投与中に出血高危険度の消化器内視鏡をする場合，処置前日まで継続し，当日の朝から中止する）**

解説 a．ワーファリンからイグザレルト®あるいはリクシアナ®（エドキサバントシル酸塩水和物）に切り替える場合は，ワーファリンの投与を中止した後，INRが治療域の下限以下になったことを確認した後，可及的速やかにイグザレルト®あるいはリクシアナ®の投与を開始することとされている。
非弁膜症性心房細動患者において，ワーファリンからエリキュース®（アピキサバン）あるいはプラザキサ®（ダビガトランエテキシラートメタンスルホン酸塩）に切り替える際には，ワーファリンの投与を中止し，INRが2.0未満となってからエリキュース®あるいはプラザキサ®の投与を開始する。

b．エリキュース®などDOACからワーファリンへ切り替える際には，INRが治療域の下限を超えるまではワーファリンと併用する。
＊ リクシアナ®からの切り替え：30mg投与患者では15mgへ，60mg投与患者では30mgへ減量してワーファリンと併用投与

c. リクシアナ®は1〜3時間で血中濃度がピークに達し，半減期は10〜14時間である。また，健常人におけるXa阻害薬服用時の抗Xa活性は1日1回投与製剤で最終服用後48時間，1日2回投与製剤で36時間との報告があり，DOAC中止による血栓リスクを考え，出血高危険度の消化器内視鏡や大手術をする場合，DOACは処置前日まで継続し，処置当日の朝から中止する。

d. プリズバインド®静注液はプラザキサ®の特異的中和薬であり，プラザキサ®投与中の出血のリスクが高く，止血困難な場合に致死的あるいは重篤な経過になるおそれがある手術または処置に対してのみ使用可能であり，プラザキサ®以外の抗凝固薬による抗凝固作用の中和には使用できない。

プリズバインド®静注液投与により，血栓症のリスクが増加するため，止血後は速やかに抗凝固療法の再開を考慮する。プラザキサ®は24時間後，他の抗凝固薬はプリズバインド®静注液投与後いつでも再開可能である。

ケイセントラ®静注用（乾燥濃縮人プロトロンビン複合体）は，ワーファリン投与中における急性重篤出血時または重大な出血が予想される緊急を要する手術・処置の施行時の出血傾向の抑制に使用される。

問15　解答　b（①正・②誤）

解説　① 脳卒中発症急性期の低栄養は転帰不良因子であり，発症7日以上十分な経口摂取が困難と判断された場合には，発症早期から経腸栄養を開始する。

② 重度の低血糖や低血糖が遷延すると永続的な神経障害を招くため，脳梗塞急性期に血糖値60mg/dL以下の場合には補正する。また，高血糖を是正し，血糖値140〜180mg/dLの範囲で血糖コントロールを行うことが望ましい。

MEMO

教育計画の基礎知識 ❹

問16 脳梗塞治療薬の使用上の注意点として，適切でないものはどれか？

　　a．イグザレルト®（リバーロキサバン）（DOAC）の服用を忘れた場合，思い出したときにすぐに服用する。ただし，次の服用まで12時間以上あける。

　　b．プラザキサ®（ダビガトランエテキシラートメタンスルホン酸塩）（DOAC）はカプセルをはずして服用しない。

　　c．プレタール®（シロスタゾール）（抗血小板薬）はグレープフルーツジュースと一緒に服用してもよい。

　　d．サアミオン®（ニセルゴリン）（脳循環代謝改善薬）の効果は12週でピークに達する。

問17 下記の２つの文章において，（正）（誤）の組み合わせが正しいものをa〜dの中から選びなさい。

　　① ワーファリン（ワルファリンカリウム）（クマリン系抗凝固薬）は，毎日決まった時間であれば，いつ服用してもよい。

　　② アルコール飲料はワーファリンの効果に影響はない。

　　a．①正・②正　　b．①正・②誤　　c．①誤・②正　　d．①誤・②誤

問18 下記の２つの文章において，（正）（誤）の組み合わせが正しいものをa〜dの中から選びなさい。

　　① 抜歯する場合には，抗血小板薬は休薬しない。

　　② 誤嚥性肺炎の予防にシンメトレル®（アマンタジン塩酸塩）（精神活動改善薬）が用いられることがある。

　　a．①正・②正　　b．①正・②誤　　c．①誤・②正　　d．①誤・②誤

問19 下記の２つの文章において，（正）（誤）の組み合わせが正しいものをa〜dの中から選びなさい。

　　① 脳梗塞患者にトレッドミル訓練は行わない。

　　② 脳梗塞慢性期であっても頸動脈狭窄が高度の場合には，外科的治療が行われることがある。

　　a．①正・②正　　b．①正・②誤　　c．①誤・②正　　d．①誤・②誤

問20 脳梗塞患者に対する日常生活指導として適切でないものはどれか？

　　a．抗酸化食品を摂る。

　　b．禁煙し，アルコールは控える。

　　c．塩分は控えめにする。

　　d．前開きの上衣を着る場合，健側の腕を先に袖に通してから，麻痺のある方の腕を通す。

教育計画の基礎知識 4

問16 解答 c（プレタール®（抗血小板薬）はグレープフルーツジュースと一緒に服用してもよい）

解説 a．イグザレルト®の服用を忘れた場合，思い出したときにすぐに服用する。ただし，次の服用まで12時間以上あけ，翌日から毎日1日1回服用するよう患者に指導する。

患者にイグザレルト®の服用を忘れた場合には血栓塞栓症の発症リスクが高まること，2回分を一度に服用すると出血リスクが高まること，服用を忘れたことを思い出したときにすぐに服用し，次の服用との間隔が短くなった場合にも出血リスクが高まることなど，あらかじめ患者に服用を忘れた場合の対処について指導する。

ただし，イグザレルト®の深部静脈血栓症または肺血栓塞栓症に対する初期3週間治療では，1回15mgの1日2回投与であり，血栓退縮などの治療効果を得ることが優先される。そのため，服用を忘れた場合，直ちに服用し，同日の1日用量が30mgとなるように一度に2回分を服用してよいが，翌日からは指示どおり毎日1日2回服用するよう患者に指導する。

b．プラザキサ®のカプセル剤皮を開けて服用した場合，カプセルでの服用に比べて血中濃度が上昇するおそれがあるため，カプセルをはずして服用しないよう指導する。また，吸湿性があるため服用直前にPTPシートから取り出し，カプセルが食道に滞留し食道潰瘍が発症しないよう速やかに胃に到達させるために十分量（コップ1杯程度）の水とともに服用するよう患者に指導する。

c．プレタール®（シロスタゾール）（抗血小板薬）は主として肝代謝酵素CYP3A4および一部CYP2D6，CYP2C19で代謝されるため，それらの酵素を阻害する薬剤との併用には注意が必要である。グレープフルーツジュースの成分がCYP3A4を阻害し，プレタール®の血中濃度が上昇することがあるため，グレープフルーツジュースと同時に服用しないよう患者に指導する。

バイアスピリン®は肝薬物代謝酵素P-450による代謝を受けないためCYP3A4を阻害するグレープフルーツジュースの成分との薬物相互作用はない。

d．サアミオン®投与による症状も改善率は，投与後4週，8週に上昇し，12週でほぼピークに達する。そのため，患者には服用後すぐに効果が現れないため，継続して服用すること，症状の回復を観察するよう患者に指導，説明する。サアミオン®の投与期間は，臨床効果および副作用の程度を考慮しながら慎重に決定し，投与12週で効果が認められない場合には投与を中止し，漫然と投与しない。

●脳梗塞治療薬の服薬指導例

抗血小板薬	血小板を活性化させる物質（トロンボキサンA₂）ができるのを抑えたり，血小板が凝集するのを抑える物質（サイクリックAMP）を増加させ，血を固まりにくくするとともに血行をよくし，血栓ができるのを抑える薬です。
DOAC（経口直接第Ⅹa阻害薬） 　エリキュース®（アピキサバン） 　イグザレルト®（リバーロキサバン） 　リクシアナ®（エドキサバントシル酸塩水和物）	血液の凝固因子（第Ⅹa）を阻害することにより，血を固まりにくくし，血栓ができるのを抑え，心房細動の患者の脳卒中や全身性塞栓症の発症を抑える薬です。
DOAC（経口直接トロンビン阻害薬） 　プラザキサ®（ダビガトランエテキシラートメタンスルホン酸塩）	血液を固めるトロンビンという酵素に結合してその働きを阻害することにより，血を固まりにくくし，血栓ができるのを抑え，心房細動の患者の脳卒中や全身性塞栓症の発症を抑える薬です。
クマリン系抗凝固薬 　ワーファリン（ワルファリン）	ビタミンKが関与する血液の凝固因子（第Ⅶ，第Ⅸ，第Ⅹ，プロトロンビン）が肝臓で作られるのを抑えて，血を固まりにくくし，血栓ができるのを抑える薬です。
rt-PA	血栓に特異的に吸着し，血栓を溶かす薬です。
脳保護薬	血液の流れが悪くなったところで増加する有害なフリーラジカルを消去することにより脳を保護し，また，フリーラジカルの発生を抑えることにより運動神経を保護して，脳梗塞急性期に伴う神経症候，日常生活動作障害，機能障害を改善する薬です。
脳循環代謝改善薬	脳の血液の流れや代謝をよくし，脳の働きを活発にして，頭痛，頭重，めまい，しびれ，意欲低下などの症状を改善する薬です。

12

脳梗塞

問17 　**解答** 　b（①正・②誤）

　解説 　① ワーファリンは吸収が速やかで，ほぼ100％吸収され，半減期も長いことから，原則1日1回の投与である。そのため，患者にとって最も服用しやすく，飲み忘れのない時間を決め，毎日決まった時間に服用するよう指導する。

　　　② アルコールの慢性的摂取により，ワーファリンの薬物代謝酵素を誘導し，作用を減弱する。また，アルコールによる肝機能の低下がワーファリンの作用を増強する。そのため，ワーファリン服用中はアルコール飲料を控えるよう患者に指導する。

服薬指導

●ワーファリン（ワルファリン）（クマリン系抗凝固薬）の服薬指導例

　ワーファリンは相互作用が多い薬剤であり，また，副作用がなく適正な薬物治療を実施するために，患者に定期的な受診や服用に加え，日常生活での注意点についても指導する必要がある。

・定期的に受診し，血液凝固能の検査を受けてください。
・指示されたとおりに正しく服用してください。飲み忘れをしないよう毎日決まった時間に服用してください。
・他院を受診する場合には，ワーファリンを服用していることを申し出てください。（お薬手帳やワーファリンカードを携帯しておく）
・次のことをするときは必ず事前に主治医や薬剤師に相談してください。
　　抜歯や手術をするとき，他の薬剤を服用したり・止めたりするとき，市販薬を服用するとき
・日常生活での注意点
　・ケガをするおそれのある仕事や運動はさけてください。
　・納豆やクロレラは食べないでください。ホウレン草やシュンギクなどの緑黄色野菜や海草類は一時的に大量摂取しないでください。
　・歯ブラシはやわらかめのものを使用し，あまり強く磨きすぎないように注意してください。
　・歯ぐきの出血，皮下出血，血尿，血便など異常を感じたら，すぐに主治医の診察を受けてください。

問18 **解答** **a（①正・②正）**

解説 ① 出血時の対処が容易な抜歯や白内障手術などの施行時は，抗血小板薬，抗凝固薬は休薬せず，内服を続行することが望ましい。そのため，患者に抜歯や手術をするときは自己判断で服用を中止せず，必ず事前に主治医や薬剤師に相談するよう指導する。

② シンメトレル®は脳梗塞後の意欲・自発性低下の改善に適応を取得している。また，脳卒中患者における肺炎予防効果が報告されているため，誤嚥性肺炎の予防にシンメトレル®が用いられることがあるが，保険適用外である。その他，ACE阻害薬，プレタール®（シロスタゾール）が誤嚥性肺炎の予防に用いられることがあるが，いずれも保険適用外である。

歯磨きや口腔ケアは口腔内の細菌を減少させるだけでなく，摂食嚥下機能も高めるため誤嚥性肺炎予防や，栄養状態の改善，生活意欲の回復につながる。

---

point

◆手術前に中止する薬剤

手術の外科的侵襲の大きさによっても休薬期間は変わる。

抜歯や白内障手術などの出血時の対処が容易な処置・小手術施行時には，抗血小板薬や抗凝固薬は継続してよい。

出血高危険度の消化管内視鏡検査や大手術などを行う場合，アスピリン以外の抗血小板薬単剤投与の場合には休薬を原則とする。チエノピリジン系抗血小板薬*は5〜7日間，チエノピリジン系以外の抗血小板薬は1日間を目安に投与を中止する。血栓塞栓症の発症リスクが高い場合には，アスピリンかプレタール®（シロスタゾール）の単剤へ置換する。抗凝固薬のワーファリン（ワルファリン）の場合，INR治療域に保ったワーファリン継続下，非弁膜症性心房細動（NVAF）の場合にはDOACへの一時的変更を考慮する。DOACの場合は，処置前日まで継続し，処置当日の朝から中止する。

抗血小板薬，抗凝固薬の不用意な休薬は血栓塞栓症の発症リスクが高まるため，患者に応じた休薬期間や対応を考慮する。

* チエノピリジン系抗血小板薬：パナルジン®（チクロピジン塩酸塩），プラビックス®（クロピドグレル硫酸塩），エフィエント®（プラスグレル塩酸塩）

問19 **解答** c（①誤・②正）

解説 ① 懸垂装置付きトレッドミルの使用により安全な最大歩行速度歩行が可能となり，トレッドミル歩行訓練は，歩行速度と耐久性を改善させたという報告がある。そのため，歩行可能な脳卒中患者の改善にトレッドミル訓練を行うことが推奨される。

また，脳卒中発症 3 カ月以内の歩行ができない患者に歩行補助ロボットを用いて歩行練習を行うと歩行の自立の割合が高くなる。しかし，脳卒中発症 6 カ月以降では有効性は否定的である。

② 頸動脈が狭窄している場合には脳梗塞が再発する確率が高いため，抗血小板療法を含む内科的治療に加え，頸動脈内膜剥離術（CEA）や経皮的血管形成術，頸動脈ステント留置術（CAS）といった外科的治療が行われる場合がある。

問20 **解答** d（前開きの上衣を着る場合，健側の腕を先に袖に通してから，麻痺のある方の腕を通す）

解説 a．活性酸素は動脈硬化の原因となる。ビタミンE・C，β-カロテン，カロテノイド，フラボノイドなどは活性酸素を消去する抗酸化作用を有する。緑黄色野菜やタマネギ，大根などの抗酸化食品を積極的に摂り，さまざまな食品をバランスよく摂取する。

b．タバコは動脈硬化の進行を促進するため禁煙する。アルコールの多飲は脳梗塞の発症リスクを増加させるが，少量の飲酒では脳梗塞の発症率を低下させる。飲酒は 1 日に日本酒で 1 合以下にする。

c．塩分の摂りすぎは血圧を上昇させるため，塩分の摂りすぎに注意し，男性は 1 日 8 g 未満，女性は 7 g 未満を目標にし，高血圧症の場合には 6 g 以下に制限する。

d．前開きの上衣を着る場合，麻痺のある方の腕を先に袖に通し，肩まで完全に引き上げ，健側の腕を後ろに回して袖を通す。

脳梗塞は再発することがあり，再発するたびに重症化しますので，再発しないような日常生活を送るよう心がけましょう。

■ リハビリテーションの継続 ■

後遺症を少なくするためにも，焦らずに根気よくリハビリテーションを続けましょう。着替えや食事など自分でできることはできるだけ自分でするよう心がけましょう。

■ 食事 ■

使いやすく工夫されたスプーンや皿を利用し，なるべく自力で食べるようにしましょう。少々こぼしても周りの人は怒ったりしないようにしましょう。骨のある魚は骨や皮を取り，ほぐしておきましょう。また，汁物はどろっとさせる補助食品を用いると食べやすくなります。

- 塩分の摂りすぎに注意して，男性は1日8g未満，女性は7g未満を，高血圧症の場合には6g以下にしましょう。
- 食べ過ぎや菓子類の摂りすぎに注意して，肥満の防止に心がけましょう。
- 肉類を控え，できるだけ魚（背の青いサバやイワシなど）や豆腐を摂るようにしましょう。
- 食物繊維の多い野菜や海藻などを十分に摂りましょう。
- 脱水状態にならないように水分を摂りましょう。

■ 禁酒・節酒 ■

タバコは動脈硬化を促進し，脳梗塞を起こす危険因子の1つですので，禁煙しましょう。アルコールの飲み過ぎは血圧を上げ，動脈硬化を促進します。飲酒する場合は，男性で1日に日本酒1合，またはビール中瓶1本，焼酎半合，ウイスキー・ブランデーダブル1杯，ワイン2杯程度にしましょう。女性では男性の半分程度にしましょう。

■ 排便 ■

規則正しい排便を心がけましょう。排便時のいきみは血圧を上げるので，なるべくいきまないで排便できるように，食事に気をつけ，便秘が続けば医師に相談しましょう。

■ 入浴 ■

脱衣所は温かくしておきましょう。熱い湯に急に入らず，ぬるめ（40℃）の湯にし，長湯しないようにしましょう。

■ 急激な温度変化に注意 ■

急に寒いところに出るときは首にマフラーを巻き，手袋をするようにしましょう。夏は外出から帰って急にクーラーに当たらないようにしたり，急激な温度変化に気をつけましょう。

■ 定期的な受診 ■

再発予防の薬は指示されたとおりに正しく服用し，定期的に受診しましょう。また，下記のような症状がみられた場合には，必ず医師に伝えましょう。

めまい，しびれ，言葉がもつれる，足もとがふらつく，片側の手や足が動かなくなる，物が二重に見える　など

MEMO

病態の基礎知識 1

① 認知症の病態生理に関する知識の習得
② 認知症の診断や治療指針に関する知識の習得

観察計画の基礎知識 2

① **薬物治療効果に関する観察計画**
- 認知症の状態を示す患者の自覚症状を確認する。
- 医師が行った認知症の評価スケール（例：改訂長谷川式簡易知能評価スケールなど）を確認する。

② **薬剤の安全性に関する観察計画**
- 投与されている薬剤の中で認知機能低下を引き起こしたり増悪させる薬剤がないかどうかを確認する。
- 投与されている薬剤の中で相互作用のある薬剤がないかどうかを確認する。
- 投与されている薬剤の副作用の発現に注意する。

ケア計画の基礎知識 3

① **薬物治療効果に関するケア計画**
- 薬物治療の効果を評価し，必要に応じて投与薬剤の中止および変更について検討する。

② **薬剤の安全性に関するケア計画**
- 認知機能低下を引き起こしたり増悪させる薬剤が処方されている場合，医師に報告しその対応について検討する。
- 相互作用のある薬剤が処方されている場合，医師に報告しその対応について検討する。
- 副作用が発現すれば医師に報告し，その対応について検討する。

教育計画の基礎知識 4

① **薬物治療に関する教育計画**
- 患者や家族に適切な服薬指導を実施する。
- 患者や家族に認知症の状態を示す自覚症状や副作用発現時の症状を説明し，医療スタッフに伝達すべき内容を指導する。

― 日常生活指導 ―
- 患者や家族に適切な日常生活指導を実施する。

問題

病態の基礎知識 **1**

問1 下記の文章の（　　）にあてはまる数値として正しいものをa〜dの中から選びなさい。

わが国における認知症の人の数は，2025年には65歳以上の高齢者の（　　）人に1人くらいになると推定されている。

a. 5　　　　　b. 8　　　　　c. 13　　　　　d. 18

問2 認知症の原因となるものはどれか？

①アルツハイマー病　　　　　　②ラクナ梗塞
③レビー小体病　　　　　　　　④甲状腺機能亢進症

a. ①〜④　　　b. ①〜③　　　c. ①と②　　　d. ①のみ

問3 下記の2つの文章において，（正）（誤）の組み合わせが正しいものをa〜dの中から選びなさい。

① 若年性認知症は50歳未満の発症者を指す。
② 認知症患者は非認知症者より骨折リスクが約3倍高い。

a. ①正・②正　　b. ①正・②誤　　c. ①誤・②正　　d. ①誤・②誤

問4 下記の2つの文章において，（正）（誤）の組み合わせが正しいものをa〜dの中から選びなさい。

① 認知の欠損によって日常生活が阻害されることは認知症の診断基準の1つである。
② 認知機能の低下は本人をよく知る人からの情報も認知症と診断するうえでの証拠となる。

a. ①正・②正　　b. ①正・②誤　　c. ①誤・②正　　d. ①誤・②誤

問5 下記の文章の（A）（B）にあてはまる正しい組み合わせをa〜dの中から選びなさい。

認知機能障害のスクリーニングとして国際的に広く用いられているMMSEは空間認識検査を（　A　），改訂長谷川式簡易知能評価スケールで（　B　）。

a. A−含まず　B−は含む　　　　b. A−含み　B−も含む
c. A−含まず　B−も含まない　　d. A−含み　B−は含まない

※MMSE：Mini-Mental State Examinaton

問1 解答 **a (5)**

解説　日本における認知症患者数は人口の急速な高齢化に伴い年々増加しつつある。2013年に報告された厚生労働科学研究費補助金・認知症対策総合研究事業の『都市部における認知症有病率と認知症の生活機能障害への対応』では，2012年時点での65歳以上の高齢者における認知症者は462万人，65歳以上の高齢者の7人に1人（有病率15.0%）と推計された。2025年には約700万人*，5人に1人になると見込まれている。

* 各年齢層の認知症有病率が2012年以降一定であると仮定した場合，2025年推定認知症者数は675万人，各年齢層の認知症有病率が2012年以降も上昇すると仮定した場合，2025年推定認知症者数は730万人と推計されている。

問2 解答 **b (①〜③)**

解説　認知症や認知症様症状はさまざまな原因によって生じる。認知症の約8割を占めているのはアルツハイマー病の認知症（約50%）とレビー小体病（約15%），血管性認知症（約15%）といわれている。血管性認知症は脳血管障害が原因の認知症であり，ラクナ梗塞，脳出血，くも膜下出血などが原因となる。その他に認知症の病因として，前頭側頭葉変性症，脳腫瘍，HIV感染症などがある。慢性硬膜下血腫や正常圧水頭症，甲状腺機能低下症，ビタミンB_{12}欠乏症なども認知症の原因となり，治癒可能な認知症として扱われることが多い。

👉 **point**

◆認知症の原因

認知症や認知症様症状はさまざまな原因によって生じる。

中枢神経変性疾患	アルツハイマー病，前頭側頭葉変性症，レビー小体病，パーキンソン病，進行性核上性麻痺，大脳皮質基底核変性症，ハンチントン病　など
脳血管障害	脳梗塞，脳出血　など
内分泌機能異常症・関連疾患	甲状腺機能低下症，下垂体機能低下症，副腎皮質機能低下症，反復性低血糖　など
欠乏性疾患，中毒性疾患，代謝性疾患	アルコール依存症，一酸化炭素中毒，ビタミンB_{12}欠乏症，ビタミンB_1欠乏症，薬物中毒　など

神経感染症	急性ウイルス性脳炎（単純ヘルペス脳炎，日本脳炎など），HIV感染症，クロイツフェルト・ヤコブ病，亜急性硬化性全脳炎，亜急性風疹全脳炎，進行麻痺，脳膿瘍，脳寄生虫など
脳腫瘍	脳腫瘍，癌性髄膜症　など
その他	正常圧水頭症，慢性硬膜下血腫，肝不全，腎不全，透析脳症，多発性硬化症，ベーチェット病，シェーグレン症候群など

◆アルツハイマー型認知症の病態

　病理学的に神経原線維変化とアミロイドの2つの変化を特徴とするアルツハイマー病によって大脳皮質，海馬，前脳底部で神経細胞死，シナプス減少，アセチルコリン低下が起こり，アルツハイマー病に基づいて発症した認知症がアルツハイマー型認知症である。

問3　解答 c（①誤・②正）

解説　① 若年性認知症は65歳未満の発症者を指す。「若年性認知症の実態と対応の基盤整備に関する研究」（2009年）の調査結果では，18〜64歳人口における人口10万人あたりの若年性認知症者数は47.6人で，全国の若年性認知症者数は3.78万人と推計された。原因疾患は，血管性認知症（39.8％），アルツハイマー型認知症（25.4％），頭部外傷後遺症（7.7％），前頭側頭葉変性症（3.7％），アルコール性認知症（3.5％），レビー小体型認知症（3.0％）の順であり，高齢者と比較すると前頭側頭型認知症，血管性認知症，アルコール性認知症などの比率が高い。

② 認知症患者は，非認知症者より転倒のリスクが約8倍高く，骨折リスクは約3倍高い。高齢者の転倒による骨折は寝たきりの原因となるため，転倒予防に取り組む。

問4 **解答** a（①正・②正）

解説 ① 認知症の診断基準には，ICD-10（疾病及び関連保健問題の国際統計分類：世界保健機関（WHO）が作成した分類）（1993年）や，米国国立老化研究所/Alzheimer病協会ワークグループによるNIA-AA基準（2011年），米国精神医学会によるDSM-5（精神疾患の診断・統計マニュアル第5版）（2013年）がある。DSM-5による認知症診断基準の1つに毎日の活動において，認知の欠損によって日常生活が阻害されることが含まれている。軽度認知障害（Mild Cognitive Impairment：MCI）は，症状での診断であり，記憶障害を中心とする概念で日常生活を阻害しない。

② DSM-5による認知症の診断基準では，認知機能の低下について，以前の行為水準から有意な認知の低下があるという証拠は，本人をよく知る人からの情報でもよい。

問5 **解答** d（A－含み　B－は含まない）

解説 MMSEは認知症の認知機能障害のスクリーニングとして国際的に広く用いられており，有用な評価尺である。MMSEは言語機能を用いる検査が29点，図形模写が1点の合計30点で，一般的に23点以下を認知症の疑いとされる。改訂長谷川式簡易知能評価スケール（Hasegawa's Dementia Scale-Revised：HDS-R）はわが国で一般的に使われており，すべて言語を用いる検査で，MMSEより記憶に関する項目が多く，一般的に20点以下を認知症の疑いとする。検査時の体調によって結果は前後するため，いずれの評価法もカットオフ値だけで認知症と診断したり，重症度を判定することはなく，病前能力や評価時の体調などを考慮して解釈される。

👆 point

◆**認知症の評価スケール**

評価スケールには，認知症の有無を判定するスクリーニングテスト，認知機能障害の進行の程度を評価する認知機能下位尺度，重症度を判定する重症度評価法などがある。

質問式スクリーニングテスト：MMSE（Mini-Mental State Examinaton）
HDS-R（改訂長谷川式簡易知能評価スケール）
アルツハイマー型認知症の経時的変化の指標：ADAS-Jcog（認知機能下位尺度）
観察式重症度評価法 ：CDR（clinical dementia rating）
FAST（functional assessment staging）

観察計画の基礎知識 ❷

問6 **認知症でみられる症状はどれか？**

①全般性注意障害 ②失語 ③遂行障害 ④うつ

a．①と② b．②と③ c．①〜③ d．①〜④

問7 **アルツハイマー型認知症の臨床的特徴として適切でないものはどれか？**

a．自己の機能障害を隠す。
b．もの忘れを自覚していない。
c．注意力障害，見当識障害が急激に発症し，症状は変動する。
d．体験した全体を忘れる。

問8 **下記の2つの文章において，（正）（誤）の組み合わせが正しいものをa〜dの中から選びなさい。**

① 認知症の鑑別診断として，血液検査が行われる。
② 認知症の画像診断でMRIが用いられることがある。

a．①正・②正 b．①正・②誤 c．①誤・②正 d．①誤・②誤

問9 **認知機能低下を誘発しやすい薬剤はどれか？**

① リポバス®（シンバスタチン）（スタチン）
② コントミン®（クロルプロマジン塩酸塩）（抗精神病薬）
③ コムタン®（エンタカポン）（パーキンソン病治療薬）
④ ジゴシン®（ジゴキシン）（ジギタリス製剤）

a．①と② b．①〜③ c．②と③ d．①〜④

問10 **下記の2つの文章において，（正）（誤）の組み合わせが正しいものをa〜dの中から選びなさい。**

① コニール®（ベニジピン塩酸塩）（Ca拮抗薬）に対し過敏症の既往歴のある患者には，アリセプト®（ドネペジル塩酸塩）（抗認知症薬）は投与禁忌である。
② レミニール®（ガランタミン臭化水素酸塩）（抗認知症薬）は心筋梗塞後の患者には投与禁忌である。

a．①正・②正 b．①正・②誤 c．①誤・②正 d．①誤・②誤

問6 **解答** **d (①〜④)**

解説 認知症症状は，認知機能障害と，それに伴う認知症の行動・心理症状 (behavioral and psychological symptoms of dementia：BPSD) からなる。認知機能障害として，全般性注意障害，失語，遂行機能障害，健忘，視空間認知障害，失行などがある。BPSDとして，不安，うつ，幻覚・妄想，焦燥，興奮，自発性の低下などがみられる。

👆 point

◆認知症の症状

認知症症状は，認知機能障害と，それに伴う認知症の行動・心理症状 (BPSD) からなる。認知機能障害は疾患ごとの機能低下部位を反映し，BPSDは認知機能障害を基盤に，身体的要因，環境的要因，心理的要因などの影響を受けて出現する。

アルツハイマー型認知症では，緩徐に進行し，近時記憶障害で発症することが多く，続いて見当識障害，遂行障害などが加わり，BPSDとして自発性の低下，うつ状態，妄想，徘徊，興奮などを呈することが多い。

レビー小体型認知症では病初期に記憶障害が目立たない場合が少なくない。

血管性認知症では，脳卒中を起こすたびに認知機能が階段的に増悪し，アルツハイマー型認知症よりうつを合併する割合が高い。また，血管性認知症では，歩行障害，転倒，排尿障害などもみられる。

認知機能障害		全般性注意障害，遂行機能障害，健忘，失語，失書，失算，視空間認知障害（図の模写や手指の形の模倣などができない，よく知っている場所で道に迷う），失行（使い慣れた道具をうまく使えない，バイバイなどのジェスチャーができないなど）　など
BPSD	活動亢進	焦燥性興奮，易刺激性，暴言・暴力，徘徊，攻撃的行動　など
	精神病様症状	幻覚，妄想（もの盗られ妄想，被害妄想），夜間行動異常　など
	感情障害	不安，うつ状態　など
	アパシー	自発性や意欲の低下，情緒の欠如　など

問7 **解答** **c（注意力障害，見当識障害が急激に発症し，症状は変動する）**

解説 a．アルツハイマー型認知症では，うつ状態を呈することが多く，
自己の機能障害を隠したり，つじつまをあわせたり，過小に評
価する。うつ病では自己の機能低下を訴え，慨嘆する。
b．アルツハイマー型認知症では，もの忘れの自覚に乏しい。
c．せん妄と認知症は合併してみられることが多いが，せん妄は短
時間のうちに出現し，変動する精神症状であり，初期症状とし
て主に注意力低下，意識障害がみられ，環境の変化や薬剤など
が誘因となることが多い。アルツハイマー型認知症では主に記
憶障害が初期症状としてみられ，緩徐に発症し，日内変動は乏
しく，持続する。
d．アルツハイマー型認知症でのもの忘れは，自分の経験した出来
事，体験した全体を忘れる。加齢に伴う生理的健忘は，体験の
一部分を忘れ，進行・悪化はせず，日時の見当識障害はみられ
ず，日常生活に支障をきたすことが少ない。

point

◆認知症と区別すべき病態とアルツハイマー型認知症の臨床的特徴

認知症と区別すべき病態に，加齢に伴う正常な認知機能の低下，せん妄，
うつ病，学習障害，精神遅滞などがある。

<生理的健忘と病的健忘（Alzheimer型認知症）の鑑別の要点>

	生理的健忘	病的健忘 （Alzheimer型認知症）
もの忘れの内容	一般的な知識など	自分の経験した出来事
もの忘れの範囲	体験の一部	体験した全体
進行	進行・悪化しない	進行していく
日常生活	支障なし	支障あり
自覚	あり	なし（病識低下）
学習能力	維持されている	新しいことを覚えられない
日時の見当識	保たれている	障害されている
感情・意欲	保たれている	易怒性，意欲低下

（日本神経学会 監修，「認知症疾患診療ガイドライン」作成委員会 編集：
認知症疾患診療ガイドライン2017，医学書院，9，2017）

問8 **解答** a (①正・②正)

解説 ① 認知症が疑われる場合には，ビタミンB₁₂欠乏症や甲状腺機能低下症のスクリーニングなど認知症および認知機能低下をきたす内科疾患との鑑別に血液検査を実施する。

アルツハイマー型認知症では，アミロイドβ42の低下，総タウ，リン酸化タウの上昇を認める。

② 認知症患者の脳萎縮の初期変化や虚血性病変などはMRIなどの画像所見で検出できるため，MRIは認知症の鑑別上，補助診断として有用である。

アルツハイマー型認知症では，側頭葉内側の萎縮，特に海馬の萎縮が特徴である。また，PET画像でアミロイドの蓄積が認められる。

レビー小体型認知症では，頭部MRIでは海馬は比較的保たれ，ドパミントランスポーターシンチグラフィやMIBG心筋シンチグラフィでの取り込み低下が特徴的である。

🖐 point

◆認知症の画像診断

画像所見は，脳萎縮の初期変化や虚血性病変などを検出できるため，認知症の鑑別上，補助診断として有用である。

画像診断：CT，MRI，脳血流SPECT，ドパミントランスポーターシンチグラフィ，MIBG心筋シンチグラフィ，アミロイドPET　など

◆認知症の血液検査

血液検査は，認知症および認知機能低下をきたす内科疾患を鑑別するために実施することが推奨されている。

血液検査：血算，一般生化学（肝機能，腎機能，電解質など），空腹時血糖，アンモニア，甲状腺ホルモン，ビタミンB₁₂，葉酸，梅毒血清反応　など

問9 **解答** d (①〜④)

解説 高齢者では，器質的脳病変の合併，薬物代謝・排泄の低下，薬剤の多剤併用などにより，薬剤に関連した認知機能低下を起こしやすい。向精神薬の中でも抗コリン作用をもつフェノチアジン系抗精神病薬，ベンゾジアゼピン系抗不安薬，三環系抗うつ薬は認知機能低下を招く危険性が高い。その他，パーキンソン病治療薬，ジギタリス製剤，抗コリン作用を有する過活動膀胱治療薬なども認知機能の低下を誘発しやすい薬剤であるため注意が必要である。また，リポバス®も中枢神経系の有害事象を引き起こす可能性のある薬剤であり，認知機能障害の副作用が報告されている。

👆 point

◆認知機能低下を誘発しやすい薬剤

認知機能の低下がみられた際には，薬剤による可能性を考慮し，薬剤の追加，変更などの薬歴を確認する。

抗コリン薬あるいは抗コリン作用は記銘力や注意力障害，せん妄を誘導することが知られており，認知機能の低下には服用薬剤の総抗コリン負荷が重要とされている。

向精神薬	向精神薬以外の薬剤
抗精神病薬 催眠薬 鎮静薬 抗うつ薬	抗Parkinson病薬 抗てんかん薬 循環器病薬（ジギタリス，利尿薬，一部の降圧薬など） 鎮痛薬（オピオイド，NSAIDs） 副腎皮質ステロイド 抗菌薬，抗ウイルス薬 抗腫瘍薬 泌尿器病薬（過活動膀胱治療薬） 消化器病薬（H_2受容体拮抗薬，抗コリン薬） 抗喘息薬 抗アレルギー薬（抗ヒスタミン薬）

（日本神経学会 監修，「認知症疾患診療ガイドライン」作成委員会 編集：
認知症疾患診療ガイドライン2017, 医学書院, 47, 2017）

問10 **解答** b (①正・②誤)

解説 ① アリセプト®はピペリジン骨格を有する化合物であるため，コ
ニール®などのピペリジン誘導体に対し過敏症の既往歴のある患
者には投与禁忌である。

イクセロン®パッチ / リバスタッチ®パッチ（リバスチグミン）は
フェニルカルバメート系の化合物であり，ウブレチド®（ジスチ
グミン臭化物），ワゴスチグミン®（ネオスチグミン臭化物），ロ
バキシン®（メトカルバモール）などのカルバメートの構造をも
つ薬剤に対して過敏症の既往歴がある患者には投与禁忌である。

② レミニール®などコリンエステラーゼ阻害作用による抗認知症薬
は，心筋梗塞後の患者に投与禁忌ではないが，コリン作用に
よって冠血流量が減少するため注意が必要である。また，徐脈，
心ブロック，QT延長，心室細動，洞不全症候群などを起こす可
能性がある。そのため，心疾患患者（洞不全症候群，心房内およ
び房室接合部伝導障害，心筋梗塞，弁膜症，心筋症など）や低カ
リウム血症などの電解質異常のある患者などでは，重篤な不整
脈に移行しないよう心電図などで観察を十分に行う必要がある。

👆 point

◆アリセプト®（ドネペジル塩酸塩）が投与禁忌とされている患者

アリセプト®は成分であるドネペジル塩酸塩だけではなく，ピペリジン誘
導体に対し過敏症の既往歴のある患者にも投与禁忌である。

<主なピペリジン骨格誘導体>

アルガトロバン水和物（ノバスタン®）	ピモジド（オーラップ®）
アレクチニブ塩酸塩（アレセンサ®）	ピルメノール塩酸塩水和物（ピメノール®）
イフェンプロジル酒石酸塩（セロクラール®）	フェンタニルクエン酸塩（フェンタニル®）
イリノテカン塩酸塩水和物（トポテシン®）	ブピバカイン塩酸塩水和物（マーカイン®）
エバスチン（エバステル®）	フラボキサート塩酸塩（ブラダロン®）
エペリゾン塩酸塩（ミオナール®）	フレカイニド酢酸塩（タンボコール®）
ケトチフェンフマル酸塩（ザジテン®）	ブロムペリドール（インプロメン®）
ジピリダモール（ペルサンチン®）	ベニジピン塩酸塩（コニール®）
シプロヘプタジン塩酸塩水和物 （ペリアクチン®）	ベンプロペリンリン酸塩（フラベリック®）
トレラグリプチンコハク酸塩（ザファテック®）	ポマリドミド（ポマリスト®）
トロキシピド（アプレース®）	メピバカイン塩酸塩（カルボカイン®）
ドロペリドール・フェンタニルクエン酸塩 （タラモナール®）	メペンゾラート臭化物（トランコロン®）
	リスペリドン（リスパダール®）
ドンペリドン（ナウゼリン®）	レボカバスチン塩酸塩（リボスチン®）
ナジフロキサシン（アクアチム®）	ロキサチジン酢酸エステル塩酸塩 （アルタット®）
ハロペリドール（セレネース®）	ロペラミド塩酸塩（ロペミン®）

ケア計画の基礎知識 ❸

問11　認知症治療に関して適切なものはどれか？
- a．メマリー®（メマンチン塩酸塩）は軽度アルツハイマー型認知症の第一選択薬である。
- b．アリセプト®（ドネペジル塩酸塩）を軽度・中等度のアルツハイマー型認知症患者に投与した場合，投与開始12週後から認知機能の改善が認められる。
- c．レミニール®（ガランタミン臭化水素酸塩）はレビー小体型認知症における認知症症状の進行抑制に保険適用を有する。
- d．軽度認知障害患者の認知症への進行予防にイクセロン®パッチ（リバスチグミン）が有効である。

問12　認知症治療に関して適切でないものはどれか？
- a．レミニール®の維持量からアリセプト®へ切り替える場合，初期用量の3 mgから開始する。
- b．メマリー®は腎排泄薬剤であるため，腎機能低下患者では減量する。
- c．リバスタッチ®パッチ（リバスチグミン）は4週毎に漸増して維持量とする3ステップ漸増法と4週後に維持量とする1ステップ漸増法がある。
- d．高度アルツハイマー型認知症では，コリンエステラーゼ阻害薬を2剤併用して使用するとよい。

問13　下記の2つの文章において，（正）（誤）の組み合わせが正しいものをa～dの中から選びなさい。
- ① 血管性認知症の認知機能障害にも抗認知症薬（コリンエステラーゼ阻害薬，NMDA受容体拮抗薬）の投与が勧められる。
- ② 前頭側頭葉変性症の行動障害にも抗認知症薬の投与が勧められる。

　a．①正・②正　　b．①正・②誤　　c．①誤・②正　　d．①誤・②誤

問14　BPSD治療に関して適切でないものはどれか？
- a．焦燥性興奮に対してはリスペリドンやアリピプラゾールが使われることがある。
- b．徘徊に対してチアプリドの使用を考慮してもよい。
- c．不安に対してベンゾジアゼピン系抗不安薬が推奨される。
- d．自発性低下といったアパシーに対してカルバマゼピンの投与は適さない。

問15　下記の2つの文章において，（正）（誤）の組み合わせが正しいものをa～dの中から選びなさい。
- ① 抑肝散の投与中は，血清カリウム値を確認する。
- ② レミニール®（ガランタミン臭化水素酸塩）を中等度の肝機能障害患者に投与する場合には，通常開始量より減量して開始する。

　a．①正・②正　　b．①正・②誤　　c．①誤・②正　　d．誤・②誤

問11 解答 b（アリセプト®を軽度・中等度のアルツハイマー型認知症患者に投与した場合，投与開始12週後から認知機能の改善が認められる）

解説 a．アルツハイマー型認知症は，グルタミン酸受容体のサブタイプであるNMDA（N-メチル-D-アスパラギン酸）受容体チャネルの過剰な活性化が原因の１つと考えられている。メマリー®はNMDA受容体チャネル阻害作用により，その機能異常を抑制する。メマリー®はアルツハイマー型認知症に有効であり，メマリー®のメタ解析では中等度～重度のアルツハイマー型認知症に対する認知，ADL，臨床全般評価の改善が報告されている。軽度から中等度のアルツハイマー型認知症に対するメマリー®のメタ解析では，軽度のアルツハイマー型認知症において認知機能の経時的変化，全般的評価，BPSDの改善はなく，有効性が見いだせなかった。また，メマリー®は，国内臨床試験において，一定の効果はみられたが，プラセボと有意差がなく，軽度アルツハイマー型認知症の適応は有していない。
軽度アルツハイマー型認知症には，コリンエステラーゼ阻害薬＊のいずれか１つを選択する。

　＊　コリンエステラーゼ阻害薬：アリセプト®（ドネペジル塩酸塩），レミニール®（ガランタミン臭化水素酸塩），イクセロン®パッチ/リバスタッチ®パッチ（リバスチグミン）

b．アリセプト®を軽度・中等度のアルツハイマー型認知症患者に投与した臨床試験では，12週後から認知機能の改善が認められた。そのため，アリセプト®の効果判定は投与開始3～4カ月後に行う。

c．レミニール®はレビー小体型認知症における認知症症状の進行抑制に保険適用を有さず，アリセプト®（ドネペジル塩酸塩）のみ保険適用である。
レビー小体型認知症は薬物療法で有害事象が現れやすいので，非薬物療法が重要である。

d．軽度認知障害患者の認知機能改善効果はコリンエステラーゼ阻害薬で確認されているが，認知症への進行予防効果は明らかではない。

問12 **解答** **d（高度アルツハイマー型認知症では，コリンエステラーゼ阻害薬を2剤併用して使用するとよい）**

解説 a．コリンエステラーゼ阻害薬は，他のコリンエステラーゼ阻害薬に変更することで効果がみられたり，副作用が軽減することがある。海外では，コリンエステラーゼ阻害薬間の切り替え試験の結果が数例報告＊されており，切り替えに際して休薬期間を置かなくても，切り替え後の治療薬は初期用量で投与を開始することによって症状の改善がみられている。他の同効薬から変更する場合，変更時点での他の同効薬の用量が維持用量まで増量されていても，アリセプト®は初期用量の1日3mgから開始する。

＊ Massoud F, et al.：Int Psychogeriatr, 23（3）：372-378, 2011.

b．メマリー®は腎排泄型の薬剤であるため，腎機能低下により排泄が遅延する。クレアチニンクリアランスが30mL/min未満の患者には，患者の状態を観察しながら慎重に投与し，維持量は1日1回10mgとする。

c．イクセロン®パッチ / リバスタッチ®パッチは通常，1日1回4.5mgから開始し，原則として4週毎に4.5mgずつ増量し，維持量として1日1回18mg（3ステップ漸増法）とする。また，患者の状態に応じて，1日1回9mgを開始用量とし，原則として4週後に18mgに増量（1ステップ漸増法）することもできる。1ステップ漸増法と3ステップ漸増法を比較評価する国内臨床試験（D1303試験）の結果，忍容性は同程度であり，有害事象や有効性についても両群間で明らかな違いは認められなかった。

d．コリンエステラーゼ阻害薬同士の併用は，胃腸障害や徐脈，心ブロックなどの副作用の発現または重篤化の可能性があるため，併用しない。メマリー®はコリンエステラーゼ阻害薬と作用機序が違うため，中等度および高度アルツハイマー型認知症の場合，効果が不十分であれば，併用して使用することが可能である。

中等度から重度のアルツハイマー型認知症に対するコリンエステラーゼ阻害薬とメマリー®併用療法のランダム化比較試験やメタ解析では，併用による全般的スコア，認知機能，行動や気分が改善された報告もある一方，併用の利点を見いだせなかった報告もある。

軽度から中等度のアルツハイマー型認知症に対するコリンエステラーゼ阻害薬とメマリー®併用の利点は得られていない。

🖐 point

◆アルツハイマー型認知症の治療アルゴリズム

　抗認知症薬（コリンエステラーゼ阻害薬，NMDA受容体拮抗薬）いずれも副作用に注意しながら漸増する。

　アリセプト®（ドネペジル塩酸塩）はアルツハイマー型認知症（軽度〜重度）およびレビー小体型認知症に，レミニール®（ガランタミン臭化水素酸塩）とイクセロン®パッチ／リバスタッチ®パッチ（リバスチグミン）は，軽度〜中等度のアルツハイマー型認知症，メマリー®（メマンチン塩酸塩）は中等度〜重度のアルツハイマー型認知症に適応を有する。

＜病期別の治療薬剤選択のアルゴリズム＞

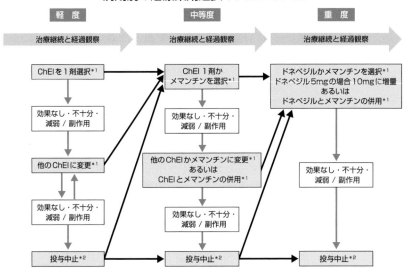

＊1　薬剤の特徴と使用歴を考慮して選択。
＊2　急速に認知機能低下進行例があり，投与中止の判断は慎重に。

（日本神経学会 監修，「認知症疾患診療ガイドライン」作成委員会 編集：
認知症疾患診療ガイドライン2017，医学書院，227，2017）

問13 **解答** b（①正・②誤）

解説 ① 血管性認知症の認知機能障害にも抗認知症薬（コリンエステラー
ゼ阻害薬，NMDA受容体拮抗薬）の投与は一定の効果を示す可
能性があり投与が勧められる。ただし，いずれの薬剤も保険適
用外である。
サアミオン®（ニセルゴリン）（脳循環・代謝改善薬）は，複数の
臨床試験で血管性認知症の認知機能改善が示されている。

② 前頭側頭葉変性症の行動障害に対してコリンエステラーゼ阻害
薬の有効性を否定する報告もあり，見解は一定していない。ま
た，NMDA受容体拮抗薬であるメマリー®（メマンチン塩酸塩）
では異常行動が改善した報告や有用性が見いだされなかった報
告もあり，前頭側頭葉変性症の行動障害に抗認知症薬（コリン
エステラーゼ阻害薬，NMDA受容体拮抗薬）を投与する際には慎
重さが必要である。
前頭側頭葉変性症は進行性の変性疾患であり，根本的な治療法
は未開発である。前頭側頭葉変性症の行動障害改善目的に保険
適用外ではあるが，選択的セロトニン再取り込み阻害薬（SSRI）
の使用が推奨されている。

問14 **解答** c（不安に対してはベンゾジアゼピン系抗不安薬が推奨される）

解説 a．焦燥性興奮に対しては非薬物療法で十分な効果が得られない場合
には，薬物療法を検討する。薬物療法として，リスペリドンやア
リピプラゾールなどの非定型抗精神病薬の有効性が示されてい
る。その他，抑肝散やチアプリドも有効性が報告されている。

b．認知症における徘徊に対しては非薬物療法が第一選択である
が，それでも対応が困難な場合には薬物療法を行う。チアプリ
ドは脳梗塞後遺症に伴う徘徊に対する保険適用を有し，使用を
考慮してよい。

c．不安に対しては，非定型抗精神病薬のリスペリドン，オランザ
ピン，クエチアピンの使用が推奨される。ベンゾジアゼピン系
薬剤は軽度の不安症状に対して使用されているが，明確なエビ
デンスはなく，過鎮静，運動失調，失見当識，錯乱，脱抑制や
記憶障害などの有害事象のため，第一選択として推奨されない。

d．アパシーに対してはコリンエステラーゼ阻害薬による効果が確
認されており，適応疾患の認知症患者に第一選択薬として推奨
されている。メマリー®（メマンチン塩酸塩）（NMDA受容体拮
抗薬）の投与は有効である可能性がある。しかし，気分安定薬
のカルバマゼピンやバルプロ酸ナトリウム，抗うつ薬の効果は
認められていない。

point

◆BPSDに対する薬物治療

不安	検討：リスペリドン，オランザピン，クエチアピン
焦燥性興奮	有効性が示されている：リスペリドン，アリピプラゾールなどの非定型抗精神病薬 検討：抑肝散，チアプリド，カルバマゼピン，セルトラリン，エスシタロプラム，トラゾドン
幻覚・妄想	検討：リスペリドン，オランザピン，クエチアピン，アリピプラゾール，抑肝散
うつ症状	考慮：SSRI，SNRIなどの抗うつ薬
徘徊	考慮：リスペリドン，チアプリド
性的逸脱行動	脱抑制を増悪させうる薬剤（ベンゾジアゼピンやドパミンアゴニストなど）の中止 提案されているが科学的根拠は乏しく使用には十分な注意が必要：SSRIなど
暴力，不穏	焦燥性興奮の治療に準じる
睡眠障害	検討：トラゾドン，リスペリドン ベンゾジアゼピン系睡眠薬は鎮静や転倒などの有害事象が起こりやすいので推奨されない
アパシー	第一選択：コリンエステラーゼ阻害薬 考慮：メマンチン 抗うつ薬，抗てんかん薬（バルプロ酸，カルバマゼピン）の効果は認められていない

※SNRI：セロトニン・ノルエピネフリン再取り込み阻害薬
　SSRI：選択的セロトニン再取り込み阻害薬

（日本神経学会 監修，「認知症疾患診療ガイドライン」作成委員会 編集：
認知症疾患診療ガイドライン2017，医学書院，71-91，2017．より作成）

問15 **解答** **a (①正・②正)**

解説 ① 抑肝散は，BPSDの幻覚，攻撃性，焦燥性興奮，異常行動，睡眠障害に対する症状の改善が認められている。抑肝散には，甘草が含まれているので，投与中は血清カリウム値や血圧値などに十分留意する。低カリウム血症，血圧上昇，ナトリウム・体液の貯留，浮腫，体重増加などの偽アルドステロン症やミオパシーが現れることがあり，異常が認められた場合には投与を中止し，カリウム製剤の投与などの適切な処置を行う。

② レミニール®は肝臓で代謝（代謝酵素：CYP2D6, CYP3A4）され，中等度肝機能障害患者に投与した場合，半減期の延長，AUCの増加が認められている。そのため，肝機能障害のある患者には慎重に投与し，中等度の肝機能障害患者では，通常開始量より減量（1回4mg，1日1回）して開始する。

MEMO

教育計画の基礎知識 ❹

問16 **抗認知症薬の使用上の注意点として適切なものはどれか？**

a．アリセプト®内服ゼリー（ドネペジル塩酸塩）は空腹時に服用すると，効果の増強がみられる。
b．リバスタッチ®パッチ（リバスチグミン）は，下腹部，腰部のいずれかに貼付する。
c．レミニール®（ガランタミン臭化水素酸塩）の服用を忘れた場合，飲み忘れに気づいても服用しない。
d．メマリー®ドライシロップ（メマンチン塩酸塩）は服用直前に水に懸濁して服用する。

問17 **抗認知症薬やBPSD治療に用いられる薬剤の使用上の注意点として適切でないものはどれか？**

a．アリセプト®（ドネペジル塩酸塩）の投与開始初期に，焦燥感，多弁，興奮などの症状が現れることがある。
b．メマリー®（メマンチン塩酸塩）は投与初期に眠気やめまいの副作用が出現しやすい。
c．イクセロン®パッチ（リバスチグミン）を貼付したまま入浴してはいけない。
d．抑肝散（漢方薬）の服用中に，発熱，咳嗽，呼吸困難などが現れた場合には服用を中止し，直ちに申し出る。

問18 **認知症の危険因子はどれか？**

①低蛋白質食　　②喫煙　　　③高血圧　　　④教育歴が短い

a．①〜④　　　　b．①〜③　　　　c．②と③　　　　d．②〜④

問19 **下記の2つの文章において，（正）（誤）の組み合わせが正しいものをa〜dの中から選びなさい。**

① 医師は認知症が疑われた患者が自動車を運転している場合には，公安委員会に通報ができる。
② 65歳以上のドライバー免許更新に際して，記憶力や判断力を測定する講習予備検査を受検することが義務付けされている。

a．①正・②正　　b．①正・②誤　　c．①誤・②正　　d．①誤・②誤

問20 **認知症患者の介護者への説明事項として適切でないものはどれか？**

a．患者を叱ったり，理屈による説得はしない。
b．昼に活動し，夜は寝るというリズムを保つことで徘徊を減らせることがある。
c．音楽療法は日常生活動作（ADL）の改善に効果がある。
d．アルツハイマー型認知症は進行性の病気であり，病態そのものの回復は望めない。

問16 **解答** **d（メマリー®ドライシロップは服用直前に水に懸濁して服用する）**

解説 a．アリセプト®内服ゼリーは食事の影響を受けないため，空腹時に服用しても効果は変わらない。また，投与時間の影響も受けないため，患者の服用しやすい時間に合わせることができる。アリセプト®（ドネペジル塩酸塩），レミニール®（ガランタミン臭化水素酸塩），イクセロン®パッチ／リバスタッチ®パッチ（リバスチグミン）の治療効果に明確な差はないとされている。高齢者では嚥下機能が低下していたり，認知症患者では薬に対する認知機能が低下していたりするため服薬に難渋することがある。患者や介護者にとって治療が継続できる剤形の選択も重要となる。ドネペジル塩酸塩にはジェネリック医薬品を含め，口腔内崩壊錠，ゼリー，ドライシロップなどさまざまな剤形があり，ガランタミン臭化水素酸塩には口腔内崩壊錠，内用液があり，リバスチグミンは貼付剤である。また，ドネペジル塩酸塩，リバスチグミンは1日1回投与であるが，ガランタミン臭化水素酸塩は1日2回の投与が必要である。

b．イクセロン®パッチ／リバスタッチ®パッチを背部，上腕部，胸部以外に貼付した場合，吸収量の低下あるいは貼付部位の有害事象の増加が起こるおそれがあるため，背部，上腕部，胸部のいずれかに貼付する。貼付部位に，紅斑，瘙痒感などの皮膚症状が現れることがあり，毎日の貼付部位を変更する。皮膚症状の予防のために保湿剤が有効であり，数日間持続する場合は，ステロイド外用薬（標準的にはstrongクラス）の使用を検討する。

c．レミニール®の服用を忘れた場合には，思い出したときすぐに服用するよう指導する。ただし通常服用する時間から数時間以上経過した場合は忘れた分は服用せず，次の服用時間から指示された通りに服用するよう指導する。
なお，副作用を軽減するため，食後に服用することが望ましい。

d．メマリー®ドライシロップは服用直前に水に懸濁して服用，または粉末のまま水とともに服用するよう指導する。メマリー®ドライシロップは原薬が苦味を有することから，苦味マスキングをしてあり，わずかに甘味を感じ，臭いはない。水以外のものと混ぜて飲みやすくする方法は検討されていない。

●抗認知症薬の服薬指導例

コリンエステラーゼ阻害薬 　アリセプト®（ドネペジル塩酸塩） 　レミニール®（ガランタミン臭化水素酸塩） 　イクセロン®パッチ / 　リバスタッチ®パッチ（リバスチグミン）	記憶に関連して，脳内神経に刺激を伝達する物質（アセチルコリン）を分解する酵素の働きを抑え，アセチルコリンを増やして神経の刺激伝達をよくし，もの忘れなどの認知症の症状が進むのを抑える薬です。
NMDA受容体拮抗薬 　メマリー®（メマンチン塩酸塩）	興奮性の神経伝達に関与するグルタミン酸の受容体（NMDA受容体）に結合して，過剰なグルタミン酸がNMDA受容体に結合するのを抑え，多くのカルシウムイオンが神経細胞に流入するのを防いで神経細胞を守り，もの忘れなどの認知症の症状が進むのを抑える薬です。

問17　解答　c（イクセロン®パッチを貼付したまま入浴してはいけない）

解説　a．アリセプト®の投与開始初期に，焦燥感，多弁，興奮などの症状が現れることがある。これは脳内のアセチルコリン濃度が上昇している証拠で効果が期待でき，このような症状の多くは一時的なものであるが，介護継続が困難な場合には，一時的にアリセプト®の減量や中止を検討する。

また，コリンエステラーゼ阻害薬では，コリンエステラーゼ阻害作用による消化器症状（ムスカリン様の副作用）が投与初期にみられることが多いが，一過性のものがほとんどであり，漸増投与によりある程度抑えられる。消化器症状の程度に応じて，減量や休薬，ドンペリドンといった制吐薬の投与などを行う。

b．メマリー®の市販直後調査などで頻度の高い副作用は浮動性めまいと眠気であり，投与開始初期（投与開始から1カ月以内）に出現しやすい。メマリー®は食事の影響を受けないため，用法・用量に食前後の指定はない。めまい，眠気で転倒につながるおそれがある場合には，眠前に投与してもよい。

c．イクセロン®パッチ / リバスタッチ®パッチを貼付したまま入浴してもよい。イクセロン®パッチ / リバスタッチ®パッチは食事による吸収の影響はなく，毎日同じ時間に貼り替えるよう指導する。剥がれた場合には粘着性の低下が考えられるため，新しいものを貼付し，翌日はいつも貼り替えていた時間に新しいものに貼り替える。貼り替え時間を入浴前後のタイミングにする方法もある。

d．抑肝散の副作用として間質性肺炎が現れることがあるため，発熱，咳嗽，呼吸困難などが現れた場合には服用を中止し，直ちに申し出るよう患者や患者家族などに指導する。

問18 **解答** a（①〜④）

解説　認知症の危険因子として，加齢，高血圧，糖尿病，脂質異常症，うつ病，睡眠時無呼吸症候群，喫煙などがある。低蛋白質食や高カロリー食は認知症を高める傾向にある。また，教育歴が短いとアルツハイマー型認知症のリスクが高くなる。

問19 **解答** b（①正・②誤）

解説　① わが国では認知症と診断された場合，自動車の運転は認められていない。医師は認知症が疑われたり，認知症と診断した患者が自動車を運転している場合には，公安委員会に通報ができる。医師は，患者や家族に認知症の告知後，患者の運転に関する事項について丁寧に説明し，患者や家族の反応などを診療録に記載する。

　　② 75歳以上のドライバー免許更新に際して，記憶力や判断力を測定する講習予備検査を受検することが義務付けされている。

問20 **解答** c（音楽療法は日常生活動作（ADL）の改善に効果がある）

解説　a．頭ごなしに否定したり，説得するのは逆効果である。患者の頭に「いやな人」という印象がインプットされると，以後いうことをきいてくれなくなることもある。叱ったり，理屈による説得をするのではなく，共感をして納得をはかる。

　　b．夕方になると意識がぼんやりとしてきて，徘徊を始めることがあるため，昼夜のリズムを守って睡眠をとるようにする。昼に活動し，夜は寝るというリズムを保つことで，「意識のくもり」は取り除かれ，徘徊を減らせることがある。また，徘徊しているときは切迫している気持ちになっていることが多いので，認知症者の訴えを傾聴し安心させることが重要である。

　　c．音楽療法はBPSDに対する効果がある可能性があり，不安に対しては中等度，抑うつや行動障害に対してはわずかな効果が認められてる。

　　d．アルツハイマー型認知症は進行性の病気で，病態そのものの回復は望めない。何とか回復して欲しいと思うあまり，患者に対して厳しく当たる家族もいる。しかし，いくらがんばっても，失われた機能は元には戻らないため，現状を受け入れることが大切である。無理強いをせず，患者のペースやレベルに合わせてあげるよう指導する。

◆認知症の非薬物療法

認知症治療の非薬物療法には，認知機能訓練や運動療法，回想法，音楽療法などがあり，認知機能障害，BPSD，日常生活機能の改善を目指して行われる。認知症者本人だけでなく，家族などの介護者へのケアやサポートを行う。

<非薬物療法のアウトカム>

非薬物療法	アウトカム
認知刺激	認知機能改善の可能性
音楽療法	不安に対しては中等度，抑うつや行動障害に対してはわずかな効果を認める
運動療法	ADL改善および認知機能改善の可能性
回想法	個人療法で気分，幸福感，認知機能，集団療法でうつの改善の可能性
光療法	認知機能，睡眠，行動障害，精神病症状に効果なし
アロマセラピー	行動障害などに有効との報告もあるが，エビデンスは弱い
鍼治療	認知機能は薬物療法と有意差なし，ADLは薬物療法のほうが良好

（日本神経学会 監修,「認知症疾患診療ガイドライン」作成委員会 編集：
認知症疾患診療ガイドライン2017, 医学書院, 69, 2017）

■ 日常生活における適度な負担 ■

　家事や仕事を続けている方は症状が進みにくいため，できるだけそれまで通りの生活のリズムを守るようにしましょう。新しい事をするのは困難ですが，以前からしていることや，すでに熟練している技術を使うことなら，無理なく行うことができます。家の中の些細なことでもかまわないので，過度の負担とならないような役割をもってもらいましょう。役割を持つことで，患者さんは励みになります。

■ 適切な食事 ■

　認知症の場合，食事をしたことを忘れてしまうことによる食べ過ぎや偏食，食べたと思い込んで食事を摂らなくなることがあるので，注意しましょう。また，食事に時間がかかってもせかしたりせず，ゆっくりと食事が楽しめるように，介助してあげましょう。

■ 病気の理解 ■

　配偶者や親が認知症と診断されたとき，その現実を受け入れたくないという気持ちが働くことがあります。もしそれがアルツハイマー型認知症であれば，病状は徐々に進行していき，回復することは望めません。何とか回復して欲しいと思い，患者さんに厳しく当たったりしないようにしましょう。いくらがんばっても，失われた機能が元に戻ることはないので，現実を受け入れ，対応していきましょう。

　今までしていたことができなくなり，最も心が傷ついているのは患者さんです。まずは，患者さんの心の混乱を鎮めてあげましょう。患者さんができないことをさりげなく手伝うことから介護は始まります。

■ 社会的施設や制度の有効利用 ■

　介護する人が，自分の生活を犠牲にし，我慢を重ねながら介護していては，心の余裕が無くなり，患者さんに辛く当たってしまいがちです。「訪問介護」，「デイサービス」，「ショートステイ」などを利用して，介護する人も仕事や趣味のための時間を確保し，心に余裕を持ちましょう。

　高齢者が住み慣れた地域で生活ができるようにするために，介護，医療，生活支援，介護予防などの相談窓口となる地域包括支援センターや認知症初期集中支援チームが，各市町村に設置されています。本人だけではなく家族も困ったことがあったり，おかしいなと感じたら相談してみましょう。

■ 情報の共有 ■

　介護をスムーズに進めるために，家族や親戚など，周囲の人たちの理解を得ておきましょう。周囲の理解を得るためには，患者さんの状態を正確に把握してもらうことが大切です。医師の話を聞く時に同席してもらったり，介護を分担してもらったり協力してもらうことも，病気を理解してもらう上で役立ちます。

睡眠障害

Sleep Disorder

病態の基礎知識 1

① 睡眠障害の病態生理に関する知識の習得
② 睡眠障害の診断や治療指針に関する知識の習得

観察計画の基礎知識 2

① 薬物治療効果に関する観察計画
- 睡眠障害のタイプ（入眠障害，中途覚醒，早朝覚醒，過眠）を確認する。
- 不眠がどれくらい続いているのかを確認する。
- 睡眠障害の原因を確認する。

② 薬剤の安全性に関する観察計画
- 投与されている薬剤の中で睡眠障害を引き起こしたり増悪させる薬剤がないかどうかを確認する。
- 投与されている薬剤の中で相互作用のある薬剤がないかどうかを確認する。
- 投与されている薬剤の副作用の発現に注意する。

ケア計画の基礎知識 3

① 薬物治療効果に関するケア計画
- 患者の自覚症状などから薬物治療の効果を評価し，必要に応じて投与薬剤の追加および変更について検討する。
- 高齢者や腎機能障害例など患者の状態に合わせて薬剤が選択されているかどうかを確認する。

② 薬剤の安全性に関するケア計画
- 睡眠障害を引き起こしたり増悪させる薬剤が処方されている場合，医師に報告しその対応について検討する。
- 相互作用のある薬剤が処方されている場合，医師に報告しその対応について検討する。
- 副作用が発現すれば医師に報告し，その対応について検討する。

教育計画の基礎知識 4

① 薬物治療に関する教育計画
- 患者に適切な服薬指導を実施する。
- 睡眠薬は正しく使用すれば，依存や耐性は起こりにくいことを説明する。
- 患者や家族に睡眠障害治療薬による副作用発現時の症状を説明し，医療スタッフに伝達すべき内容を指導する。

■ 日常生活指導

- 患者や家族に日常生活の留意点について説明する。

病態の基礎知識 **1**

問1 現在，日本国内に睡眠で休養が十分にとれていない人は何％くらいいると推定されているか？

  a．約2％   b．約22％   c．約42％   d．約62％

問2 下記の文章の (A) (B) (C) にあてはまる正しい組み合わせをa～dの中から選びなさい。

  睡眠にはレム睡眠とノンレム睡眠の2種類がある。レム睡眠は（　A　）を休めること，ノンレム睡眠は（　B　）を休ませる役割があり，夢をみるのは（　C　）のときである。

  a．A－運動器   B－脳   C－レム睡眠
  b．A－脳   B－運動器   C－ノンレム睡眠
  c．A－運動器   B－脳   C－ノンレム睡眠
  d．A－脳   B－運動器   C－レム睡眠

問3 睡眠中に関連する内分泌機能として，適切なものはどれか？

  a．就寝前からオレキシンの分泌増加
  b．睡眠中にコルチゾールの増加
  c．睡眠中にプロラクチンの分泌
  d．覚醒期にメラトニンの分泌増加

問4 不眠を引き起こす原因疾患として適切でないのはどれか？

  a．パーキンソン病
  b．COPD（慢性閉塞性肺疾患）
  c．アトピー性皮膚炎
  d．甲状腺機能低下症

問5 下記の2つの文章において，（正）（誤）の組み合わせが正しいものをa～dの中から選びなさい。

  ① 成人では1日8時間の睡眠が必要である。
  ② ナルコレプシーでは消失を伴わない突然の筋力低下を起こすことがある。

  a．①正・②正   b．①正・②誤   c．①誤・②正   d．①誤・②誤

問1 （解答） b（約22%）

（解説）　厚生労働省の平成30年（2018年）国民健康・栄養調査報告では，ここ1カ月間，睡眠で休養が十分にとれていない人は21.7％という結果であった。また，1日の平均睡眠時間は6時間以上7時間未満の割合が最も高く，男性34.5％，女性34.7％，6時間未満の人は男性の30〜50歳代，女性の40〜60歳代では4割を超えていた。

　　　平成29年（2017年）に厚生労働省が行った患者調査の結果，睡眠障害として継続的に治療を受けていると推計された患者数は57万1千人であり，約半数の27万7千人が65歳以上であった。

問2 （解答） a（A−運動器　B−脳　C−レム睡眠）

（解説）　睡眠にはレム睡眠とノンレム睡眠の2種類がある。レム睡眠は運動器を休めること，ノンレム睡眠は脳を休ませる役割があり，夢をみるのはレム睡眠のときである。

👉 point

◆睡眠の種類（レム睡眠とノンレム睡眠）

　目がぴくぴくと活発に動いている時期をレム睡眠，そうでない時期をノンレム睡眠と呼び，区別されている。

- ●**レム睡眠（REM：Rapid Eye Movement）**
  　　レム睡眠中は，睡眠中枢の働きで全身の筋肉が緩み，力がまったく入らない，いわば金縛りの状態にある一方で，脳は活発に働き，交感神経は多少緊張している。レム睡眠の役割は脳からの運動指令を完全に遮断し，筋の緊張を積極的に抑制し外部の昼夜リズムに合わせて運動器を休ませることにあると考えられている。夢をみるのは，レム睡眠のときだけである。

- ●**ノンレム睡眠（Non-REM：Non-Rapid Eye Movement）**
  　　ノンレム睡眠は，脳の休息（大脳皮質の活動低下）の度合いにより3段階に分けられ，これが睡眠の深さを表す。ノンレム睡眠中，骨格筋の緊張は覚醒時よりも低下するが，レム睡眠時のように完全に弛緩はしない。ノンレム睡眠の役割は，主に脳を休ませることにあると考えられている。

◆健康成人の睡眠パターン

　入眠後はノンレム睡眠から始まり，段階N1→N2→N3と眠りが深くなる。その後，睡眠が浅くなりレム睡眠が現れる。入眠してから最初のレム睡眠までは60〜120分程度で，通常一晩にノンレム睡眠とレム睡眠のサイクルが4〜5回，約90〜110分周期で繰り返される。朝方になると次第にノンレム睡眠が浅くなり，覚醒する。自然に覚醒する場合，レム睡眠の後で目覚めると爽快感があるのに対し，ノンレム睡眠の途中で起こされると不快に感じる。

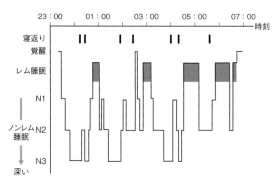

(睡眠障害の診断・治療ガイドライン研究会 内山真 編集：
睡眠障害の対応と治療ガイドライン 第3版，じほう，19, 2019)

問3　**解答** c（睡眠中にプロラクチンの分泌）

解説　a．オレキシンは，覚醒を促進する神経ペプチドであり，覚醒期に増加し，休息期（睡眠時）に減少する。また，オレキシンはエネルギーバランスに応じて，摂食行動や報酬系，情動などを適切に制御する機能への関与も示唆されている。

　　　b．コルチゾールは副腎から分泌されるホルモンで，睡眠に依存しない固有の概日リズムをもつ。起床前後でピークとなり，午後には低値となり，睡眠中は抑制されている。また，コルチゾールは睡眠を抑制する作用もあり，ストレス状況下ではコルチゾール分泌は増大し，不眠を引き起こしやすい。

　　　c．プロラクチンは睡眠中に分泌されるホルモンである。プロラクチンは乳汁分泌を促すホルモンであり，成長ホルモンと同様に身体の修復とも関係している。高齢の女性では睡眠時に若い女性に比べ分泌はそれほど増加しない。

　　　d．メラトニンは，脳の松果体から，分泌され体内時計により制御されている。就寝の2時間前から上昇し始め，就寝後4時間でピークに達し，朝には低値になる。メラトニンの主な作用は，睡眠作用，睡眠・覚醒リズムの位相変異作用である。

問4 解答 d（甲状腺機能低下症）

解説　甲状腺機能低下症では，甲状腺ホルモンの作用不足による新陳代謝，精神・神経活動の低下に起因した自覚的・他覚的症状を呈し，嗜眠が認められる。

パーキンソン病では動作緩慢，筋強剛により寝返りがうてない，うつや不安などの精神症状，頻尿，日中の眠気，レストレスレッグス症候群や睡眠時無呼吸症候群などの合併から不眠を引き起こす。COPDや気管支喘息，心不全のように夜間の呼吸困難や咳嗽を伴う疾患，アトピー性皮膚炎や腎不全といった瘙痒感をきたす疾患なども不眠を引き起こす。

👆 point

◆不眠を引き起こす原因

不眠は精神的ストレスや過度の不安，環境だけでなく，精神疾患や身体疾患，薬剤などさまざまな原因によって起こる病態であり，この原因を除去あるいは軽減，原因に応じた治療をすることが大切である。

精神疾患	うつ，神経症，気分障害，統合失調症，躁病，認知症　など
脳器質性疾患	レム睡眠行動障害，パーキンソン病，進行性核上性麻痺，脊髄小脳変性症　など
身体疾患	COPD，気管支喘息，睡眠時無呼吸症候群，心不全，レストレスレッグス症候群，周期性四肢運動障害，皮膚疾患（アトピー性皮膚炎など），長期透析，前立腺肥大症などの夜間頻尿を伴う疾患，疼痛を伴う疾患，更年期障害　など

問5 **解答** **c（①誤・②正）**

解説 ① 1日8時間睡眠といわれることに学問的根拠はまったくない。日中しっかり覚醒して過ごせるかどうかを睡眠充足の目安とし，睡眠時間にこだわらないことが重要である。

必要な睡眠時間は発達と加齢の影響を受ける。新生児では1日16〜18時間の睡眠，1歳児で11〜13時間程度であり，加齢により夜間の生理的睡眠時間は短縮する。また，季節によっても睡眠時間は変化する。秋から冬にかけ日長時間が短くなるにつれ，食欲の増進，活動性の低下などとともに睡眠時間が長くなる。春から夏にかけて日長時間が長くなると睡眠時間は短くなる。

② ナルコレプシーは過眠症の代表的な疾患であり，日中の過度の眠気や自分では制御できない眠気が繰り返し起こり，眠りに落ちてしまう睡眠障害である。怒り，驚き，笑い，喜び，恐怖などの突発的な感情によって意識消失を伴わない突然の筋力低下（情動脱力発作）を起こすことがある。また，入眠時に一過性の全身脱力や幻覚が起こることもある。

👆 point

◆睡眠のメカニズム

睡眠を引き起こすために，ホメオスタシス機構と体内時計機構の2つのメカニズムが働いている。

●ホメオスタシス機構

誰でも徹夜の次の晩，深く長く眠る経験をしている。これは，目覚めていると体内に睡眠物質（睡眠促進物質）がたまり，睡眠物質が多くなると睡眠が誘発されるようにホメオスタシス機構が働くと考えられている。そして，睡眠不足になった場合に，ホメオスタシス機構が深いノンレム睡眠を取り戻すように，睡眠の質や量を調節している。

●体内時計機構

十分に睡眠をとった翌日も，夜のある時刻になると眠くなってくる。これは，睡眠が体内時計の制御を受けているからである。体内時計の刻むリズムは，隔離環境では約25時間の周期である。したがって，1日24時間周期の昼夜のリズムとはズレが生じるが，さまざまな刺激（同調因子）によって，毎日このズレを修正している。最も強い同調因子は光で，朝に光を浴びることによって，約25時間周期の内因性リズムをリセットし，1日の生活に適応している。

MEMO

問題

観察計画の基礎知識 **2**

問6 慢性不眠障害の診断基準ではない症状はどれか？

- a．早朝覚醒
- b．親や介護者がいないと眠れない
- c．夜間の睡眠障害に関連した職業生活上の支障
- d．睡眠障害と関連した日中の症状が少なくとも週3回

問7 下記の2つの文章において，（正）（誤）の組み合わせが正しいものをa～dの中から選びなさい。

① 睡眠ポリグラフ検査は脳波だけでなく，心電図も同時に記録する。
② ピッツバーグ睡眠質問票は過去3カ月間の睡眠に関する質問票である。

- a．①正・②正　　b．①正・②誤　　c．①誤・②正　　d．①誤・②誤

問8 不眠を引き起こす薬剤として適切でないものはどれか？

- a．テグレトール®（カルバマゼピン）（抗てんかん薬）
- b．テオドール®（テオフィリン）（気管支拡張薬）
- c．インデラル®（プロプラノロール塩酸塩）（β遮断薬）
- d．プレドニン®（プレドニゾロン）（ステロイド薬）

問9 睡眠薬と併用禁忌でない組み合わせはどれか？

- a．ベルソムラ®（スボレキサント）（オレキシン受容体拮抗薬）
    －クラリシッド®（クラリスロマイシン）
- b．ロラメット®（ロルメタゼパム）（短時間作用型ベンゾジアゼピン系睡眠薬）
    －イトリゾール®（イトラコナゾール）
- c．ユーロジン®（エスタゾラム）（中間作用型ベンゾジアゼピン系睡眠薬）
    －ノービア®（リトナビル）
- d．ロゼレム®（ラメルテオン）（メラトニン受容体作動薬）
    －デプロメール®（フルボキサミンマレイン酸塩）

問10 睡眠薬とその特徴的な副作用の組み合わせとして適切なものはどれか？

- a．メラトニン受容体作動薬－奇異反応
- b．オレキシン受容体拮抗薬－健忘
- c．超短時間作用型ベンゾジアゼピン系睡眠薬－反跳性不眠
- d．非ベンゾジアゼピン系睡眠薬－筋弛緩

問6 **解答** c（夜間の睡眠障害に関連した職業生活上の支障）

解説 睡眠障害国際分類第3版（ICSD-3）では，不眠症は罹患期間に基づき分類され，睡眠障害と関連した日中の症状が少なくとも3カ月以上持続するものを慢性不眠障害，3カ月未満のものを短期不眠障害，それ以外をその他の不眠障害と定義している。

早朝覚醒や入眠困難，親や介護者がいないと眠れないなどは慢性不眠障害，短期不眠障害の診断基準である。夜間の睡眠障害に関連した職業生活上の支障は短期不眠障害の診断基準の1つであり，慢性不眠障害の診断基準としては，夜間の睡眠障害に関連した職業生活上の機能障害である。

point

◆睡眠障害の分類
ICSD-3では睡眠障害は症状の特徴や病態から大きく7群に大別されている。
①不眠症
②睡眠関連呼吸障害群（閉塞性睡眠時無呼吸症候群など）
③中枢性過眠症群（ナルコレプシー，特発性過眠症など）
④概日リズム睡眠-覚醒障害群（睡眠相後退型，交代勤務型など）
⑤睡眠時随伴症群（夢中遊行，レム睡眠行動障害など）
⑥睡眠関連運動障害群（レストレスレッグス症候群など）
⑦その他の睡眠障害

◆不眠障害の症状（診断基準）
ICSD-2では，不眠症は原因別に分類されていたが，ICSD-3では，罹患期間に基づき分類された。

<慢性不眠障害の診断基準（ICSD-3）>

基準A～Fを満たす

A．以下の症状の1つ以上を患者が訴えるか，親や介護者が観察する
1．入眠困難 2．睡眠維持困難 3．早朝覚醒 4．適切な時間に就床することを拒む（ぐずる） 5．親や介護者がいないと眠れない

B. 夜間の睡眠障害に関連した以下の症状の1つ以上を患者が訴えるか，親や介護者が観察する
1．疲労または倦怠感 2．注意力，集中力，記憶力の低下 3．社会生活上，家庭生活上，職業生活上の機能障害，または学業成績の低下 4．気分がすぐれない，いらいら 5．日中の眠気 6．行動の問題（例：過活動，衝動性，攻撃性） 7．やる気，気力，自発性の低下 8．過失や事故を起こしやすい 9．眠ることについて心配し，不満を抱いている
C. 眠る機会（睡眠に割りあてられた十分な時間）や環境（安全性，照度，静寂性，快適性）が適切であるにもかかわらず，上述の睡眠・覚醒に関する症状を訴える
D. 睡眠障害とそれに関連した日中の症状は，少なくとも週に3回は生じる
E. 睡眠障害とそれに関連した日中の症状は，少なくとも3カ月間認められる
F. 睡眠・覚醒困難は，その他の睡眠障害ではよく説明できない

（American Academy of Sleep Medicine 著，日本睡眠学会診断分類委員会 訳：
睡眠障害国際分類 第3版，ライフ・サイエンス，3，2018）

問7 **解答** b（①正・②誤）

解説 ① 睡眠ポリグラフ検査は，終夜にわたり脳波、電気眼球図，筋電図，呼吸運動，動脈血酸素飽和度，心電図などを同時に記録する。睡眠ポリグラフ検査により，睡眠と覚醒の区別，睡眠の質と量の評価，睡眠時無呼吸症候群，周期性四肢運動障害，てんかん発作，レム睡眠行動障害などの診断，睡眠中の不整脈や心電図異常の評価などが行える。
反復睡眠潜時検査（MSLT）は，2時間程度の間隔で複数回繰り返して行い，入眠潜時の長短，睡眠開始時レム睡眠期の出現有無を測定する。ナルコレプシーの場合には，睡眠ポリグラフ検査と反復睡眠潜時検査をセットで行う。

② ピッツバーグ睡眠質問票は，過去1カ月間の睡眠に関する自記式質問票である。睡眠障害のスクリーニング，経過観察や治療効果の評価，うつ病，高齢者の睡眠障害の評価などに用いられ，信頼性，妥当性が証明された質問票である。

問8 **解答** a（テグレトール®（抗てんかん薬））

解説　　テオドール®，プレドニン®により，不眠を引き起こすことがある。脂溶性の高いβ遮断薬であるインデラル®は，中枢性の副作用として不眠，悪夢を起こすことがある。

逆に，テグレトール®は眠気を生じる。

 point

◆睡眠障害をもたらす主な薬剤

不眠，傾眠，睡眠随伴症など睡眠障害を引き起こす可能性のある薬剤があるので注意が必要である。これら薬剤の睡眠障害発現率はステロイド薬（20〜50％）やインターフェロン製剤（2/3以上に達する）のように極めて高いものから，Ca拮抗薬のように5％以下のものもある。症状の発現は，インターフェロン製剤のように投与初期にみられるものもあるが，大半が長期連用中に起こる。

薬剤性不眠が疑われる場合は，該当薬剤の減量あるいは同効薬への切り替えなどを検討する。

＜睡眠障害をもたらす主な薬剤＞

薬剤			自他覚評価
抗パーキンソン病薬	ドパミン製剤	レボドパ	不眠，過眠，悪夢（75％）
	MAO-B阻害薬	セレギリン	不眠（10〜22％）など
	ドパミンアゴニスト	プラミペキソール，ロピニロール	過眠，不眠
	ドパミン放出促進薬	アマンタジン	不眠（40％）など
	抗コリン薬	トリヘキシフェニジル　など	幻覚，妄想，躁状態，不安など行動異常が認められることがある
降圧薬	α2遮断薬	クロニジン　など	眠気
	α1・β遮断薬	ラベタロール　など	眠気
	β遮断薬（脂溶性）	プロプラノロールなど	不眠，悪夢，倦怠感，抑うつ
	β遮断薬（水溶性）	アテノロール　など	一般に脂溶性薬剤より症状は軽度
	カルシウム拮抗薬	ニフェジピン，ベラパミル	焦燥感・過覚醒　など
脂質異常症治療薬		クロフィブラートなど	倦怠感，眠気
抗ヒスタミン薬	H1遮断薬H2遮断薬	ジフェンヒドラミンなど	鎮静，眠気

ステロイド製剤		プレドニゾロン など	不眠（20〜50％）
気管支拡張薬		テオフィリン　など	不眠
抗てんかん薬		バルプロ酸，カルバマゼピン　など	鎮静，眠気
その他	インターフェロン，インターロイキン製剤		不眠，過眠

（睡眠障害の診断・治療ガイドライン研究会 内山真 編集：睡眠障害の対応と治療ガイドライン 第3版，じほう，174，2019）

14

睡眠障害

問9　解答　**b（ロラメット®（短時間作用型ベンゾジアゼピン系睡眠薬）−イトリゾール®）**

解説　a．ベルソムラ®は，主にCYP3A4により代謝される薬剤である。また，ベルソムラ®は，弱いP糖蛋白への阻害作用を有する。CYP3A4を強く阻害するクラリシッド®やイトリゾール®（イトラコナゾール）との併用により，ベルソムラ®の血中濃度が顕著に上昇し，作用が著しく増強されるおそれがあるため，併用禁忌である。

b．ロラメット®の代謝にチトクロームP450は関与せず，グルクロン酸抱合にて代謝される。そのためCYP3A4およびP糖蛋白の強力な阻害作用を示すイトリゾール®などとの相互作用はない。

c．ユーロジン®は，ノービア®と併用すると，チトクロームP450（CYP3A）に対する競合的阻害により，ユーロジン®の血中濃度が大幅に上昇することが予測され，過度の鎮静や呼吸抑制などが起こる可能性があるため，併用禁忌である。

d．ロゼレム®の主な代謝酵素はCYP1A2であり，CYP2CサブファミリーおよびCYP3A4もわずかに関与している。CYP1A2，CYP2C19を強く阻害するデプロメール®／ルボックス®との併用により，ロゼレム®の最高血中濃度，AUCが顕著に上昇するとの報告があり，ロゼレム®の作用が強く現れるおそれがあるため，併用禁忌である。その他，CYP1A2阻害薬（キノロン系抗菌薬など），CYP2C9阻害薬（フルコナゾールなど），CYP3A4阻害薬（マクロライド系抗菌薬，ケトコナゾールなど）との併用により，ロゼレム®の血中濃度を上昇させる可能性があるため，併用に注意する。また，CYP誘導薬（リファンピシンなど）との併用により，ロゼレム®の血中濃度が低下する可能性があるため，注意する。

◆ベンゾジアゼピン系睡眠薬の相互作用

　ベンゾジアゼピン系睡眠薬の多くはCYP3A4で代謝されるため，CYP3A4で代謝される薬剤と併用すると睡眠薬の効果が増強する可能性がある。併用の際は，臨床症状に十分注意し，必要に応じて睡眠薬の投与量を減量するなど考慮する。

	機序	薬剤	
効果の減弱	消化管での吸収を抑制	制酸薬	
	ベンゾジアゼピン系睡眠薬の代謝を促進して血中濃度を低下させる	抗結核薬	リファンピシン
		抗てんかん薬	カルバマゼピンフェニトインフェノバルビタール
効果の増強	中枢神経系に抑制的に作用	抗ヒスタミン薬	
		バルビツール酸系薬剤	
		抗精神病薬	
		三環系・四環系抗うつ薬	
		アルコール	
	ベンゾジアゼピン系睡眠薬の代謝を阻害して血中濃度を上昇させる	抗真菌薬	フルコナゾールイトラコナゾール
		マクロライド系抗菌薬	クラリスロマイシンエリスロマイシンジョサマイシン
		カルシウム拮抗薬	ジルチアゼムニカルジピンベラパミル
		抗ウイルス薬	リトナビル
		H_2受容体拮抗薬	シメチジン
		選択的セロトニン再取り込み阻害薬（SSRI）	フルボキサミン
		グレープフルーツジュース	

（睡眠障害の診断・治療ガイドライン研究会 内山真 編集：睡眠障害の対応と治療ガイドライン 第3版，じほう，114，2019．一部改変）

問10 **解答** c（超短時間作用型ベンゾジアゼピン系睡眠薬−反跳性不眠）

解説　　作用時間の短いベンゾジアゼピン系睡眠薬では，反跳性不眠や前向性健忘，日中不安などの副作用が起こりやすい。ベンゾジアゼピン受容体には催眠作用に関係する ω_1 受容体と抗不安作用と筋弛緩作用に関係する ω_2 受容体があり，非ベンゾジアゼピン系睡眠薬は ω_1 受容体に選択的に作用するため，筋弛緩は弱い。筋弛緩は作用時間の長い睡眠薬で比較的多くみられる副作用である。興奮や攻撃性，気分易変性といった奇異反応は，作用時間の短いベンゾジアゼピン系睡眠薬で出現しやすく，高用量やアルコールとの併用もリスクを高める。

 point

◆睡眠薬の副作用

　ベンゾジアゼピン系睡眠薬の副作用には反跳性不眠や持ち越し効果，健忘，筋弛緩作用などがある。メラトニン受容体作動薬では反跳性不眠や依存，奇異反応，筋弛緩作用，記憶障害の副作用が認められない。オレキシン受容体拮抗薬では筋弛緩作用，健忘などの副作用は認められないが，傾眠に注意する。その他オレキシン受容体拮抗薬では，1〜5％に浮動性めまい，悪夢の出現が報告されている。

離脱症状	睡眠薬を毎晩連用し，不眠が改善した段階で突然服薬を中止すると，不安や焦燥，めまい，耳鳴り，手のふるえなどの軽度の離脱症状が起こることがある。また，多量の睡眠薬を使用した場合には，せん妄，けいれんなどの激しい離脱症状が起こることもある。
反跳性不眠	睡眠薬を毎晩連用し，不眠が改善した段階で突然服薬を中止すると，服薬開始前よりかえって強い不眠を生じることをいう。一般に反跳性不眠は半減期の短い睡眠薬で出現しやすい。
依存形成	依存形成はアルコールなど他の依存症の既往がある場合や，高用量を用いている場合，投与期間が長い場合に起こりやすい。
持ち越し効果	中間ないし長時間作用型の睡眠薬では服用した薬剤が翌日も体内に残り，日中の眠気や精神作業能力の低下を引き起こすことがある。
前向性健忘	服用以前の記憶は保たれているが服用後の記憶が障害されるという前向性健忘を引き起こすことがある。睡眠薬による健忘は，半減期が短く力価の高い睡眠薬で報告例が多い。
筋弛緩作用	睡眠薬は筋弛緩作用があるためふらつきを起こす。高齢者ではふらつきによる転倒から骨折を引き起こすこともあるため，注意が必要である。

MEMO

ケア計画の基礎知識 3

問11 症例) ・78歳男性 ・入眠障害 ・肝機能障害なし
・眠れない日が1～2カ月続いている
さて，この患者に薬物療法を開始する場合，どの薬剤を選択しますか？

a．ハルシオン®（トリアゾラム）（超短時間作用型ベンゾジアゼピン系睡眠薬）
b．ドラール®（クアゼパム）（長時間作用型ベンゾジアゼピン系睡眠薬）
c．ロゼレム®（ラメルテオン）（メラトニン受容体作動薬）
d．ベルソムラ®（スボレキサント）（オレキシン受容体拮抗薬）

問12 睡眠薬の使用方法として適切なものはどれか？

a．入眠障害と早朝覚醒の症状がみられる場合には，半減期の異なるベンゾジアゼピン系睡眠薬を併用する。
b．日中に不安がある場合には長時間作用型ベンゾジアゼピン系睡眠薬が有効な場合がある。
c．ベルソムラ®を高齢者に投与する場合，減量する必要はない。
d．ロゼレム®は頓服服用が適している。

問13 睡眠薬の減量・中止方法として適切でないものはどれか？

a．短時間作用型ベンゾジアゼピン系睡眠薬では，漸減していく。
b．中間型ベンゾジアゼピン系睡眠薬では，減量し，服用しない日を増やしていく。
c．短時間作用型ベンゾジアゼピン系睡眠薬をいったん作用時間の長い睡眠薬に置き換え，減量していく。
d．不眠症状が改善し，1～2週間が経過したら減薬・休薬を開始する。

問14 下記の2つの文章において，（正）（誤）の組み合わせが正しいものをa～dの中から選びなさい。

① レストレスレッグス症候群による不眠の場合には，ランドセン®（クロナゼパム）（抗てんかん薬）が用いられることがある。
② ナルコレプシーの患者に，短時間型ベンゾジアゼピン系睡眠薬が用いられることがある。

a．①正・②正　　b．①正・②誤　　c．①誤・②正　　d．①誤・②誤

問15 下記の2つの文章において，（正）（誤）の組み合わせが正しいものをa～dの中から選びなさい。

① COPD患者に睡眠薬を投与する場合には，ベンゾジアゼピン系睡眠薬が適している。
② レスリン®（トラゾドン塩酸塩）（抗うつ薬）は，入眠困難や中途覚醒に使用されることがある。

a．①正・②正　　b．①正・②誤　　c．①誤・②正　　d．①誤・②誤

問11 解答 **c（ロゼレム®（メラトニン受容体作動薬））**

解説　入眠障害の患者には，超短時間作用型あるいは短時間作用型睡眠薬を選択する。中途覚醒，早朝覚醒，それに伴う熟眠障害の患者には，中間型あるいは長時間型睡眠薬を選択する。熟眠障害の患者には，超短時間作用型の睡眠薬が有効な場合もある。また，高齢者では持ち越し効果や健忘，筋弛緩作用などの副作用の少ない睡眠薬を選択することが推奨される。

　　メラトニン受容体作動薬のロゼレム®は睡眠の潜時を短縮し，総睡眠量を増加させるが効果は弱いとされ，入眠困難や概日リズム睡眠障害に適している。オレキシン受容体拮抗薬のベルソムラ®は睡眠潜時の短縮，睡眠維持効果があり，中途覚醒，早朝覚醒に適しており，入眠困難も改善する。

　　そのため，この症例では，メラトニン受容体作動薬のロゼレム®を選択する。

🖑 point

◆睡眠薬の種類

　睡眠薬にはバルビツール酸系，非バルビツール酸系，ベンゾジアゼピン系，非ベンゾジアゼピン系，メラトニン受容体作動薬，オレキシン受容体拮抗薬の6種類に分けられる。バルビツール酸系または非バルビツール酸系睡眠薬は，耐性や依存性を起こしやすく，大量投与により呼吸抑制をもたらし致死的となる危険性があることなどから，現在ではあまり使用されていない。

●ベンゾジアゼピン系睡眠薬

　ベンゾジアゼピン受容体に結合して，中枢神経系の代表的抑制性伝達物質であるGABAを介して催眠，鎮静，抗不安を示す。消失半減期により超短時間作用型，短時間作用型，中間作用型，長時間作用型の4つに分類される。

超短時間作用型	血中半減期が6時間以内と非常に短く，翌朝の持ち越し効果は少ない
短時間作用型	血中半減期が6〜12時間と比較的短く，翌朝の持ち越し効果は少ない
中間作用型	血中半減期が12〜24時間であり，翌日の就寝前にもある程度の血中濃度が保たれている。4〜5日たつと定常状態となる。翌朝の持ち越し効果がみられることも少なくない
長時間作用型	血中半減期が24時間以上であり，夜間だけでなく日中にも高い血中濃度を維持することになる。定常状態に達するのに1週間くらいかかる。翌朝の持ち越し効果が出現しやすい

●非ベンゾジアゼピン系睡眠薬

ベンゾジアゼピン系睡眠薬と同じ受容体に結合するが，ベンゾジアゼピン系睡眠薬がもっていた抗不安作用や筋弛緩作用に関連した受容体（ω2受容体）には作用しないため，臨床的に脱力や転倒などの副作用が極めて少ない。

平成30年度（2018年度）診療報酬改定では，ベンゾジアゼピン系の薬剤を12月以上，連続して同一の用法・用量で処方されている場合，処方料・処方箋料が適正化され，非ベンゾジアゼピン系睡眠薬も含まれている。

＜ベンゾジアゼピン系，非ベンゾジアゼピン系睡眠薬の作用時間＞

分類	商品名	一般名	効果発現時間	持続時間	活性代謝物
超短時間作用型	ハルシオン®	トリアゾラム	10〜15分	(T1/2) 3時間	＋
	マイスリー®	ゾルピデム*	15〜60分	(T1/2) 2時間	－
	アモバン®	ゾピクロン*	15〜30分	(T1/2) 4時間	－
	ルネスタ®	エスゾピクロン*	15〜30分	(T1/2) 5時間	－
短時間作用型	レンドルミン®	ブロチゾラム	15〜30分	7〜8時間	±
	リスミー®	リルマザホン	30〜60分	7〜8時間	－
	ロラメット®エバミール®	ロルメタゼパム	15〜30分	6〜8時間	（単回代謝）
中間作用型	サイレース®	フルニトラゼパム	30分	6〜8時間	＋
	ユーロジン®	エスタゾラム	15〜30分	4〜6時間	±
	ベンザリン®ネルボン®	ニトラゼパム	15〜45分	6〜8時間	±
長時間作用型	ダルメート®	フルラゼパム	15分	6〜8時間	＋
	ソメリン®	ハロキサゾラム	30〜40分	6〜9時間	＋
	ドラール®	クアゼパム	15〜60分	6〜8時間	±

＊　非ベンゾジアゼピン系睡眠薬

●メラトニン受容体作動薬

メラトニン受容体作動薬の入眠促進効果は主にメラトニンMT1受容体に対する作用による深部体温低下，血圧低下，交感神経機能低下などと考えられている。GABA神経系に作用しないため安全性が極めて高いとされる。

●オレキシン受容体拮抗薬

覚醒を促進するオレキシンの働きを遮断することで，睡眠状態へ移行させ，睡眠を誘発させる。GABA神経系に作用しないため安全性が極めて高いとされる。筋弛緩作用，健忘などの副作用は認められないが，傾眠や離脱時の不眠の再燃に注意が必要である。

◆不眠の症状と睡眠薬の適応

睡眠薬は患者の不眠の症状，作用機序，半減期，副作用，相互作用などを考慮して選択する。

入眠障害	超短時間作用型および短時間作用型の睡眠薬，メラトニン受容体作動薬のいずれかを選択する。
中途覚醒 早朝覚醒 熟眠障害	中間作用型あるいは長時間作用型の睡眠薬，オレキシン受容体拮抗薬のいずれかを選択する。 ・入眠から1～2時間以内の中途覚醒時に超短時間作用型の睡眠薬の頓用投与が有効な場合もある。
概日リズム 睡眠障害	メラトニン受容体作動薬が第一選択肢となる。

問12 **解答** b（日中に不安がある場合には長時間作用型ベンゾジアゼピン系睡眠薬が有効な場合がある）

解説 a．入眠障害と中途覚醒を有する場合，半減期の異なるベンゾジアゼピン系睡眠薬を併用する科学的根拠はなく，副作用のリスクを高める可能性がある。少なくとも治療初期には可能な限り単剤で対処することが望ましい。また，ベンゾジアゼピン系睡眠薬，メラトニン受容体作動薬，オレキシン受容体拮抗薬の作用機序は異なるが，併用したときの有効性および安全性は確立されておらず，併用は2剤までにとどめる。

b．日中に不安がある場合には，日中に抗不安薬が投与されるが，抗不安作用を有する長時間作用型ベンゾジアゼピン系睡眠薬が有効な場合がある。

c．ベルソムラ®を高齢者に投与した場合，AUC・Cmax高値，半減期延長がみられる。高齢者に1回15mg，非高齢者に1回20mgを1日1回反復投与した際の定常状態が同程度であったため，高齢者に1回15mgに減少する。また，中等度のCYP3A阻害薬との併用により，血中濃度が上昇し，傾眠，疲労などの副作用が増強するおそれがあるため，併用する場合には，1日1回10mgへの減量を考慮する。

d．ロゼレム®は体内時計機構に働きかけて睡眠覚醒リズムの乱れを徐々に改善するため，初回で有効性が認められる場合もあるが，基本的には毎日就寝前に服用することで，通常は投与開始1週間後くらいに効果が発現しはじめる。ロゼレム®の3カ月間の投与により，おおむね最大の効果が得られるが，効果判定は2週間をめどに行い，継続の可否を判断する。

point

◆不眠症のタイプによる睡眠薬・抗不安薬の選び方

　高齢者などふらつきが出やすい場合には筋弛緩作用の弱い薬剤を，腎機能障害や肝機能障害を伴う場合には単回で代謝されて代謝産物が活性をもたない薬剤を選択する。

<不眠症のタイプと睡眠薬>

	入眠困難～中途覚醒 （超短時間型，短時間型など）	中途覚醒～早朝覚醒 （中間型，長時間型など）
神経症的傾向が弱い場合 脱力・ふらつきが出やすい場合 （抗不安作用・筋弛緩作用が弱い薬剤）	マイスリー®（ゾルピデム） アモバン®（ゾピクロン） ルネスタ®（エスゾピクロン） ロゼレム®（ラメルテオン） ベルソムラ®（スボレキサント）	ドラール®（クアゼパム）
神経症的傾向が強い場合 肩こりなどを伴う場合 （抗不安作用・筋弛緩作用を持つ薬剤）	ハルシオン®（トリアゾラム） レンドルミン®（ブロチゾラム） デパス®（エチゾラム）（抗不安薬） 　　　　　　　　　　　など	サイレース®（フルニトラゼパム） ベンザリン®／ネルボン®（ニトラゼパム） ユーロジン®（エスタゾラム） 　　　　　　　　　　　　など
腎機能障害，肝機能障害がある場合 （代謝産物が活性を持たない薬剤）	ロラメット®／エバミール®（ロルメタゼパム）	ワイパックス®（ロラゼパム） （抗不安薬）

（睡眠障害の診断・治療ガイドライン研究会 内山真 編集：睡眠障害の対応と治療ガイドライン 第3版，じほう，111，2019．一部改変）

14

睡眠障害

問13 **解答** **d（不眠症状が改善し，1〜2週間が経過したら減薬・休薬を開始する）**

解説 a．作用時間の短い超短時間作用型や短時間作用型ベンゾジアゼピン系睡眠薬では少しずつ減量していく漸減法を行う。
b．作用時間の長い中間型や長時間型ベンゾジアゼピン系睡眠薬では，減量し，服用しない日を増やし，徐々に投与間隔をあけていき，中止を試みる。
c．作用時間の短いベンゾジアゼピン系睡眠薬をいったん作用時間の長い睡眠薬に置き換えた後に，減量や投与間隔をあけて減薬・中止をする方法もある。
d．睡眠薬を連用後に突然服用を中止すると，以前よりもさらに強い不眠が出現することがある。睡眠薬の減薬・休薬は，不眠症状が改善し，日中の支障がなくなり，睡眠に関するこだわりが緩和し，1〜2カ月経過してから行う。

point

◆ベンゾジアゼピン系睡眠薬の離脱方法

● 離脱開始の判断基準

不眠症状の改善，日中の機能障害や支障の改善，睡眠に関するこだわりの緩和，誤った睡眠習慣の是正

● 離脱方法

離脱の開始に先だって，離脱に伴って生じる反跳性不眠や離脱症状について，患者に十分な説明を行う。神経質な性格，不安，アルコールなどで減量・離脱が失敗するケースもあるため，心理的援助が不可欠である。
ベンゾジアゼピン系睡眠薬は，作用時間の短い睡眠薬ほど反跳性不眠や離脱症状を生じやすいので，超短時間作用型や短時間作用型睡眠薬では，徐々に減量しながら中止にもっていく漸減法を用いる。睡眠薬の用量を2週から4週おきに3/4，1/2，次いで1/4に減量する。
作用時間の長い睡眠薬では，1日服用を中止しても薬の血中濃度はゆっくり下降するため，作用時間の短い睡眠薬に比べると反跳性不眠や離脱症状は起こりにくい。中間作用型や長時間作用型睡眠薬では，一定量まで減量できたら，徐々に投与間隔をあけていく隔日法を用いる。
作用時間の短い睡眠薬で漸減法がうまくいかない場合には，いったん作用時間の長い睡眠薬に置き換えた後，漸減法あるいは隔日法を用いて減量・中止を試みるのもよい。睡眠薬を置き換えた際に一過性に不眠を生じることがあるが，1週間くらいで消失することが多い。

問14 解答 a (①正・②正)

解説 ① レストレスレッグス症候群では，夜間に下肢や上肢に生じる異常感覚によって，入眠困難や中途覚醒を示す。レストレスレッグス症候群には，ビ・シフロール®（プラミペキソール塩酸塩水和物）（ドパミンアゴニスト）やレグナイト®（ガバペンチン エナカルビル）（レストレスレッグス症候群治療薬）が用いられる。ランドセン®／リボトリール®（クロナゼパム）（抗てんかん薬）は異常感覚や運動症状の改善だけでなく，ベンゾジアゼピン系薬であり，入眠促進や中途覚醒にも効果が期待できる。また，鉄欠乏性貧血によりレストレスレッグス症候群が出現することもあり，この場合には鉄剤の投与により症状が改善することがある。

② ナルコレプシーの患者では，夜間の睡眠の問題として，入眠障害よりも中途覚醒が多い。中途覚醒を減らす目的で短時間作用型ないし中間作用型ベンゾジアゼピン系睡眠薬が用いられることがある。

ナルコレプシーの日中の眠気と睡眠発作に対しては，中枢神経刺激薬であるモディオダール®（モダフィニル），リタリン®（メチルフェニデート塩酸塩），ベタナミン®（ペモリン）が用いられる。

問15 解答 c (①誤・②正)

解説 ① ベンゾジアゼピン系睡眠薬を投与すると，呼吸抑制が現れ，炭酸ガスナルコーシスを起こすおそれがあるため，COPD患者の不眠治療薬にベンゾジアゼピン系睡眠薬は適さない。COPD患者にメラトニン受容体作動薬であるロゼレム®（ラメルテオン）を投与しても酸素飽和度は低下せず，呼吸抑制作用を起こさないことが示唆されている。オレキシン受容体拮抗薬であるベルソムラ®（スボレキサント）を軽度から中等度のCOPD患者に投与した場合，明らかな呼吸抑制作用はみられなかったが，重度のCOPD患者では検討されていない。オレキシン受容体拮抗薬は呼吸中枢の化学受容体の反応を抑制する可能性があり，注意が必要である。

② 抗うつ薬であるレスリン®／デジレル®（トラゾドン塩酸塩）は，総睡眠時間を延長させ，ノンレム睡眠を減少させないため，入眠障害，中途覚醒に使用されることがあるが適応外である。また，抗コリン作用が少なく，心機能に対する影響も少ないため，高齢者にも比較的安全に投与可能である。

point

◆不眠症のアルゴリズム

　不眠症の症状と病態は患者ごとに多様であるため，個々のケースごとに適宜判断のうえで対応を検討していくことが望ましい。

<不眠症の診断・治療アルゴリズム>

（厚生労働科学研究・障害者対策総合研究事業「睡眠薬の適正使用及び減量・中止のための診療ガイドラインに関する研究班」および日本睡眠学会・睡眠薬使用ガイドライン作成ワーキンググループ 編：睡眠薬の適正な使用と休薬のための診療ガイドライン―出口を見据えた不眠医療マニュアル―，8，2013．一部改変）

教育計画の基礎知識 4

問16 食直後服用すると血中濃度が上昇するため，食直後投与を避ける必要のある薬剤はどれか？

a．ベルソムラ®（スボレキサント）（オレキシン受容体拮抗薬）
b．ロゼレム®（ラメルテオン）（メラトニン受容体作動薬）
c．ドラール®（クアゼパム）（長時間作用型ベンゾジアゼピン系睡眠薬）
d．ルネスタ®（エスゾピクロン）（超短時間作用型非ベンゾジアゼピン系睡眠薬）

問17 起床時に口の中の苦みを感じる可能性の高い薬剤はどれか？

a．ベルソムラ®（スボレキサント）（オレキシン受容体拮抗薬）
b．アモバン®（ゾピクロン）（超短時間作用型非ベンゾジアゼピン系睡眠薬）
c．レンドルミン®（ブロチゾラム）（短時間作用型ベンゾジアゼピン系睡眠薬）
d．サイレース®（フルニトラゼパム）（中間作用型ベンゾジアゼピン系睡眠薬）

問18 睡眠薬の使用上の注意点として適切でないものはどれか？

a．ベルソムラ®（スボレキサント）（オレキシン受容体拮抗薬）を服用後，睡眠途中で起床したときには追加服用してもよい。
b．ハルシオン®（トリアゾラム）（超短時間作用型ベンゾジアゼピン系睡眠薬）を服用後，夢遊症状が現れることがあるので注意する。
c．ロゼレム®（ラメルテオン）（メラトニン受容体作動薬）は長期間服用しての耐性は生じない。
d．漢方薬にも不眠症状を改善させるものがある。

問19 ベンゾジアゼピン系睡眠薬の過量投与により現れる症状として適切でないものはどれか？

a．構語障害　　b．呼吸抑制　　c．錯乱　　　　d．血圧上昇

問20 睡眠障害患者に対する日常生活指導として適切でないものはどれか？

a．就寝前の喫煙は避ける。
b．就寝前にお茶を飲む場合には，紅茶よりハーブティーがよい。
c．不眠時の飲酒は，睡眠を誘導するためよい。
d．OTC医薬品の睡眠改善薬を2～3回服用しても症状が改善しない場合には，服用を中止する。

問16 **解答** c（ドラール®（長時間作用型ベンゾジアゼピン系睡眠薬））

解説 　ドラール®は胃内容物の残留によって薬剤の吸収が向上し，未変化体およびその代謝物の血漿中濃度が空腹時の2〜3倍に高まることが報告されている。そのため，食物との併用により過度の鎮静や呼吸抑制を起こすおそれがあり，食後の服用は避け，就寝の直前に服用するよう患者に指導する。

　ベルソムラ®，ロゼレム®，ルネスタ®を食後に投与すると，空腹時投与に比べて血中濃度が低下することがあるため，食事と同時または食直後に服用しないよう患者に指導する。また，一般的に食後2時間で胃での消化および吸収はほぼ終了し，薬剤の吸収に及ぼす食事の影響もほぼなくなり空腹時と同じ状態と考えられるため，食後2時間以内の服用は避ける。

問17 **解答** b（アモバン®（超短時間作用型非ベンゾジアゼピン系睡眠薬））

解説 　アモバン®（ゾピクロン）は吸収された後，一部が唾液中に分泌されるため，服用すると翌日まで口中の苦味が残ることがある。口の中が苦く感じる場合には，うがいをしたり，歯を磨くと気にならなくなることが多い。ゾピクロンの光学異性体であるルネスタ®（エスゾピクロン）は，アモバン®に比べ苦味が軽減されているが，承認時には味覚異常の副作用が多く報告されている。

　サイレース®などのフルニトラゼパム製剤は，飲料などに入れた際，色調が変化するように青色の着色剤が添加されている。そのため，患者に口に入れたらすぐに水で飲みこむこと，舌の上で溶かしたり，噛み砕くと舌が青くなること，濡れた手で触ったり，長く持っていると手が青くなることを患者に指導する。

💊 服薬指導

●睡眠薬の服薬指導例

ベンゾジアゼピン系睡眠薬	脳内の神経に抑制的に働く物質（GABA）の作用を増強し，興奮を抑えることで不安や緊張をやわらげ，寝つきをよくし，夜間の睡眠を持続させる薬です。
非ベンゾジアゼピン系睡眠薬	抗不安作用や筋弛緩作用に関係したベンゾジアゼピン受容体にはほとんど作用せず，催眠作用に関係したベンゾジアゼピン受容体と結びついて，脳内の神経に抑制的に働く物質（GABA）の作用を増強し，興奮を抑えることで，寝つきをよくし，夜間の睡眠を持続させる薬です。

メラトニン受容体作動薬	脳の松果体から分泌され睡眠・覚醒サイクルを調節するホルモンであるメラトニンには催眠作用があり，この薬はメラトニンの受容体に結びついて刺激し，睡眠と覚醒のリズムを整えて，脳と体の状態を覚醒から睡眠へ切り替えて，寝つきをよくし，夜間の睡眠を持続させる薬です。
オレキシン受容体拮抗薬	脳の視床下部から産生されるオレキシンは覚醒状態の維持に重要な働きをしており，この薬はオレキシン受容体に結びついてオレキシンの働きを弱めることで，脳の覚醒状態を抑制して，寝つきをよくし，夜間の睡眠を持続させる薬です。

問18　**解答** a（ベルソムラ®（オレキシン受容体拮抗薬）を服用後，睡眠途中で起床したときには追加服用してもよい）

解説 a．ベルソムラ®を服用後，追加服用すると1日の承認用量を超えてしまう。また，服用時間によっては，翌日に持ち越し効果が現れる可能性もある。睡眠薬の追加服用は，超短時間作用型とし，起床時刻の6〜7時間前までに服用することが望ましい。

b．ハルシオン®などの超短時間作用型睡眠薬では服用後に，もうろう状態，睡眠随伴症状（夢遊症状など）が現れることがある。また，入眠まであるいは中途覚醒時の出来事を記憶していないことがあるため警告として注意喚起されている。そのため，就寝直前に服用すること，薬効が消失する前に活動を開始する可能性があるときには服用しないよう指導する。

c．ロゼレム®やオレキシン受容体拮抗薬であるベルソムラ®（スボレキサント）では，長期間服用しての耐性は形成されにくい。また，ベンゾジアゼピン系，非ベンゾジアゼピン系睡眠薬は依存や耐性は少ない。患者の中には「睡眠薬を飲むともの忘れがひどくなる」「睡眠薬を飲めば癖になってだんだん量を増やさないと効かなくなる」「寝酒のほうが安全」といった誤った認識をもっている場合があるため，睡眠薬の正しい知識について説明し理解してもらうことが大切である。ベンゾジアゼピン系睡眠薬の長期服用によって認知機能低下が起こりうるかについて数多くの報告が存在するが，認知症発症のリスクが上昇するかについては相反する結果が報告されている。

d．漢方薬には直接睡眠を誘発させる作用はないが，神経症や更年期障害など不眠となる原因を改善して不眠症状を改善させるものがある。柴胡桂枝乾姜湯，抑肝散，帰脾湯，酸棗仁湯などは不眠症に保険適用を有し，その他，加味逍遙散などが用いられる。

問19 **解答** d（血圧上昇）

解説 　自殺目的や事故などで薬を過量服用した場合，運動失調，構語障害，傾眠，錯乱といった意識障害，血圧低下，呼吸抑制を生じ，昏睡に至ることがある。

👆 point

◆睡眠薬過量投与時の処置（自殺目的や事故などで薬を過量服用した場合）

- 急性薬物中毒の初期治療（服用後1時間以内）は，胃洗浄が簡単で効果的な応急処置である。
- 活性炭，緩下薬の投与も服用後の早期であれば吸収抑制には有効である。
- 呼吸，循環，バイタルサインなどの全身管理のチェックを行う。
- 呼吸管理には必要により気管内挿管や人工呼吸の使用を考慮する。
- 循環管理には乳酸リンゲルなどの輸液，改善されない低血圧には塩酸ドパミンなどの使用を考慮する。
- ベンゾジアゼピン系睡眠薬に限定されれば，アネキセート®（フルマゼニル）を用いて薬剤の作用を拮抗させ，鎮静の解除や呼吸抑制の改善が期待できるが，治療における役割はいまだ確立されていない。患者にけいれんの既往がある場合などでは，けいれんを誘発することがある。アネキセート®によって覚醒反応がみられるが，その消失半減期は約50分と短く，再鎮静を起こす可能性があるため，離脱症状（興奮，血圧低下，けいれんなど）の出現に注意し，患者の状態をみながら少量より再投与を行う。
- 血液透析では除去されない。

問20　解答　c（不眠時の飲酒は，睡眠を誘導するためよい）

解説　a．タバコに含まれるニコチンは交感神経系の働きを活発にし，睡眠を障害する。効果は喫煙直後に出現し，数時間持続するため，就寝前1時間の喫煙は避ける。禁煙補助薬も同様に注意が必要である。

b．カフェインは覚醒作用をもち，入眠を妨げ，中途覚醒を増加させる。カフェインの覚醒作用は摂取後おおよそ30～40分後に発現し，4～5時間持続する。寝つきのよくない場合は，就寝前4時間のカフェインの摂取を避ける。紅茶やコーヒー，緑茶にはカフェインが含まれているので，就寝前にお茶を飲む場合には，カフェインを含まないハーブティーが勧められる。

c．睡眠薬代わりにアルコールを使用すると，寝つきはよくなるが夜間後半の睡眠が浅くなり中途覚醒が増える。連用により容易に慣れが生じ，同じ量では寝つけなくなり，次第に摂取量が増加することになる。また，アルコール性肝障害やアルコール依存症につながる危険性があるため，不眠時の飲酒は控える。

d．OTC医薬品の睡眠改善薬は，抗ヒスタミン作用をもつジフェンヒドラミン塩酸塩の催眠作用を利用した製剤であり，一時的な不眠の症状を緩和する薬である。そのため，2～3回服用しても症状が改善しない場合には，服用を中止する。

point

◆OTC医薬品や健康食品で睡眠作用をもつ薬剤

　睡眠改善薬（商品名：ドリエル，ドリーミオ，ネオデイ）が発売されており，抗ヒスタミンがもつ催眠作用を利用した製剤である。

　睡眠作用をもつブロムワレリル尿素を含んだOTC医薬品が発売されている。多くの鎮痛薬やかぜ薬に含まれており，鎮痛作用を増強させる目的がある。ただし，少量で致死量に達するため，過量投与には注意が必要な薬剤である。

　セント・ジョーンズ・ワート食品は不眠症やうつ病の症状を改善する健康食品として，欧米で広く使用されており，日本でも薬店や通信販売などで手に入れることができる。セント・ジョーンズ・ワート食品にはMAO阻害作用をもつ物質が含まれており，これが抗うつ作用と催眠作用を示す。MAO阻害薬は口渇，便秘，起立性低血圧などの副作用やチラミン含有食品（チーズ，赤ワインなど）の大量摂取時の高血圧の危険性，他剤との相互作用による血圧上昇または低下，大量服薬による生命の危険，長期投与による肝障害などの副作用がある。セント・ジョーンズ・ワート食品に含まれる有効成分は少ないが，過量服用しない，他剤との併用をしないなどの指導が必要である。

　その他，睡眠の質を向上させる機能性関与成分が配合された機能性表示食品（ネルノダ，グリナなど）が市販されている。

■ 規則正しい食事，規則的な運動習慣 ■

- 朝食は心と体の目覚めに重要です。
- 空腹で寝ると睡眠は妨げられます。夜食を摂る場合は，消化のよいものを少量，たとえば牛乳や軽いスナックなどを摂るようにしましょう。脂っこいものや胃もたれする食べ物を就寝前に摂るのは避けましょう。
- 昼間の運動習慣は熟睡を促進します。30分程度の散歩やランニング，水泳，体操などで軽く汗ばむ程度の運動がよいでしょう。

■ 快適な就寝環境 ■

- 音対策のためにじゅうたんを敷く，ドアをきっちり閉める，遮光カーテンを用いるなどの対策も手助けとなります。
- 寝室を快適な温度に保ちましょう。

■ 刺激物を避け，寝る前には自分なりのリラックス法を行う ■

- 就寝前4時間のカフェイン摂取（日本茶やコーヒー，紅茶，ココア，コーラ，栄養ドリンク剤，チョコレートなど）は控えましょう。
- タバコに含まれるニコチンは交感神経の働きを活発にし，睡眠を障害します。リラックスのためにタバコを吸う人も多いですが，就寝前1時間の喫煙は控えましょう。
- 睡眠薬代わりの寝酒は，深い睡眠を減らし，夜中に目覚める原因となるので控えましょう。
- 就寝前に水分を摂りすぎないようにしましょう。夜中のトイレ回数が減ります。脳梗塞や狭心症など血液循環に問題のある方は医師に確認してください。

■ 睡眠時間は人それぞれ，日中の眠気で困らなければ十分 ■

- 必要な睡眠時間は人それぞれで異なります。また，季節でも睡眠時間は変化します。日中しっかり起きて過ごせるかどうかを睡眠充足の目安にしましょう。
- 就寝時刻はあくまでも目安であり，その日の眠気に応じ，眠くなってから床につくことが速やかでスムーズな入眠への近道です。
- 長い昼寝はかえってぼんやりのもとです。昼寝をするなら，昼食後から15時までの時間帯で30分未満がよいでしょう。夕方以降の昼寝は夜の睡眠に悪影響を及ぼすので控えましょう。

■ 同じ時刻に毎日起床。光の利用で良い睡眠 ■

- 毎朝同じ時刻に起床しましょう。
- 目が覚めたら日光を取り入れ，体内時計のリズムをリセットしましょう。通常室内の明るさは，太陽光の10〜20分の1程度ですので，目が覚めたらなるべく早く太陽の光を浴びましょう。

■ 考え事は翌日に ■

- 昼間の悩みを寝床に持っていかないようにしましょう。
- 自分の問題に取り組んだり，翌日の行動について計画するのは，翌日にしましょう。
- 心配した状態では，寝つくのが難しく，寝ても浅い眠りになってしまいます。

■ 睡眠薬は医師の指示で正しく使用 ■

- 一定の時刻に服用し，おおよそ30分ほどで床につくようにしましょう。
- 睡眠薬をアルコールで服用しないようにしましょう。

15 片頭痛

Migraine

病態の基礎知識 **1**

① 片頭痛の病態生理に関する知識の習得
② 片頭痛の診断や治療指針に関する知識の習得

観察計画の基礎知識 **2**

① **薬物治療効果に関する観察計画**
- 片頭痛の状態を示す患者の自覚症状を確認する。
- 片頭痛の誘発因子の有無を確認する。
- 片頭痛を慢性化させる危険因子の有無を確認する。

② **薬剤の安全性に関する観察計画**
- 投与されている薬剤の中で頭痛を引き起こしたり増悪させる薬剤がないかどうかを確認する。
- 投与されている薬剤の中で相互作用のある薬剤がないかどうかを確認する。
- 投与されている薬剤の副作用の発現に注意する。

ケア計画の基礎知識 **3**

① **薬物治療効果に関するケア計画**
- 薬物治療の効果を評価し，必要に応じて投与薬剤の追加および変更について検討する。

② **薬剤の安全性に関するケア計画**
- 頭痛を引き起こしたり増悪させる薬剤が処方されている場合，医師に報告しその対応について検討する。
- 相互作用のある薬剤が処方されている場合，医師に報告しその対応について検討する。
- 副作用が発現すれば医師に報告し，その対応について検討する。

教育計画の基礎知識 **4**

① **薬物治療に関する教育計画**
- 患者や家族に適切な服薬指導を実施する。
- 患者に片頭痛の状態を示す自覚症状や副作用発現時の症状を説明し，医療スタッフに伝達すべき内容を指導する。

━ 日常生活指導 ━

- 患者に適切な日常生活指導を実施する。

問1 下記の文章の (A) (B) にあてはまる正しい組み合わせを a〜d の中から選びなさい。

　日本における片頭痛の年間有病率は約（　A　）％であり，現在，日本国内に継続的に片頭痛およびその他の頭痛症候群治療を受けている人は（　B　）人くらいいると推定されている。

a．A－0.8　B－64万　　　　　　b．A－8　B－640万
c．A－0.8　B－1万　　　　　　 d．A－8　B－10万

問2 下記の2つの文章において，（正）（誤）の組み合わせが正しいものを a〜d の中から選びなさい。

① 片頭痛の患者は30〜40歳代の女性に多い。
② 片頭痛の多くは加齢に伴い悪化する。

a．①正・②正　　b．①正・②誤　　c．①誤・②正　　d．①誤・②誤

問3 下記の2つの文章において，（正）（誤）の組み合わせが正しいものを a〜d の中から選びなさい。

① 片頭痛では，締め付けられるような頭痛が起こる。
② 片頭痛の頭痛発作は15〜180分持続する。

a．①正・②正　　b．①正・②誤　　c．①誤・②正　　d．①誤・②誤

問4 片頭痛の予兆期の症状となるものをすべて選びなさい。

①霧視　　　　　　　　　　　②頸部のこり
③あくび　　　　　　　　　　④閃輝暗点

a．①のみ　　　b．②と③　　　c．①〜③　　　d．①〜④

問5 下記の2つの文章において，（正）（誤）の組み合わせが正しいものを a〜d の中から選びなさい。

① 月経期間中に起こる片頭痛発作は重度の悪心を伴うことが多い。
② 片頭痛は遺伝する。

a．①正・②正　　b．①正・②誤　　c．①誤・②正　　d．①誤・②誤

解 答

病態の基礎知識 ❶

問1 〔解答〕 d（A−8　B−10万）

〔解説〕　15歳以上を対象とした日本全国調査では，片頭痛の年間有病率は8.4％であり，このうち74％が日常生活に支障をきたしている。一次性頭痛の中で緊張型頭痛が最も多く，1年有病率は20〜30％（生涯有病率は30〜78％）であり，片頭痛のほうが有病率は明らかに少ない。平成29年（2017年）に厚生労働省が行った患者調査の結果，片頭痛およびその他の頭痛症候群として継続的に治療を受けていると推計された患者数は10万7千人であった。日常生活に支障があるにも関わらず医療機関を受診する片頭痛患者が少ないことが示されている。

point

◆頭痛分類

　頭痛の診断と分類は，国際頭痛分類 第3版（ICHD-3）にそって行われる。頭痛は，他の疾患のない一次性頭痛と，他の疾患に起因する二次性頭痛に大きく分けられる。また，一次性頭痛には，片頭痛，緊張型頭痛などがある。

- **一次性頭痛**

　　片頭痛，緊張型頭痛，三叉神経・自律神経性頭痛（群発頭痛など），その他の一次性頭痛疾患

- **二次性頭痛**

　　頭頸部外傷・傷害による頭痛，頭頸部血管障害による頭痛（例：くも膜下出血），非血管性頭蓋内疾患による頭痛（例：脳腫瘍），物質またはその離脱による頭痛，感染症による頭痛（例：髄膜炎），ホメオスターシス障害による頭痛（例：高血圧），頭蓋骨・頸・眼・耳・鼻・副鼻腔・歯・口あるいは他の顔面・頸部の構成組織の障害による頭痛あるいは顔面痛，精神疾患による頭痛

- **有痛性脳神経ニューロパチー，他の顔面痛およびその他の頭痛**

　　有痛性脳神経ニューロパチーおよび他の顔面痛（例：三叉神経痛），その他の頭痛性疾患

問2 解答 b（①正・②誤）

解説 ① 片頭痛の患者は30〜40歳代の女性に多い。最も有病率の高い30
歳代女性では約20％に達し，40歳代女性でも約18％と高い有病
率であることが報告されている。

② 片頭痛の多くは加齢に伴い改善傾向を示す。しかし，年間3％の
患者では病状が悪化し，発作回数や頭痛を認める日が増加する。

問3 解答 d（①誤・②誤）

解説 ① 片頭痛は，頭痛発作を繰り返す疾患で，片側性，拍動性（脈に合
わせてズキンズキン）で，歩行や階段昇降など日常的な動作で頭
痛が増悪する。一方，緊張型頭痛は，一般的に両側性，非拍動
性（圧迫感または締め付けられるような感じ）で，歩行や階段昇
降など日常的な動作で頭痛が増悪しない。

② 片頭痛の頭痛発作は4〜72時間持続する。一方，群発頭痛は，
片側の眼の奥の激痛が15〜180分持続し，痛みと同じ側の結膜充
血，流涙，鼻閉などを伴う。

👆 point

◆片頭痛患者のスクリーニング

　頭痛診療ではまず危険な頭痛である二次性頭痛が除外され，次に一次性頭
痛を診断し，片頭痛であるかをスクリーニングする。

＜頭痛診療のアルゴリズム：この患者は片頭痛か？＞

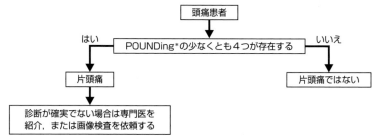

* 　POUNDing：Pulsating（拍動性），duration of 4-72 hOurs（4〜72時間の持続），Unilateral（片側性），
　　 Nausea（悪心），Disabling（生活支障度が高い）

（日本神経学会・日本頭痛学会 監修，慢性頭痛の診療ガイドライン作成委員会 編集：
慢性頭痛の診療ガイドライン2013，医学書院，25，2013）

問4　**解答** c（①〜③）

解説　片頭痛では数時間から1〜2日前に頭痛が起こりそうな気がする予兆期が生じることがある。予兆期の症状として，霧視，頸部のこり，あくび，集中困難，疲労感，光または音（あるいは両方）に対する過敏，悪心，顔面蒼白などがある。閃輝暗点は片頭痛の前兆として現れることの多い症状であり，ジグザグ形が視界に現れ，チカチカしながら徐々に拡大し，視界の大部分が見えなくなることもある。

　また，後発症状として，倦怠感，疲労感，集中困難，頸部のこりが一般的であり，48時間まで続くことがある。

---

point

◆片頭痛の経過

　片頭痛では数時間から1〜2日前に予兆期の症状が生じる場合がある。また，前兆のない片頭痛と前兆を伴う片頭痛があり，前兆のない片頭痛のほうが多い。頭痛期の後に後発症状が最長48時間まで続くことがある。

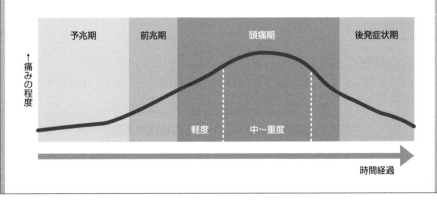

問5　**解答** a（①正・②正）

解説　① 片頭痛の誘発・増悪因子の1つに月経周期があり，女性の10％未満に月経周期と関連した片頭痛発作を認める。月経期間中に起こる片頭痛発作は重度の悪心を伴うことが多い傾向にあり，前兆のない片頭痛であることが多い。
　② 片頭痛は，複数の遺伝的素因や複数の環境因子が関与して発症する。片頭痛は家系内発症例が多く，原因遺伝子が一部同定されている。

観察計画の基礎知識 ❷

問6 前兆のある片頭痛の症状として適切でないものはどれか？

a．前兆症状は5〜60分持続する。
b．前兆症状としてチクチク感や耳鳴りが現れることがある。
c．1回の発作では前兆症状は1つである。
d．前兆症状の後に頭痛が生じないことがある。

問7 下記の2つの文章において，（正）（誤）の組み合わせが正しいものをa〜dの中から選びなさい。

① 片頭痛患者の支障度を評価する問診票としてMIDASが用いられる。
② 片頭痛が月に5日以上出現し，3カ月以上続いている場合は，慢性片頭痛と診断される。

a．①正・②正　　b．①正・②誤　　c．①誤・②正　　d．①誤・②誤

問8 片頭痛を慢性化させる危険因子となるものをすべて選びなさい。

①母親の慢性連日性頭痛　　　　　②睡眠時無呼吸
③うつ　　　　　　　　　　　　　④肥満

a．①〜④　　　　b．①〜③　　　　c．②と③　　　　d．①のみ

問9 トリプタンと併用禁忌でない組み合わせはどれか？

a．マクサルト®（リザトリプタン安息香酸塩）
　　－インデラル®（プロプラノロール塩酸塩）
b．イミグラン（スマトリプタンコハク酸塩）
　　－エフピー®（セレギリン塩酸塩）
c．レルパックス®（エレトリプタン臭化水素酸塩）
　　－ノービア®（リトナビル）
d．アマージ（ナラトリプタン塩酸塩）
　　－パキシル（パロキセチン塩酸塩水和物）

問10 下記の2つの文章において，（正）（誤）の組み合わせが正しいものをa〜dの中から選びなさい。

① トリプタンの投与により，胸痛，胸部圧迫感などの一過性の症状が現れることがある。
② クリアミン配合錠（エルゴタミン酒石酸塩＋無水カフェイン＋イソプロピルアンチピリン）（エルゴタミン）投与時には，患者本人だけでなく，両親や兄弟の薬物アレルギーや気管支喘息などの問診を行う。

a．①正・②正　　b．①正・②誤　　c．①誤・②正　　d．①誤・②誤

問6 **解答** c（1回の発作では前兆症状は1つである）

解説 　前兆のある片頭痛の前兆症状は5〜60分持続する。1回の前兆で複数の症状が出現する場合があり，連続して出現することが多い。3つの症状が出現する場合には，前兆の最長時間は3×60分となる。前兆症状は，閃輝暗点といった視覚症状やチクチク感といった感覚症状，言語障害，耳鳴りや回転性めまいなどの脳幹症状などがあり，完全可逆性である。また，前兆症状の後に頭痛が生じないこともある。

👆 point

◆**片頭痛の診断基準**

　片頭痛の診断は，国際頭痛分類第3版（ICHD-3）を用いて行われるが，一般的な診療では，前兆のない片頭痛と前兆のある片頭痛に分類される。

＜前兆のない片頭痛の診断基準＞

A．B〜Dを満たす発作が5回以上ある
B．頭痛発作の持続時間は4〜72時間（未治療もしくは治療が無効の場合）
C．頭痛は以下の4つの特徴の少なくとも2項目を満たす 　①片側性 　②拍動性 　③中等度〜重度の頭痛 　④日常的な動作（歩行や階段昇降など）により頭痛が増悪する。あるいは頭痛のために日常的な動作を避ける
D．頭痛発作中に少なくとも以下の1項目を満たす 　①悪心または嘔吐（あるいはその両方） 　②光過敏および音過敏
E．ほかに最適なICHD-3の診断がない

＜前兆のある片頭痛診断基準＞

A．	BおよびCを満たす発作が2回以上ある

B． 以下の完全可逆性前兆症状が1つ以上ある
　①視覚症状　　　②感覚症状　　　③言語症状　　　④運動症状
　⑤脳幹症状　　　⑥網膜症状

C． 以下の6つの特徴の少なくとも3項目を満たす
　①少なくとも1つの前兆症状は5分以上かけて徐々に進展する
　②2つ以上の前兆が引き続き生じる
　③それぞれの前兆症状は5～60分持続する
　④少なくとも1つの前兆症状は片側性である
　⑤少なくとも1つの前兆症状は陽性症状である
　⑥前兆に伴って，あるいは前兆発現後60分以内に頭痛が発現する

D． ほかに最適なICHD-3の診断がない

問7　解答 b（①正・②誤）

解説　① 頭痛の診療には問診が重要であり，片頭痛患者の支障度や重症度
を評価する問診票としてMIDAS（Migraine Disability Assessment
Scale）やHIT-6（Headache Impact Test）などが用いられる。
MIDASは，日常生活を仕事・学校，家事，余暇の3つの領域に
分類して，その不能状態を点数化して合計したものを支障度と
して評価する。MIDASを治療の前後で行うことで治療の有効性
を推察することが可能である。また，片頭痛に限らず頭痛全般
に有用である。
HIT-6は，痛みの頻度，日常生活への影響，社会生活への影響，
頭痛による精神的負担などの6つの質問項目から構成されている。
② 片頭痛様または緊張性頭痛様の頭痛が月に15日以上出現し，3
カ月を超えて起こり，少なくとも月に8日の頭痛が片頭痛であ
る場合に，慢性片頭痛と診断される。

問8　解答 a（①～④）

解説　　片頭痛を慢性化させる危険因子として，頭痛を認める日が多いこ
と，母親が慢性連日性頭痛であること，睡眠時無呼吸，うつや不安
などの気分障害やストレスの多い生活がある。また，BMIが25～29
では3倍，30以上では5倍，慢性連日性頭痛のリスクが高くなる。
その他，過剰な鎮痛薬の使用，カフェイン摂取，頭部外傷なども片
頭痛を慢性化させる危険因子である。

問9 **解答** d（アマージーパキシル）

解説 a．マクサルト®とインデラル®（プロプラノロール塩酸塩）の代謝にはA型モノアミンオキシダーゼ（MAO）が関与するため，併用によりマクサルト®の代謝が阻害され，消失半減期が延長，AUCが増加し，マクサルト®の作用が増強される可能性があるため，併用禁忌である。プロプラノロール塩酸塩投与中あるいは投与中止から，錠剤では24時間，徐放製剤では48時間経過していない場合は，マクサルト®を投与してはならない。

b．イミグランは，主にMAOにより代謝される薬剤である。エフピー®はMAO阻害薬であり，併用によりイミグランの代謝が阻害され，消失半減期が延長，AUCが増加するおそれがあり，イミグランの作用が増強される可能性があるため，併用禁忌である。エフピー®投与中あるいは投与中止2週間以内の場合は，イミグランを投与してはならない。

c．レルパックス®は，主にCYP3A4により代謝される薬剤である。CYP3A4を阻害するノービア®との併用により，レルパックス®の血中濃度が上昇するおそれがあるため，併用禁忌である。

d．パキシルなどの選択的セロトニン再取り込み阻害薬（SSRI）およびセロトニン・ノルアドレナリン再取り込み阻害薬（SNRI）は，セロトニンの再取り込みを阻害し，セロトニン濃度を上昇させる。よってセロトニン作動薬であるアマージなどのトリプタンとの併用により，セロトニン作用が増強し，セロトニン症候群（不安，焦燥，興奮，頻脈，発熱，反射亢進，協調運動障害，下痢など）が現れることが薬理学的に考えられるため，併用する場合には十分注意する。

問10 **解答** a（①正・②正）

解説 ① トリプタンの投与により，狭心症あるいは心筋梗塞を含む虚血性心疾患様症状である胸痛，胸部圧迫感などの一過性の症状（強度で咽喉頭部に及ぶ場合がある）が現れることがある。このような症状が虚血性心疾患によると思われる場合には，以後の投与を中止し，虚血性心疾患の有無を調べるための適切な検査を行う。なお，心筋梗塞，虚血性心疾患，異型狭心症の患者にトリプタンは投与禁忌である。

② クリアミン配合錠投与時には，患者本人だけでなく，両親や兄弟に他の薬物アレルギーや蕁麻疹，気管支喘息，アレルギー性鼻炎，食物アレルギーなどがないか過敏症状などを予測するために十分な問診を行う。

ケア計画の基礎知識 **3**

問11 **片頭痛の治療として適切でないものはどれか？**

a．片頭痛の急性期には制吐薬を併用するとよい。

b．片頭痛発作時の薬剤選択は，ステップアップ法を用い，まずは NSAIDsを投与する。

c．中等度～重度の片頭痛発作にはトリプタンを選択する。

d．片頭痛発作が月に2回以上あるいは6日以上ある場合は，予防療法を行うことを検討する。

問12 **トリプタンの使用方法として適切でないものはどれか？**

a．イミグラン点鼻液（スマトリプタン）は，悪心や嘔吐を伴う場合に適している。

b．月経周期に関連して起こる片頭痛発作には，アマージ（ナラトリプタン塩酸塩）が有用である。

c．ゾーミッグ®（ゾルミトリプタン）は，比較的傾眠やめまいの副作用が少ないため，自動車の運転を行う患者に適している。

d．マクサルト®（リザトリプタン安息香酸塩）は，片頭痛だけではなく緊張型頭痛にも有効である。

問13 **妊婦・授乳婦に対する片頭痛の治療として適切なものはどれか？**

a．授乳中の片頭痛発作時にイミグラン（スマトリプタンコハク酸塩）を投与した場合には，48時間授乳してはならない。

b．妊婦に対して片頭痛予防療法を行う必要がある場合には，ミグシス®（ロメリジン塩酸塩）（Ca拮抗薬）が適している。

c．妊娠中の片頭痛急性期の悪心・嘔吐に対する治療が必要な場合には，ナウゼリン®（ドンペリドン）（制吐薬）が適している。

d．妊娠中の片頭痛発作時に治療が必要な場合には，アセトアミノフェンが適している。

問14 **片頭痛の予防療法としてデパケン®（バルプロ酸ナトリウム）を投与する場合の血中濃度の目安はどれくらいか？**

a．50μg/mL未満   b．50～100μg/mL

c．10ng/mL未満   d．10～50ng/mL

問15 **下記の2つの文章において，（正）（誤）の組み合わせが正しいものをa～dの中から選びなさい。**

① 呉茱萸湯（漢方薬）は慢性片頭痛に有効である。

② 12歳以上で，体重40kg以上であれば，トリプタンは投与可能である。

a．①正・②正   b．①正・②誤   c．①誤・②正   d．①誤・②誤

問11 解答 **b（片頭痛発作時の薬剤選択は，ステップアップ法を用い，まずは NSAIDsを投与する）**

解説 　片頭痛発作時の薬剤選択は，ステップアップ法ではなく，重症度に応じて治療薬を選択する。片頭痛の急性期には，随伴症状である悪心・嘔吐や消化管吸入遅延がみられることがあるため，塩酸メトクロプラミドなどの制吐薬を併用するとよい。また，片頭痛発作が月に2回以上あるいは6日以上ある場合には，予防療法の実施について検討することが勧められる。

👆 point

◆片頭痛の薬物療法
　片頭痛は繰り返し起こり，患者の社会生活，家庭生活に種々の悪影響を及ぼす疾患であるため，患者のニーズにあった治療法を選択する必要がある。
　片頭痛の薬物療法には，頭痛発作時に使用する急性期治療と，頭痛発作の頻度や程度の減少，急性期治療薬の反応改善，日常生活の支障の軽減を目的に使用される予防療法がある。

◆片頭痛の急性期治療
　片頭痛急性期治療薬は，重症度に応じて選択する。軽度～中等度の頭痛にはアセトアミノフェンや，アスピリン，ナプロキセンなどのNSAIDsを使用する。中等度～重度の頭痛，または軽度～中等度の頭痛でも過去にNSAIDsの効果がなかった場合にはトリプタンが推奨される。エルゴタミンは，悪心・嘔吐の副作用が生じやすく，長期乱用による副作用が問題となること，中等度～重度の頭痛には効果が少ないため，トリプタンを投与しても頻回に頭痛が再燃する患者などに使用は限定される。いずれの場合も制吐薬の併用は有用である。

（日本神経学会・日本頭痛学会 監修，慢性頭痛の診療ガイドライン作成委員会 編集：
慢性頭痛の診療ガイドライン2013，医学書院，114-119，126-132，2013．より作成）

問12 **解答** **c（ゾーミッグ®は，比較的傾眠やめまいの副作用が少ないため，自動車の運転を行う患者に適している）**

解説 a．トリプタンには錠剤（口腔内速溶錠，口腔内崩壊錠を含む）だけでなく，点鼻液，皮下注射薬の製剤がある。剤形は患者の症状や好み，使用可能なものなどによっても選択されるが，点鼻液，皮下注射薬は，悪心や嘔吐を伴い内服が困難な場合や，片頭痛発作が重度で日常生活や社会生活に多大なる支障をきたしている場合に適している。

一般的にイミグランの効果発現は，皮下注射10分，点鼻液15分，錠剤30分を要するとされている。

b．女性の片頭痛患者の約半数は片頭痛発作が月経周期に関連していることを自覚しており，特にエストロゲンの量が急激に減少する月経開始日±2日に片頭痛が起こりやすい。アマージは，トリプタンの中でも最も半減期が長く，効果が持続し忍容性も高いことから，月経周期に関連して起こる片頭痛発作に有用である。

c．トリプタンの中でゾーミッグ®，マクサルト®（リザトリプタン安息香酸塩）は，脂溶性が高く，中枢移行性が高い。そのため，傾眠やめまい，全身倦怠感といった副作用が生じることがあり，注意が必要である。レルパックス®（エレトリプタン臭化水素酸塩）も中枢移行性はよいが，消失が早いため，中枢性の副作用は少ない。

なお，片頭痛あるいはすべてのトリプタンの投与により眠気を催すことがあるので，トリプタン投与中の患者には自動車の運転など危険を伴う機械操作に従事させないよう十分注意する必要がある。

d．トリプタンは，片頭痛と確定診断された場合にのみ（家族性片麻痺性片頭痛，孤発性片麻痺性片頭痛，脳底型片頭痛，眼筋麻痺性片頭痛を除く）投与する。ただし，群発頭痛急性期治療にイミグラン注・イミグランキット皮下注（スマトリプタンコハク酸塩）は有効であり，群発頭痛にも保険適用を取得している。イミグラン点鼻液（スマトリプタン）やゾーミッグ®（ゾルミトリプタン），マクサルト®（リザトリプタン安息香酸塩）は群発頭痛に有効である場合も報告されているが，保険適用外である。

◆片頭痛以外の一次性頭痛の薬物治療

●緊張型頭痛の薬物療法

　　緊張型頭痛の場合には，鎮痛薬とNSAIDsの使用が最も勧められる。鎮痛薬としてアセトアミノフェン，NSAIDsでは，アスピリン，メフェナム酸，イブプロフェンなどが代表薬剤であり推奨されている。NSAIDsは胃腸障害，造血器障害などの副作用があり，注意が必要である。また，NSAIDsの慢性的使用による頭痛の誘発が問題となる。妊娠中の女性には，安全性の面からアセトアミノフェンが選択される。

　　緊張型頭痛の予防的投薬では，抗うつ薬による内服治療が施行される頻度が高く，とりわけアミトリプチリンなどの三環系抗うつ薬が推奨されている。そのほか筋緊張緩和のためのチザニジン，エペリゾンなどの筋弛緩薬の併用療法や，副作用の頻度が低いという利点から，四環系抗うつ薬が治療薬として選択されることもある。

　　　　　　　　（日本神経学会・日本頭痛学会 監修，慢性頭痛の診療ガイドライン作成委員会 編集：
　　　　　　　　慢性頭痛の診療ガイドライン2013，医学書院，204-208，2013．より作成）

●群発頭痛の薬物療法

　　群発頭痛の治療は，群発期における頭痛発作時の治療と頭痛発作の予防とに分けられる。

　　頭痛発作時には，トリプタンのイミグラン（スマトリプタンコハク酸塩）の皮下注射（1回3mg，1日6mgまで）が勧められる。エルゴタミン，NSAIDsの効果は期待できない。

　　反復性群発頭痛の予防療法では，エルゴタミンや片頭痛の予防療法に用いられるミグシス®（ロメリジン塩酸塩）（Ca拮抗薬），その他ベラパミル，副腎皮質ステロイドも効果があるとされるが，いずれも保険適用を取得していない。慢性群発頭痛の予防療法では，炭酸リチウム，バルプロ酸ナトリウム，ガバペンチン，トピラマートなどの有効性が報告されているが効果については確立されていない。

　　　　　　　　（日本神経学会・日本頭痛学会 監修，慢性頭痛の診療ガイドライン作成委員会 編集：
　　　　　　　　慢性頭痛の診療ガイドライン2013，医学書院，226-232，2013．より作成）

問13 **解答** **d（妊娠中の片頭痛発作時に治療が必要な場合には，アセトアミノフェンが適している）**

解説 a．トリプタンの中で，イミグラン（スマトリプタンコハク酸塩）とレルパックス®（エレトリプタン臭化水素酸塩）は投与後にヒト母乳中へ移行することが認められているがわずかである。イミグランは投与後12時間，レルパックス®は投与後24時間は授乳を避け，その後に授乳させることが望ましい。その他のトリプタンは，危険性は少ないとされているが，動物実験で投与後に乳汁中への移行が認められており，添付文書では投与中は授乳回避とされている。

b．妊娠中は片頭痛発作の頻度が減少するため，予防療法薬が必要となる場合は少ない。

ミグシス®は，片頭痛の予防薬として保険適用のあるCa拮抗薬である。ただし，動物実験で催奇形作用が報告されており，妊婦には投与禁忌である。

やむを得ず妊婦に予防療法を行わなければならない場合はインデラル®（プロプラノロール塩酸塩）をはじめとするβ遮断薬が比較的安全とされている。

c．ナウゼリン®は，動物実験で催奇形作用が報告されており，妊婦には投与禁忌である。塩酸メトクロプラミドは妊婦に対して有益性投与であるが，比較的広く使用されており，児への悪影響はほぼ否定されている。

d．妊娠中の片頭痛発作時に治療が必要な場合には，アセトアミノフェンが適している。妊婦へのトリプタン投与はいずれも有益性投与であり，妊娠初期の使用での胎児奇形発生率の増加は報告されていない。

問14 **解答** **a（50µg/mL未満）**

解説 月に2回以上の頭痛発作がある片頭痛患者にバルプロ酸ナトリウムを経口投与すると，1カ月あたりの発作回数を減少させることが期待できる。成人の場合，バルプロ酸ナトリウム400〜600mg/日の内服が勧められる。また，主にてんかん治療に用いられる場合の有効血中濃度は50〜100µg/mLとされているが，片頭痛の発作予防の場合は血中濃度を50µg/mL以上に上げても効果は乏しく，50µg/mL未満にしたほうが，副作用が出現しにくく，かつ頭痛発作頻度，発作日数の有意な軽減が得られたとの報告がある。また，低用量のバルプロ酸ナトリウムに反応しない片頭痛患者では投与量を増大しても効果は得られないと報告されている。

point

◆片頭痛の予防療法

　慢性頭痛の診療ガイドライン2013では，片頭痛発作（月2回以上または6日以上），特殊な片頭痛（急性期治療だけでは日常生活に支障がある，急性期治療薬が投与できない，永続的な神経障害をきたすおそれなど）に対しては予防療法の検討が推奨されている。予防療法における薬剤選択は，患者の併存する他の疾患や身体的状況を勘案することが勧められる。

　現在，片頭痛予防薬として保険適用となっているのは，ミグシス®（ロメリジン塩酸塩），デパケン®（バルプロ酸ナトリウム），インデラル®（プロプラノロール塩酸塩），クリアミン配合錠（エルゴタミン酒石酸塩＋無水カフェイン＋イソプロピルアンチピリン）である。トリプタノール®（アミトリプチリン塩酸塩），ワソラン®（ベラパミル塩酸塩）は，適応外使用となっている。また，2012年米国内科学会のガイドラインでは，トピラマートはバルプロ酸ナトリウムと同様にグレードAに推奨されている。

＜予防薬剤薬効群＞

Group 1 （有効）	Group 2 （ある程度有効）	Group 3 （経験的に有効）	Group 4 （有効， 副作用に注意）	Group 5 （無効）
抗てんかん薬 　バルプロ酸 　トピラマート β遮断薬 　プロプラノロール 抗うつ薬 　アミトリプチリン	抗てんかん薬 　レベチラセタム 　ガバペンチン β遮断薬 　メトプロロール 　アテノロール 　ナドロール Ca拮抗薬 　ロメリジン 　ベラパミル ARB/ACE阻害薬 　カンデサルタン 　リシノプリル その他 　マグネシウム製剤 　ビタミンB₂ 　チザニジン 　A型ボツリヌス毒素	抗うつ薬 　フルボキサミン 　イミプラミン 　ノルトリプチリン 　パロキセチン 　スルピリド 　トラゾドン 　ミアンセリン 　デュロキセチン 　クロミプラミン Ca拮抗薬 　ジルチアゼム 　ニカルジピン ARB/ACE阻害薬 　エナラプリル 　オルメサルタン	その他 　オランザピン	抗てんかん薬 　クロナゼパム 　ラモトリギン 　カルバマゼピン Ca拮抗薬 　ニフェジピン β遮断薬 　アセブトロール 　ピンドロール その他 　クロニジン

（日本神経学会・日本頭痛学会 監修，慢性頭痛の診療ガイドライン作成委員会 編集：
慢性頭痛の診療ガイドライン2013，医学書院，150，2013．一部抜粋）

解答 **a（①正・②正）**

① 漢方薬の中で，呉茱萸湯は慢性頭痛に対して，片頭痛や緊張型に関わらず有効性を示す。特に嘔吐を伴う頭痛に適しており，手足の冷えやすい中等度以下の体力の患者の習慣性片頭痛，習慣性頭痛，嘔吐，脚気衝心の保険適用を取得している。

② 12歳以上の小児で，体重40kg以上であれば，成人と同量のトリプタンを使用可能である。25〜40kgであれば，成人量の1/2とし，それ未満の小児でも減量すれば使用できる可能性がある。トリプタンの中で小児の片頭痛急性期治療に対して有効かつ安全に使用できるとされているのは，イミグラン点鼻液（スマトリプタン），マクサルト®（リザトリプタン安息香酸塩）である。

小児の片頭痛急性期治療の第一選択薬は，イブプロフェンとアセトアミノフェンである。また，小児片頭痛の予防療法薬として，抗てんかん薬のトピラマートが有効であり，その他，抗うつ薬のアミトリプチリン，抗ヒスタミン薬のシプロヘプタジンなどが用いられる。

15

片頭痛

MEMO

教育計画の基礎知識 4

問16 トリプタンの使用上の注意点として適切でないものはどれか？

- a．トリプタンは，片頭痛の前兆が現れたら使用する。
- b．イミグラン点鼻液（スマトリプタン）使用後に苦味を感じることがある。
- c．イミグランキット皮下注（スマトリプタンコハク酸塩）はラテックスアレルギー反応を起こすことがある。
- d．ゾーミッグ®RM（ゾルミトリプタン）は，水なしで服用してもよい。

問17 片頭痛予防療法薬の使用上の注意点として適切でないものはどれか？

- a．片頭痛予防療法薬服用中に片頭痛発作が発現した場合には，トリプタンを服用してよい。
- b．少なくとも2カ月は継続して服用する。
- c．片頭痛発作が減少し，効果が認められれば，継続して服用する。
- d．ミグシス®（ロメリジン塩酸塩）（Ca拮抗薬）の服用を忘れた場合，思い出したときすぐに服用する。

問18 下記の文章の（A）（B）にあてはまる正しい組み合わせをa〜dの中から選びなさい。

　イミグラン錠（スマトリプタンコハク酸塩）（トリプタン）投与後にイミグランキット皮下注を追加投与する場合には（　A　）時間以上の間隔をあけて投与し，他のトリプタンは（　B　）時間以内に投与しない。

- a．A−1　B−12
- b．A−2　B−12
- c．A−1　B−24
- d．A−2　B−24

問19 下記の2つの文章において，（正）（誤）の組み合わせが正しいものをa〜dの中から選びなさい。

① 頭痛ダイアリーには，頭痛による日常生活への影響度も記載する。
② トリプタンの使用は1カ月に15日以内とする。

- a．①正・②正
- b．①正・②誤
- c．①誤・②正
- d．①誤・②誤

問20 頭痛を誘発する可能性のある因子はどれか？

①アルコール　　　　　　②ストレス
③臭い　　　　　　　　　④温度差

- a．①と②
- b．③と④
- c．①〜③
- d．①〜④

問16 **解答** **a（トリプタンは，片頭痛の前兆が現れたら使用する）**

解説 a．トリプタン使用のタイミングは，頭痛が軽度か，もしくは頭痛発作早期（発症より1時間ぐらいまで）が効果的である。片頭痛前兆期・予兆期にトリプタンを使用しても支障はないが，無効である可能性がある。

また，片頭痛発作時に発現する皮膚アロディニア*（異痛症）を併発すると，トリプタンの効果が極めて悪くなる。皮膚アロディニアは，片頭痛発症20分以内には出現はないとされているため，トリプタンはアロディニア発現前の早期の段階に使用することが重要であることもあわせて患者に説明する。

エルゴタミンは，片頭痛の前兆が現れたら服用する。

＊ 皮膚アロディニアの症状：風が顔に当たると痛い，櫛やブラシで髪をとかすと痛い，メガネフレームが顔に触れると痛い，手足のしびれやピリピリ感がある，腕時計やベルトをつけると不快，布団や毛布を体にかけると痛い・不快　など

b．イミグラン点鼻液の使用後に苦味を感じることがある。その苦味が使用の中止の原因となる場合があるため，患者に使用状況や手技の確認とともに使用継続が可能であるかも確認する。

c．イミグランキット皮下注の注射針カバー部分に天然ゴムラテックスが使用されているため，投与前の問診を行い，ラテックスアレルギーの有無を確認する。また，イミグランキット皮下注は自己投与が可能であり，ラテックスアレルギー反応の症状が現れた場合には，速やかに医師または薬剤師に連絡するよう指導する。

d．ゾーミッグ®RM（ゾルミトリプタン）やマクサルトRPD®（リザトリプタン安息香酸塩）は，口腔内速溶錠・口腔内崩壊錠であり，水なしで服用してもよい。また，使用直前にブリスターシートから取り出し，その際には，指の腹で押し出さず，裏面の目印箇所からシートを剥がして薬剤を取り出すよう指導する。

●片頭痛治療薬の服薬指導例

トリプタン	片頭痛が現れたときに服用することにより，脳の血管の異常な拡張を抑えて片頭痛を改善する薬です。
エルゴタミン	片頭痛の前兆時に服用することにより，脳の血管の異常な拡張を抑えて片頭痛を防ぐ薬です。
片頭痛発作予防薬 ミグシス®（ロメリジン塩酸塩） デパケン®（バルプロ酸ナトリウム） インデラル®（プロプラノロール塩酸塩）	片頭痛が起きるのを予防する薬です。起こってしまった片頭痛発作を改善する薬ではありません。

15

片頭痛

問17 **解答** c（片頭痛発作が減少し，効果が認められれば，継続して服用する）

解説 a．片頭痛予防療法薬は，発現した片頭痛頭痛発作を緩解する薬剤ではない。そのため，片頭痛予防療法薬投与中に片頭痛頭痛発作が発現した場合には，必要に応じてトリプタンやNSAIDsを頓用するよう患者に十分に説明しておく。

b．片頭痛予防療法の効果判定に少なくとも2カ月を要し，臨床効果を達成するまでに2〜3カ月かかる可能性があるため，少なくとも2カ月は継続して服用するよう患者に指導する。

c．片頭痛頭痛発作が月に1〜2回未満あるいは日常生活に支障をきたさない程度であれば，片頭痛急性期治療のみで十分とされている。そのため，片頭痛予防療法薬は，有害事象がなければ3〜6カ月継続し，片頭痛頭痛発作が月に1〜2回以下が2カ月以上継続し，日常生活への支障がなくなったら漸減し，中止するなど，漫然と投与を継続せず，患者の症状の経過を十分に観察し，減量や中止を行う。

d．ミグシス®の服用を忘れた場合，思い出したときすぐに服用するよう患者に指導する。ただし，次の服用が近いときは忘れた分は服用しなくてもよい。

問18 **解答** d (A-2 B-24)

解説 イミグラン錠投与後にイミグランキット皮下注を追加投与する場合には，2時間以上の間隔をあけて投与する。1つのトリプタンが無効な場合でも，他のトリプタンが有効な場合がある。しかし，併用により相互に作用を増強させ，血圧上昇または血管攣縮が増強されるおそれがあるため，24時間以内に他のトリプタンは投与しない。

💊 服薬指導

●トリプタンの服薬指導例

　トリプタンは，効果不十分な場合，追加投与することができるが，投与間隔や1日の総投与量などに制限があるため，患者が正しく使用できるように十分に指導を行う必要がある。

追加投与に関する基本的な注意点	・投与により全く効果が認められない場合には，その発作に対して追加投与をしないこと ・イミグラン（スマトリプタンコハク酸塩），ゾーミッグ®（ゾルミトリプタン）－1日4錠まで 　レルパックス®（エレトリプタン臭化水素酸塩），マクサルト®（リザトリプタン安息香酸塩），アマージ（ナラトリプタン塩酸塩）－1日2錠まで 　イミグラン点鼻液・皮下注・注－1日2回まで ・他のトリプタン系薬剤を投与する場合，24時間以内に追加投与しないこと
同薬剤の追加投与間隔	・イミグラン 　錠剤あるいは点鼻液投与後：2時間以上 　注射液投与後　　　　　　：1時間以上 ・ゾーミッグ®，レルパックス®，マクサルト® 　前回の投与から2時間以上あける ・アマージ 　前回の投与から4時間以上あける

問19 **解答** b (①正・②誤)

解説 ① 頭痛ダイアリーを用いることで，患者は自身の頭痛の状況を把握でき，医師は問診だけでは十分に得ることができない頭痛に関する情報を得ることで，頭痛に関する診断や治療効果を評価することができる。頭痛ダイアリーには，頭痛の程度，頭痛の性状，使用した薬剤と効果だけでなく，日常生活への影響度も記載する。

② トリプタンやエルゴタミン，NSAIDsなどの薬剤の使用過多によって頭痛を引き起こすことがある。頭痛が1カ月に15日以上あり，1種類以上の急性期または対症的頭痛治療薬を3カ月を超えて定期的に乱用している場合，薬剤の使用過多による頭痛と診断される。また，加えて，トリプタンを3カ月以上を超えて，1カ月に10日以上，定期的に1つ以上のトリプタンを使用している場合には，トリプタン乱用頭痛と診断される。非オピオイド系鎮痛薬乱用頭痛は，3カ月を超えて，1カ月に15日以上，複合鎮痛薬乱用頭痛は，3カ月を超えて，1カ月に10日以上定期的に1つ以上の複合鎮痛薬を摂取していることが診断基準とされている。

患者は，使用している薬剤によって頭痛が悪化していることを正しく理解せず，頭痛のたびに片頭痛急性期治療薬（OTC医薬品を含む）を使用し，使用頻度が高くなっている場合が少なくない。そのため，急性期治療薬の使用は頻回にならないように，1カ月に10回以内とするよう患者に指導する。

point

◆薬剤の使用過多による頭痛

　NSAIDs，エルゴタミン，トリプタン，オピオイド，カフェインなどの長期乱用により頭痛をきたすことが知られている。また，患者の中にはOTC医薬品にて頭痛の対処をし，連用することにより頭痛を誘発している場合もあるため，頭痛治療薬の使用状況は，OTC医薬品の使用も含め聴取する必要がある。

　急性期治療薬を使用する日が，1カ月に10回以上の場合には，予防療法を組み合わせて，急性期治療薬の使用が月に10回以内でおさまるように調整する。

　薬剤の使用過多による頭痛は，原因薬剤の服用中止により1～6カ月間は70％ほどの症例で改善が得られるとの報告が多いが，長期予後では3割が再び薬剤乱用に陥る。そのため，日頃から急性期治療薬の使用が頻回とならないように患者教育が必要である。

問20 **解答** d（①〜④）

解説　片頭痛患者の約75%に何らかの発作の誘発因子があるといわれている。疫学調査から同定された共通の片頭痛を誘発する因子は，アルコール，ストレス，精神的緊張，疲れ，睡眠（過不足），天候の変化，温度差，頻回の旅行，月経周期，臭い，空腹などであり，アルコール以外のものは緊張型頭痛の誘発因子ともなる。多くの食品が片頭痛の誘発因子として信じられており，代表的なものは赤ワイン，チョコレート，チーズであるが，個人によって反応が異なる。

片頭痛は繰り返し起こるため，日常生活に支障をきたし，働くことができなくなったり，授業の欠席などにつながるため，積極的に治療すべき病気です。

■ 生活習慣の改善 ■

睡眠不足は頭痛を悪化させますが，寝過ぎも頭痛を悪化させることがあるので，休日も平日と同じ時間に起床して規則正しい生活を送りましょう。また，ストレスも頭痛の原因になるので，ストレスを取り除くリラクゼーションを取り入れてみましょう。月経時に起こりやすい方は，その時期に他の頭痛を引き起こす原因と重ならないように注意しましょう。臭いで頭痛が起こる場合には，香水は控えましょう。

■ 片頭痛を誘発する食品 ■

一般的に，飲酒（特に赤ワイン）やチーズ，コーヒー，チョコレート，柑橘類，中華料理などは頭痛を引き起こす可能性があります。個人差がありますが，ある食品が頭痛を引き起こすことが明らかな場合には，その食品を適切に避けるようにしましょう。

■ 片頭痛発作時の休眠・安静 ■

片頭痛のときには，額やこめかみを冷やすと痛みが軽くなります。片頭痛が起こったときに音や光に過敏になることが多いので，暗く静かな部屋で安静にしましょう。耳栓やアイマスクをしてさえぎるのもよいでしょう。

■ 片頭痛治療薬の過剰服用を避ける ■

片頭痛治療薬の過剰使用によって，頭痛を引き起こしてしまいます。1カ月に10日以内にしましょう。

また，頭痛の治療薬として多くのOTC医薬品（市販薬）が販売されていますが，OTC医薬品を購入する場合にはできるだけ組成がシンプルなものを選びましょう。カフェインが含まれているものは効果はすぐれていますが，連用は好ましくありません。慢性的な頭痛があり，OTC医薬品の使用回数が増えるようであれば，病院を受診しましょう。

MEMO

16 関節リウマチ

Rheumatoid Arthritis

病態の基礎知識 **1**

① 関節リウマチの病態生理に関する知識の習得
② 関節リウマチの診断や治療指針に関する知識の習得

観察計画の基礎知識 **2**

① **薬物治療効果に関する観察計画**
  - 関節リウマチの状態を示す患者の自覚症状を確認する。
  - 関節リウマチの状態を示す検査データを確認する。

② **薬剤の安全性に関する観察計画**
  - 投与されている薬剤の中で相互作用のある薬剤がないかどうかを確認する。
  - 投与されている薬剤の副作用の発現に注意する。

ケア計画の基礎知識 **3**

① **薬物治療効果に関するケア計画**
  - 薬物治療の効果を評価し，必要に応じて投与薬剤の追加および変更について検討する。

② **薬剤の安全性に関するケア計画**
  - 相互作用のある薬剤が処方されている場合，医師に報告しその対応について検討する。
  - 副作用が発現すれば医師に報告し，その対応について検討する。

教育計画の基礎知識 **4**

① **薬物治療に関する教育計画**
  - 患者や家族に適切な服薬指導を実施する。
  - 患者に関節リウマチの状態を示す自覚症状や副作用発現時の症状を説明し，医療スタッフに伝達すべき内容を指導する。

━ 日常生活指導 ━

  - 患者に適切な日常生活指導を実施する。

問1 下記の文章の (A) (B) にあてはまる正しい組み合わせをa〜dの中から選びなさい。

　日本における関節リウマチ患者数は約（　A　）人であり，現在，継続的に関節リウマチ治療を受けている人は約（　B　）人くらいいると推定されている。

a．A−10〜50万　B−5万8千　　b．A−1〜5万　B−8千
c．A−60〜100万　B−37万　　　d．A−6〜10万　B−4万3千

問2 下記の2つの文章において，(正)(誤)の組み合わせが正しいものをa〜dの中から選びなさい。

① 関節リウマチは炎症性の自己免疫疾患である。
② 関節の機能が高度に低下して身体障害がもたらされた場合を悪性関節リウマチという。

a．①正・②正　b．①正・②誤　c．誤・②正　d．①誤・②誤

問3 関節リウマチの関節外症状や合併症となるものをすべて選びなさい。

①シェーグレン症候群　　　　②間質性肺炎
③骨粗鬆症　　　　　　　　　④下痢

a．①〜④　　b．①のみ　　c．②と③　　d．①〜③

問4 下記の2つの文章において，(正)(誤)の組み合わせが正しいものをa〜dの中から選びなさい。

① 3カ所以上の関節領域の腫脹は関節リウマチの診断項目の1つである。
② 関節領域の腫脹が6週間以上持続していなければ関節リウマチとは診断されない。

a．①正・②正　b．①正・②誤　c．①誤・②正　d．①誤・②誤

問5 関節リウマチの活動性を評価するための検査はどれか？

①リウマトイド因子　　　　②抗CCP抗体
③赤血球沈降速度　　　　　④尿蛋白

a．①と②　　b．①と③　　c．②と④　　d．③と④

問1 　解答 c（A−60〜100万　B−37万）

解説 　　関節リウマチ患者は多少の人種差はあるものの世界中に普遍的に存在し，その頻度は0.5〜1.0％と報告されている。わが国の疫学調査では診断基準，調査方法，対象年齢などによって若干の差異はあるが，関節リウマチの有病率は全人口の0.6〜1.0％で，患者数は約60〜100万人と推定されている。

　　性別では女性に多く，男性の3〜4倍の罹患率である。好発年齢は30〜50歳であるが，16歳未満で発症する場合や，高齢になってから発症する高齢発症関節リウマチもあり，発症年齢は幅広い。高齢者での発症は，男女比に差がなくなる傾向にある。

　　平成29年（2017年）に厚生労働省が行った患者調査の結果，関節リウマチとして継続的に治療を受けていると推計された患者数は37万3千人であり，男性7万5千人，女性29万7千人で女性のほうが多い。

問2 　解答 b（①正・②誤）

解説 ① 関節リウマチは関節の滑膜の炎症による多発関節炎を主体とする炎症性の自己免疫疾患である。
　　② 悪性関節リウマチ（MRA）は，関節炎と血管炎をはじめとする関節外症状を認め，難治性もしくは重篤な臨床病態を伴う場合をいう。内臓障害がなく，関節リウマチの関節病変が進行して関節の機能が高度に低下して身体障害がもたらされる場合には悪性関節リウマチとはいわない。悪性関節リウマチの発症年齢は関節リウマチよりやや高齢で60歳代に好発し，性別では関節リウマチに比べて男性の占める割合が大きく，男女比は1：2である。平成28年度（2016年度）の指定難病受給者証保有者数は6,067名で，関節リウマチの0.6％の頻度と考えられている。

◆関節リウマチの病因

　関節リウマチの病因として，多因子性の自己免疫性疾患と考えられ，遺伝的素因に加えて環境因子などが複雑に関与していると推察されている。

　関節リウマチの病変の主体は関節滑膜の炎症である。関節炎ではリンパ球やマクロファージが滑膜に浸潤し，滑膜細胞が増殖する。滑膜細胞からは蛋白分解酵素や，TNF-α，IL-1，IL-6などの炎症性サイトカインなどが分泌され，炎症の持続およびその拡大，関節軟骨の破壊などに関与し，関節リウマチの病態形成に大きな役割を果たしている。特にTNF-αは炎症を惹起するだけでなく，IL-1，IL-6など産生を誘導する。

16

関節リウマチ

問3 [解答] a（①〜④）

[解説]　関節リウマチは，全身性炎症疾患であり，体重減少，全身倦怠感，微熱，貧血などの全身症状がみられる。関節外症状として，シェーグレン症候群や間質性肺炎，骨粗鬆症，下痢，心筋梗塞，腎不全などを引き起こす。

◆関節リウマチとは

　関節リウマチ（RA）は関節滑膜の増殖による慢性・持続性・骨破壊性の多発関節炎を主症状とし，関節外症状として肺，腎臓，皮下組織，心臓，消化管などにも病巣が広がる全身性炎症疾患である。関節炎が長期にわたって持続し，軟骨・骨および周囲の組織を破壊しながら進行し，やがて罹患関節は変形，強直などの症状のために日常生活動作（ADL）が著しく障害される。

＜関節リウマチの関節外症状＞

全身症状	体重減少，全身倦怠感，微熱，貧血　など
皮膚	皮下結節，皮膚潰瘍，爪周囲梗塞　など
眼	シェーグレン症候群，強膜炎，上強膜炎，ぶどう膜炎　など
呼吸器	間質性肺炎，胸膜炎，肺線維症，閉塞性睡眠時無呼吸症候群　など
心	心外膜炎，心嚢液貯留，心不全，心筋梗塞　など
神経	多発性単神経炎，手根管症候群　など
腎	アミロイドーシス，腎不全　など
消化管	腸間膜動脈血栓症，下痢，腸梗塞，虚血性腸炎　など
骨	骨粗鬆症

🖑 point

◆関節リウマチの予後

　関節リウマチにはいくつかのタイプがあり，患者によって症状の現れ方や進み方に違いがみられるのが特徴である。

　①進行型　　　：急速に症状が悪化し，数年で車イスでの生活や寝たきりになってしまう。

　②多周期増悪型：症状がよくなったり悪くなったりを何年にもわたって繰り返しながら，少しずつ関節症状が悪化していく。

　③多周期寛解型：症状がよくなったり悪くなったりを繰り返しながら徐々に寛解していく。

　④単周期型　　：２年前後で症状が全く消えてしまい，ほとんど治ったような状態になる。

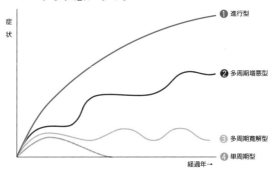

問4　**解答** d（①誤・②誤）

解説 ① 米国リウマチ学会（ACR）と欧州リウマチ学会（EULAR）による2010年関節リウマチ分類基準では，１カ所以上の関節に明確な臨床的滑膜炎（腫脹）がみられ，他の疾患では説明ができない場合に各項目のスコアを加算して関節リウマチであるかを分類する。罹患関節が１，２箇所であっても，関節の場所や，自己抗体検査陽性，急性期反応物質の上昇，６週以上の罹病期間であれば関節リウマチと分類される。

② ACRとEULARによる関節リウマチ分類基準では，診断項目の１つである滑膜炎の期間は，６週間未満と６週間以上でスコア分けされている。しかし，診断項目の中で相対的に滑膜炎の持続期間の重みは軽減されており，６週間以上滑膜炎が持続していることは絶対条件ではない。これは，早期に関節リウマチを診断し，できるだけ速やかに治療を開始し，炎症を鎮静化させて寛解導入するために有用である。

◆関節リウマチの診断基準

　ACRとEULARによる2010年関節リウマチの分類基準では，関節破壊がなくても臨床的滑膜炎があれば関節リウマチと診断でき，早期診断が可能である。これには，罹患関節数，自己抗体，急性炎症反応，罹病期間などがポイントとなっており，各カテゴリーの合計が6点以上であれば関節リウマチと分類される。

＜ACR/EULARによる2010年関節リウマチ分類基準＞

1) 少なくとも1関節に明らかな滑膜炎（腫脹）がある
2) 滑膜炎をより妥当に説明する他の疾患がみられない（全身性エリテマトーデス，乾癬性関節炎，痛風などの除外）

腫脹または圧痛関節数（DIP，1st CMC，1st MTPは除外）	
1個の中～大関節*2	0
2～10個の中～大関節*2	1
1～3個の小関節*1	2
4～10個の小関節*1	3
11関節以上（少なくとも1つは小関節*）	5
血清学的検査	
RFも抗CCP抗体も陰性	0
RFか抗CCP抗体のいずれかが低値の陽性（基準値上限より大きく上限の3倍以内の値）	2
RFか抗CCP抗体のいずれかが高値の陽性（基準値の3倍より大きい値）	3
滑膜炎の期間	
6週間未満	0
6週間以上	1
急性期反応	
CRPもESRも正常値	0
CRPかESRが異常値	1

＊1　MCP，PIP，MTP 2-5，1stIP，手首を含む
＊2　肩，肘，膝，股関節，足首を含む
MCP：中手指節関節，PIP：近位指節間関節，
MTP：中足趾節関節，IP：指節間関節
DIP：遠位指節間関節，CMC：手根中手関節
ESR：赤血球沈降速度

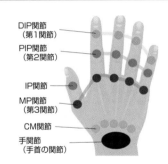

DIP関節
（第1関節）
PIP関節
（第2関節）
IP関節
MP関節
（第3関節）
CM関節
手関節
（手首の関節）

問5 　**解答** b（①と③）

　解説　　関節リウマチの活動性の指標として，リウマトイド因子（RF），赤血球沈降速度（ESR），CRP，免疫グロブリン，Hb，血清蛋白などの検査が行われる。

　　抗CCP抗体は関節リウマチの診断に用いられる。抗CCP抗体は病初期から高値であることが多く，60〜80％の感度と95％の非常に高い特異度をもって関節リウマチと診断できる。抗CCP抗体はリウマトイド因子陰性の関節リウマチ患者においても70％程度の陽性率を示し，早期関節リウマチにおいてもリウマトイド因子より陽性率が高い。

　　尿蛋白は抗リウマチ薬の副作用や関節外症状などの確認に用いられる。

観察計画の基礎知識 **2**

問6 下記の2つの文章において，（正）（誤）の組み合わせが正しいものをa～dの中から選びなさい。

① 関節リウマチの関節障害は，対称性に出現することが多い。
② 関節リウマチの関節症状として現れる「こわばり」は，日中に起こりやすい。

a．①正・②正　　b．①正・②誤　　c．①誤・②正　　d．①誤・②誤

問7 bDMARDを投与する前に，確認しておくべき検査はどれか？

①血中βD-グルカン　　　　　　　②HBs抗原
③インターフェロン-γ遊離試験　　④TSH・FT₄

a．②のみ　　　b．①と③　　　c．①～③　　　d．②～④

問8 抗リウマチ薬とその治療薬の投与禁忌として適切でない組み合わせはどれか？

a．リウマトレックス®（メトトレキサート）（csDMARD）－腎障害
b．ケアラム®（イグラチモド）（csDMARD）－消化性潰瘍
c．オレンシア®（アバタセプト）（bDMARD）－NYHA分類Ⅲ度以上のうっ血性心不全
d．オルミエント®（バリシチニブ）（tsDMARD）－Hb値8g/dL未満

※csDMARD：従来型抗リウマチ薬　　　tsDMARD：分子標的抗リウマチ薬

問9 抗リウマチ薬と併用禁忌の組み合わせはどれか？

a．プログラフ®（タクロリムス水和物）（csDMARD）
　　－アルダクトン®A（スピロノラクトン）
b．アザルフィジン®EN（サラゾスルファピリジン）（csDMARD）
　　－アマリール®（グリメピリド）
c．コルベット®（イグラチモド）（csDMARD）
　　－フェノバール®（フェノバルビタール）
d．ゼルヤンツ®（トファシチニブクエン酸塩）（tsDMARD）
　　－テグレトール®（カルバマゼピン）

問10 抗リウマチ薬と特に注意が必要な副作用の組み合わせとして適切でないものはどれか？

a．アクテムラ®（トシリズマブ）（bDMARD（IL-6阻害薬））－消化管穿孔
b．レミケード®（インフリキシマブ）（bDMARD（TNF阻害薬））－アナフィラキシー
c．リウマトレックス®（メトトレキサート）（csDMARD）－骨髄障害
d．アザルフィジン®EN（サラゾスルファピリジン）（csDMARD）－高血圧

問6 （解答） b（①正・②誤）

（解説） ① 関節リウマチの関節障害は，対称性関節炎として現れることが多い。関節のこわばりや腫れ，熱感などが現れ，進行すると関節の変形がみられる。

② 関節リウマチの関節症状として現れる「こわばり」は，起床時に起こりやすい。こわばりは軽度であれば関節を動かすことにより消失する。

問7 （解答） c（①～③）

（解説） bDMARD（生物学的製剤）の投与による日和見感染症に対する安全性を配慮して，血中βD-グルカン陰性，末梢血白血球数4,000/mm^{3}以上，末梢血リンパ球数1,000/mm^{3}以上を満たすことが望ましい。

B型肝炎ウイルス（HBV）感染者（キャリアおよび既感染者）では，bDMARDの投与によりHBVの再活性化が起こることがある。そのため，まずHBs抗原を測定して，HBVキャリアかどうか確認する。HBs抗原陰性の場合には，HBc抗体およびHBs抗体を測定して，既感染者かどうか確認する。

bDMARDの投与により結核が発症し，死亡例も報告されているため，bDMARDを投与する前には，問診・インターフェロン-γ遊離試験（クオンティフェロン，T-SPOT）またはツベルクリン反応・胸部X線撮影を必須とし，必要に応じて胸部CT撮影などを行い，結核感染の有無を確認する。

bDMARDの投与による重篤な甲状腺機能低下の報告はない。

👆 point

◆免疫抑制・化学療法により発症するB型肝炎対策ガイドライン

血液悪性疾患に対する強力な化学療法中あるいは終了後に，HBs抗原陽性あるいはHBs抗原陰性例の一部にHBV再活性化によりB型肝炎が発症し，その中には劇症化する症例があるため，bDMARD，分子標的DMARD（tsDMARD）（JAK阻害薬）投与開始前にB型肝炎ウイルスの感染の有無について確認を行う。

＜免疫抑制・化学療法により発症するB型肝炎対策ガイドライン＞

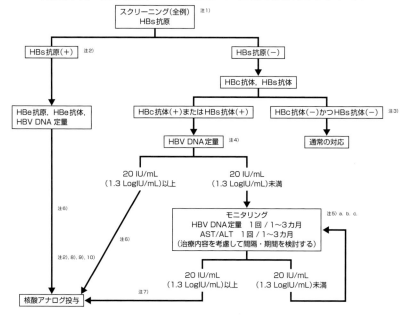

補足：血液悪性疾患に対する強力な化学療法中あるいは終了後に，HBs抗原陽性あるいはHBs抗原陰性例の一部においてHBV再活性化によりB型肝炎が発症し，そのなかには劇症化する症例があり，注意が必要である。また，血液悪性疾患または固形癌に対する通常の化学療法およびリウマチ性疾患・膠原病などの自己免疫疾患に対する免疫抑制療法においてもHBV再活性化のリスクを考慮して対応する必要がある。通常の化学療法および免疫抑制療法においては，HBV再活性化，肝炎の発症，劇症化の頻度は明らかでなく，ガイドラインに関するエビデンスは十分ではない。また，核酸アナログ投与による劇症化予防効果を完全に保証するものではない。

注1）免疫抑制・化学療法前に，HBVキャリアおよび既往感染者をスクリーニングする。まずHBs抗原を測定して，HBVキャリアかどうか確認する。HBs抗原陰性の場合には，HBc抗体およびHBs抗体を測定して，既往感染者かどうか確認する。HBs抗原・HBc抗体およびHBs抗体の測定は，高感度の測定法を用いて検査することが望ましい。また，HBs抗体単独陽性（HBs抗原陰性かつHBc抗体陰性）例においても，HBV再活性化は報告されており，ワクチン接種歴が明らかである場合を除き，ガイドラインに従った対応が望ましい。

注2）HBs抗原陽性例は肝臓専門医にコンサルトすること。また，すべての症例において核酸アナログの投与開始ならびに終了にあたって肝臓専門医にコンサルトする。

注3）初回化学療法開始時にHBc抗体，HBs抗体未測定の再治療例および既に免疫抑制療法が開始されている例では，抗体価が低下している場合があり，HBV DNA定量検査などによる精査が望ましい。

注4）既往感染者の場合は，リアルタイムPCR法によりHBV DNAをスクリーニングする。

注5）a．リツキシマブ・オビヌツズマブ（±ステロイド），フルダラビンを用いる化学療法および造血幹細胞移植：既往感染者からのHBV再活性化の高リスクであり，注意が必要である。治療中および治療終了後少なくとも12カ月の間，HBV DNAを月1回モニタリングする。造血幹細胞移植例は，移植後長期間のモニタリングが必要である。

　　b．通常の化学療法および免疫作用を有する分子標的治療薬を併用する場合：頻度は少ないながら，HBV再活性化のリスクがある。HBV DNA量のモニタリングは1～3カ月ごとを目安とし，治療内容を考慮して間隔および期間を検討する。血液悪性疾患においては慎重な対応が望ましい。

　　c．副腎皮質ステロイド薬，免疫抑制薬，免疫抑制作用あるいは免疫修飾作用を有する分子標的治療薬による免疫抑制療法：HBV再活性化のリスクがある。免疫抑制療法では，治療開始後および治療内容の変更後（中止を含む）少なくとも6カ月間に1回のHBV DNA量のモニタリングが望ましい。なお，6カ月以降は3カ月ごとのHBV DNA量測定を推奨するが，治療内容に応じて高感度HBs抗原測定（感度0.005 IU/mL）で代用することを考慮する。

注6）免疫抑制・化学療法を開始する前，できるだけ早期に核酸アナログ投与を開始する。ことに，ウイルス量が多いHBs抗原陽性例においては，核酸アナログ予防投与中であっても劇症肝炎による死亡例が報告されており，免疫抑制・化学療法を開始する前にウイルス量を低下させておくことが望ましい。

注7）免疫抑制・化学療法中あるいは治療終了後に，HBV DNA量が20 IU/mL（1.3 LogIU/mL）以上になった時点で直ちに核酸アナログ投与を開始する（20 IU/mL未満陽性の場合は，別のポイントでの再検査を推奨する）。また，高感度HBs抗原モニタリングにおいて1 IU/mL未満陽性（低値陽性）の場合は，HBV DNAを追加測定して20 IU/mL以上であることを確認したうえで核酸アナログ投与を開始する。免疫抑制・化学療法中の場合，免疫抑制薬や免疫抑制作用のある抗腫瘍薬は直ちに投与を中止するのではなく，対応を肝臓専門医と相談する。

注8）核酸アナログは薬剤耐性の少ないETV，TDF，TAFの使用を推奨する。

注9）下記の①か②の条件を満たす場合には核酸アナログ投与の終了が可能であるが，その決定については肝臓専門医と相談したうえで行う。
①スクリーニング時にHBs抗原陽性だった症例では，B型慢性肝炎における核酸アナログ投与終了基準を満たしていること。②スクリーニング時にHBc抗体陽性またはHBs抗体陽性だった症例では，(1)免疫抑制・化学療法終了後，少なくとも12カ月間は投与を継続すること。(2)この継続期間中にALT（GPT）が正常化していること（ただしHBV以外にALT異常の原因がある場合は除く）。(3)この継続期間中にHBV DNAが持続陰性化していること。(4)HBs抗原およびHBコア関連抗原も持続陰性化することが望ましい。

注10）核酸アナログ投与終了後少なくとも12カ月間は，HBV DNAモニタリングを含めて厳重に経過観察する。経過観察方法は各核酸アナログの使用上の注意に基づく。経過観察中にHBV DNA量が20 IU/mL（1.3 LogIU/mL）以上になった時点で直ちに投与を再開する。

日本肝臓学会 肝炎診療ガイドライン作成委員会 編「B型肝炎治療ガイドライン（第3.1版）」2019年3月，78-80.
https://www.jsh.or.jp/medical/guidelines/jsh_guidlines/hepatitis_b（2020年4月参照）

問8 **解答** **c（オレンシア®（bDMARD）－NYHA分類Ⅲ度以上のうっ血性心不全）**

解説 a．リウマトレックス®の主要な排泄経路は尿中であり，腎障害がある患者には副作用が強く現れるおそれがあるため，投与禁忌である。

b．ケアラム®/コルベット®（イグラチモド）は，副作用として消化性潰瘍が現れることがあり，消化性潰瘍を更に悪化させるおそれがあるため，消化性潰瘍のある患者には投与禁忌である。

c．bDMARDの中で，TNF阻害薬はうっ血性心不全の患者には症状を悪化させるおそれがあるためNYHA分類Ⅲ度以上のうっ血性心不全の患者には投与禁忌である。Ⅱ度以下では慎重な経過観察を行う。その他，重篤な感染症，活動性結核，脱髄疾患（多発性硬化症など）およびその既往歴のある患者には投与禁忌である。
オレンシア®は，うっ血性心不全患者に対しては投与禁忌とはされていない。オレンシア®は，T細胞の活性化およびサイトカイン産生を抑制，さらに他の免疫細胞の活性化を抑制するため，重篤な感染症の患者には投与禁忌である。

d．オルミエント®はJAK阻害薬であり，JAK 2 を介する受容体活性を阻害することにより，エリスロポエチンのシグナル伝達を抑制すると考えられるため，Hb減少が認められる可能性がある。そのため Hb値 8 g/dL未満の患者には投与禁忌である。オルミエント®投与中は，定期的に好中球数，リンパ球数，Hb値を測定し，好中球1,000/mm³未満，リンパ球 500/mm³未満，Hb 8 g/dL未満または 2 g/dL以上の低下を示した場合は投与を中止し，原因を精査する。

問9 　解答 a（プログラフ®（csDMARD）－アルダクトン®A）

解説 a．プログラフ®とアルダクトン®Aの副作用が相互に増強され，血清カリウム値が上昇し，高カリウム血症が発現することがあるため，併用禁忌である。

b．アザルフィジン®ENとアマリール®といったSU薬を併用すると，代謝抑制または蛋白結合の置換によりSU薬の作用が増強され，低血糖を発症するおそれがあるので，SU薬の用量を調節するなど注意する。

c．コルベット®/ケアラム®（イグラチモド）とフェノバール®の併用により，コルベット®/ケアラム®の代謝が促進され，血漿中濃度が低下するおそれがあるため，併用注意である。コルベット®/ケアラム®とワーファリン（ワルファリンカリウム）の併用により，ワーファリンの作用が増強され，重篤な出血をきたした症例が報告されているため併用禁忌である。ワーファリンによる治療を必要とする場合は，ワーファリンの治療を優先し，コルベット®/ケアラム®は投与しない。

d．ゼルヤンツ®は，主にCYP3A4および一部CYP2C19により代謝される薬剤である。CYP3A4を誘導するテグレトール®などとの併用により，ゼルヤンツ®の血中濃度が低下し，効果が減弱する可能性がある。そのためCYP3A4誘導作用のないまたは弱い薬剤への代替を考慮する。
CYP3A4を阻害するクラリスロマイシンやイトラコナゾールとの併用により，ゼルヤンツ®の血中濃度が上昇する可能性がある。そのためCYP3A4阻害薬併用時にはゼルヤンツ®を減量（ 1 回投与量を減量。 1 回投与量を減量することができない場合は投与回数を減らす）するなど用量を調節する。

問10 **解答** d（アザルフィジン®EN（csDMARD）－高血圧）

解説 a．IL-6阻害薬であるアクテムラ®，ケブザラ®（サリルマブ）投与中に消化管穿孔を起こした報告がある。そのため，憩室炎の既往や合併例には慎重に投与する。消化管穿孔が疑われる症状が認められた場合には，腹部X線検査，CT検査などを実施する。アクテムラ®の製造販売後長期フォローアップ調査最終解析結果において，重篤な心機能障害の発現（0.41/100人年）が認められているため，必要に応じて心電図検査，血液検査，胸部エコーなどを実施する。アクテムラ®を心疾患合併例に投与する場合には，定期的に心電図検査を行う。

b．レミケード®，インフリキシマブBS投与中あるいは投与終了後2時間以内に発現するinfusion reaction（投与時反応）のうち，重篤なアナフィラキシー（呼吸困難，気管支痙攣，血圧上昇，血圧低下，血管浮腫，チアノーゼ，低酸素症，発熱，蕁麻疹など），痙攣が現れることがある。そのため，緊急処置を直ちに実施できる準備をしたうえで投与を開始する。日本における市販後調査において，治験でインフリキシマブを使用し2年間以上の中断の後に再投与を行なった症例で重篤なInfusion reactionの頻度が有意に高かったため，長期間の中断や休薬の後の再投与時には特に注意する。また，infusion reactionだけでなく，3日以上経過後に遅発性過敏症が発現する可能性もあるため患者に十分説明し，筋肉痛，発疹，発熱，多関節痛，瘙痒，手・顔面浮腫，嚥下障害，蕁麻疹，頭痛などが発現した場合には，医師に連絡するよう指導する。

c．リウマトレックス®投与による骨髄障害はしばしば致死的になるため，危険因子や誘因*を確認し，過量投与にならないように注意する。投与開始前および投与中は開始時または増量後6カ月間は2～4週間ごとに，その後は4～12週ごとに血液学的検査（白血球分画，MCVを含む），腎機能検査を行う。

＊危険因子・誘因：腎機能障害，高齢，葉酸欠乏，多数薬剤の併用，低アルブミン血症，脱水（発熱，摂食不良，嘔吐・下痢，熱中症）

d．アザルフィジン®EN投与による高血圧の副作用は報告されていない。アザルフィジン®EN投与により特に注意しなければならない副作用として，中毒性表皮壊死融解症，皮膚粘膜眼症候群，紅皮症型薬疹といった重症の皮膚粘膜症状がある。また，肝機能障害，骨髄障害にも注意する。投与開始前に，必ず血液学的検査（白血球分画を含む），肝機能検査，腎機能検査を実施し，投与中は血液学的検査および肝機能検査を開始3カ月は2週間に1回，次の3カ月間は4週間に1回，その後は3カ月に1回行う。腎機能検査についても定期的に行う。

高血圧の副作用は，プログラフ®（タクロリムス水和物）（csDMARD）投与時に特に注意する必要がある。

 point

◆抗リウマチ薬の注意すべき副作用

一般名（商品名）			注意すべき副作用
cs DMARD	免疫 調節薬	金チオリンゴ酸ナトリウム（シオゾール®）	腎障害（タンパク尿，血尿），間質性肺炎，血液障害，皮膚炎，口内炎，肝障害
		ブシラミン（リマチル®）	腎障害（タンパク尿），血液障害，間質性肺炎，皮膚炎，肝障害，味覚異常
		サラゾスルファピリジン（アザルフィジン®EN）	肝障害，血液障害，重症の皮膚粘膜症状，発疹，頭痛，めまい，間質性肺炎
		イグラチモド（ケアラム®/コルベット®）	汎血球減少症，肝障害，腎障害，血液障害，間質性肺炎，消化性潰瘍，感染症
		メトトレキサート（リウマトレックス®）	感染症，血液障害，腎障害，肝障害，間質性肺炎，嘔気，頭痛，脱毛
		レフルノミド（アラバ®）	感染症，下痢，間質性肺炎，皮疹，脱毛，肝障害，腹痛，嘔気，高血圧
		タクロリムス水和物（プログラフ®）	感染症，消化管症状，腎障害，糖尿病，高血圧，振戦，頭痛，高K血症
ts DMARD	JAK 阻害薬	トファシチニブクエン酸塩（ゼルヤンツ®）	感染症の新たな発現・悪化（特に帯状疱疹），消化管穿孔，好中球減少，リンパ球減少，Hb減少，肝障害，間質性肺炎，悪性腫瘍，脂質異常症
		バリシチニブ（オルミエント®）	
		ペフィシチニブ臭化水素酸塩（スマイラフ®）	

一般名（商品名）			注意すべき副作用
bDMARD	TNF 阻害薬	インフリキシマブ（レミケード®）	感染症（結核，日和見感染症含む），投与時反応（アナフィラキシー，頭痛，発熱など），SLE様症状，脱髄疾患，悪性リンパ腫，心不全，間質性肺炎
		エタネルセプト（エンブレル®）	感染症（結核，日和見感染症含む），脱髄疾患，心不全，SLE様症状，悪性リンパ腫，骨髄障害，再生不良性貧血，投与部位の発赤，間質性肺炎
		アダリムマブ（ヒュミラ®）	感染症（結核，日和見感染症含む），脱髄疾患，SLE様症状，アナフィラキシー，再生不良性貧血，間質性肺炎，投与部位の発赤
		ゴリムマブ（シンポニー®）	
		セルトリズマブ ペゴル（シムジア®）	
	IL-6 阻害薬	トシリズマブ（アクテムラ®）	感染症（発熱，CRP上昇などが抑制され発見が遅れる），投与時反応（アナフィラキシー，頭痛，発熱など），腸管穿孔，好中球減少，心不全，脂質異常症，肝障害
		サリルマブ（ケブザラ®）	
	T細胞選択的共刺激調節薬	アバタセプト（オレンシア®）	感染症，投与時反応（アナフィラキシー，頭痛など），間質性肺炎，口内炎，悪性腫瘍，発疹，高血圧，めまい

 point

◆bDMARDの感染症のリスク因子

　bDMARDの重篤な有害事象では感染症が最多であり，感染症のリスクの高い患者では発熱や呼吸困難などの症状，胸部画像所見の推移や血中リンパ球数，β-Dグルカン，KL-6などの検査値の推移にも留意する。

	肺炎のリスク因子	重篤な感染症のリスク因子
インフリキシマブ	男性・高齢・stage Ⅲ以上・既存肺疾患	高齢・既存肺疾患・ステロイド薬併用
エタネルセプト	高齢・既存肺疾患・ステロイド薬併用	高齢・既存肺疾患・非重篤感染症合併・class Ⅲ以上・ステロイド薬併用
アダリムマブ	65歳以上・間質性肺炎の既往/合併*・stage Ⅲ以上	65歳以上・糖尿病の既往/合併・間質性肺炎の既往/合併*・class Ⅲ以上
トシリズマブ		ステロイド薬5mg/日を超える併用・呼吸器系疾患の既往/合併・罹病期間10年以上・65歳以上

＊　喘息・閉塞性肺疾患の既往/合併・その他非感染性の呼吸器疾患の既往/合併および胸部X線検査異常を含む

（日本リウマチ学会編：関節リウマチ（RA）に対するTNF阻害薬使用の手引き（2020年2月1日改訂版），
4，2020．一部改変）

（日本リウマチ学会編：関節リウマチ（RA）に対するIL-6阻害薬使用の手引き（2020年2月1日改訂版），
3，2020．一部改変）

ケア計画の基礎知識 3

問11 関節リウマチ治療として適切でないものはどれか？

a．3カ月で改善がみられなければ治療を見直す。
b．リウマトレックス®（メトトレキサート）を第一選択薬とする。
c．TNF阻害薬が奏効しない場合，別のTNF阻害薬は使用しない。
d．関節リウマチ治療開始時にcsDMARDに併用してステロイド薬を投与してもよい。

問12 リウマトレックス®（メトトレキサート：MTX）（csDMARD）の使用方法として適切なものはどれか？

a．予後不良因子を持つ非高齢者では4 mg/週で開始する。
b．最大16mg/週まで漸増できる。
c．1週間のうち2～3日間投与し，残りは休薬する。
d．MTXの副作用予防目的に葉酸製剤を併用する場合には，MTXと同時に投与する。

問13 下記の2つの文章において，（正）（誤）の組み合わせが正しいものをa～dの中から選びなさい。

① TNF阻害薬による関節リウマチ治療を行っている場合に手術が必要となった場合には，半減期を考慮して休薬する。
② MTXによる関節リウマチ治療を行っている場合に整形外科手術が必要となった場合には，休薬せず継続投与する。

a．①正・②正　　b．①正・②誤　　c．①誤・②正　　d．①誤・②誤

問14 関節リウマチ治療薬に関して適切なものはどれか？

a．スマイラフ®（ペフィシチニブ臭化水素酸塩）（tsDMARD）を中等度の腎機能障害患者に投与する場合には，減量する。
b．ケアラム®（イグラチモド）（csDMARD）は1日2回投与から開始し，2週間後に1日1回半量に減量する。
c．リマチル®（ブシラミン）（csDMARD）は300mg/日での投与が副作用と効果の面から推奨される。
d．アラバ®（レフルノミド）（csDMARD）の投与により重篤な副作用が発現した場合には，クエストラン®（コレスチラミン）（陰イオン交換樹脂）を投与する。

問15 関節リウマチに伴う骨びらんの進行抑制に適応を有している薬剤はどれか？

a．プラリア®皮下注（デノスマブ）（ヒト型抗RANKLモノクローナル抗体製剤）
b．フォルテオ®皮下注（テリパラチド）（副甲状腺ホルモン製剤）
c．リクラスト®点滴静注液（ゾレドロン酸水和物）（ビスホスホネート製剤）
d．イベニティ®皮下注（ロモソズマブ）（ヒト化抗スクレロスチンモノクローナル抗体製剤）

問11　**解答** c（TNF阻害薬が奏効しない場合，別のTNF阻害薬は使用しない）

解説　a．関節リウマチの治療の目標は，臨床症状の改善だけでなく，関節破壊を抑制し，長期予後を改善することである。関節リウマチの関節破壊の進行は発症後早期から急速に起こるため，速やかに寛解導入し，寛解を長期間維持することを目指す。治療目標は臨床的寛解であるが，達成できない場合でも低疾患活動性を目指す。治療目標は少なくとも 6 カ月で達成することを目指し，3 カ月で改善がみられなければ治療を見直す。

　　　b．関節リウマチと診断されれば，できるだけ早く治療を開始し，リウマトレックス®（メトトレキサート：MTX）が投与禁忌でなければ，MTXを第一選択薬とする。MTXが投与禁忌の場合には，他のcsDMARDを開始する。

　　　　TNF阻害薬は既存の抗リウマチ薬による治療歴のない場合でも，罹病期間が 6 カ月未満の患者では，高疾患活動性で予後不良因子を有する場合には投与を考慮してもよいが，MTXとの併用による使用として考慮する。

　　　c．関節リウマチ診療ガイドライン2014（日本リウマチ学会）では，最初に使用したTNF阻害薬が奏効しない場合，別のTNF阻害薬または他の作用機序のbDMARDへ変更してもよいとされている。

　　　　ROC（Rotation of anti-TNF Or Change of class of biologic）試験は，TNF阻害薬が効果不十分だった場合，別のTNF阻害薬へ切り替えた場合の 6 カ月後のEULAR改善基準達成率は45.8％，作用機序の異なるbDMARDに切り替えた場合では59.8％であり，作用機序の異なるbDMARDに切り替えた方が，有意に優れていた。

　　　d．ステロイド薬の投与により，関節リウマチの疼痛や関節所見，画像所見の改善に一定の効果が認められている。関節リウマチ治療開始時にcsDMARDに併用してステロイド薬を投与してもよいが，少量とし，可能な限り早期に減量し，治療開始後 6 カ月までを目安とする。

◆関節リウマチの薬物治療

　関節リウマチを寛解に導き，関節破壊を抑制するために，関節リウマチと診断されれば，できるだけ早く薬物治療を開始する。臨床的寛解を達成できない場合でも低疾患活動性を目指し，3カ月で改善がみられなければ治療を見直す。MTXを第一選択とし，効果不十分な場合には，他のcsDMARDを追加・併用し，それでも効果不十分であればbDMARDを導入する。

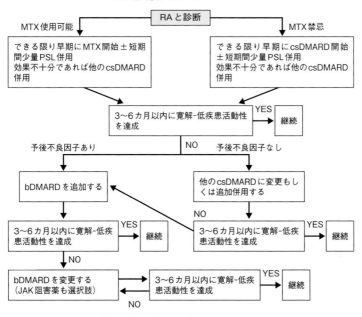

＜RA診療フローチャート＞

予後不良因子：RF/ACPA高値，高疾患活動性，関節破壊あり

（日本リウマチ学会 編集：関節リウマチ診療ガイドライン2014，メディカルレビュー，47，2014．をもとに作成）

◆関節リウマチ治療におけるNSAIDsの使い方

　NSAIDsは慢性の関節炎に伴う疼痛を中心とする臨床症状の改善に有効である。しかし，炎症の進行を阻止したり，関節破壊を防止する作用はない。
　関節リウマチの疾患活動性がコントロールされるまで，あるいは関節破壊に伴う痛みにNSAIDsを投与する。

16

関節リウマチ

問12 **解答** b （最大16mg/週まで漸増できる）

解説　a．MTXは通常，6〜8mg/週で開始する。特に，予後不良因子[*1]
を持つ非高齢者では8mg/週で開始することが推奨される。副
作用の危険因子[*2]を有する場合には，2〜4mg/週で開始する。

> ＊1　予後不良因子：高活動性，血清反応（高値）陽性，骨びらん，身体機能制限
> ＊2　副作用の危険因子：高齢者，低体重，腎機能低下，肺病変あり，アルコール常飲者，
> 　　　NSAIDsなど複数薬剤の内服

　　　　b．MTXを4週間投与しても治療目標に達しない場合には，1回
2mgずつ増量する。高活動性，予後不良因子をもつ非高齢者
では2週ごとに2mgあるいは4週ごとに4mgずつ増量しても
よい。副作用の危険因子がなく，忍容性に問題がなければ10〜
12mg/週まで増量し，効果不十分であれば，最大16mg/週まで
漸増できる。

　　　　c．MTXは1週間のうち特定の日，1週間のうち1日あるいは2
日間投与し，残りは休薬する薬剤であるため，用法・用量が適
正であるか注意する必要がある。

　　　　　　＜関節リウマチに対するリウマトレックス®の用法・用量＞

　　　　　　・1週間単位の投与量を6mgとし，1週間単位の投与量を
1回または2〜3回に分割して投与する。

　　　　　　・分割して投与する場合，初日から2日目にかけて12時間間
隔で投与し，1回または2回分割投与の場合は残りの6日
間，3回分割投与の場合は残りの5日間は休薬。これを1
週間ごとに繰り返す。

　　　　　　・1週間単位の投与量が8mgを超える場合には，分割投与
が望ましい。

　　　　　　・増量する場合は1週間単位で16mgまでとする。

　　　　d．MTXを投与する場合，副作用の予防・治療に葉酸製剤の併用投
与は有効であり，必要に応じて考慮する。MTX 8mg/週以上
投与する際や副作用リスクが高い症例では，葉酸併用投与が強
く勧められ，葉酸製剤は5mg/週以下を，MTX 最終投与後24
〜48 時間後に投与する。葉酸製剤は，通常，フォリアミン®を
使用するが，重篤な副作用発現時には，活性型葉酸製剤である
ロイコボリン®を使用する。

◆ロイコボリン®レスキュー (ロイコボリン®救済療法)

　MTXの投与による骨髄抑制，肝機能障害などの細胞毒性に起因する重篤な副作用が発現した場合には，直ちにMTXの投与を中止し，拮抗薬であるロイコボリン® (ホリナートカルシウム (別名：ロイコボリンカルシウム)) を投与する。
- ●ロイコボリン®注：1回2～4アンプル (6～12mg)，6時間毎，筋肉内注射あるいは静脈内注射
- ●ロイコボリン®錠：1回10mg，6時間毎，経口投与
- ●ロイコボリン®の1日投与量：MTX投与量の3倍程度が目安
- ●ロイコボリン®の投与は副作用が改善するまで行う。
- ●MTXの排泄を促すために，排尿が少ないと判断したときは，補液と尿のアルカリ化を行う。

16

関節リウマチ

問13　　**a (①正・②正)**

解説　① TNF阻害薬による関節リウマチ治療を行っている場合に手術が必要となった場合，休薬による関節リウマチ再燃のおそれがあるため，世界各国のガイドラインでは半減期を考慮した休薬を推奨している。
　　　TNF阻害薬以外のbDMARDの周術期における休薬の要否に関する明確なエビデンスはない。
　　② MTXによる関節リウマチ治療を行っている場合に整形外科手術が必要となった場合には，休薬せず継続投与する。ただし，整形外科予定手術以外の手術や，MTX12mg/週超の高用量を投与している場合の手術の際には，個々に応じて判断する。

問14 **解答** d（アラバ®（csDMARD）の投与により重篤な副作用が発現した場合には，クエストラン®（陰イオン交換樹脂）を投与する）

解説 a．スマイラフ®を中等度の肝機能障害患者に投与すると血中濃度が高くなり，副作用が強く現れるおそれがある。そのためスマイラフ®を中等度の肝機能障害患者に投与する場合は，投与の必要性を慎重に検討したうえで，1回50mg，1日1回に減量する。

なお，tsDMARDのオルミエント®（バリシチニブ）は，尿中未変化体排泄率が高く，中等度の腎機能障害患者では，腎機能正常患者に比べ曝露量が増加し副作用が強く現れるおそれがあるため，減量する。

b．ケアラム®を1日50mgから開始した場合，1日25mgの場合と比較して，AST，ALT増加の発現率が高かった。そのため，ケアラム®は1回25mg，1日1回朝食後で開始し，4週間以上投与後，1回25mg，1日2回朝食後・夕食後に増量する。

c．リマチル®は，中等度の抗リウマチ作用を有する。副作用と効果の面から200mg/日以下での投与が推奨される。リマチル®は，MTXとの併用の有用性エビデンスがある。

d．アラバ®の投与により重篤な副作用発現時には，活性代謝物であるA771726の除去効率を高めるためにクエストラン®を投与する。1回18g（コレスチラミン無水物として8g）のクエストラン®を水約200mLに懸濁し，1日3回，11日間（目安）投与する。

問15 **解答** a（プラリア®皮下注（ヒト型抗RANKLモノクローナル抗体製剤））

解説 関節リウマチ患者では，RANKLが高発現し，破骨細胞の形成，機能，生存が亢進され，主に骨びらんおよび軟骨破壊に起因する不可逆的な関節の骨破壊が起こり，関節変形を伴う全身的な関節の機能低下が進行する。

プラリア®皮下注は，RANKLを特異的に阻害し，破骨細胞の形成を抑制することにより骨吸収を抑制し，その結果，皮質骨および海綿骨の骨量を増加させ，骨強度を増強すると考えられる。プラリア®皮下注は，関節リウマチ患者において，MTXを含むcsDMARDとの併用により，優れた骨びらんの進行抑制効果を示し，2017年7月に「関節リウマチに伴う骨びらんの進行抑制」の適応が追加承認された。プラリア®皮下注を関節リウマチに伴う骨びらんの進行抑制に対して投与する場合には，6カ月に1回投与し，6カ月に1回投与しても，骨びらんの進行が認められる場合には，3カ月に1回投与することができる。

問16 関節リウマチ治療薬の使用上の注意点として，適切でないものはどれか？

a．アザルフィジン®EN（サラゾスルファピリジン）（csDMARD）
－かんだり，砕いたりせず服用する。
b．リウマトレックス®（メトトレキサート）（csDMARD）
－多めの水で服用し，特に就寝直前の服用は避ける。
c．ゼルヤンツ®（トファシチニブクエン酸塩）（tsDMARD）
－プログラフ®（タクロリムス水和物）（csDMARD）を併用服用しない。
d．スマイラフ®（ペフィシチニブ臭化水素酸塩）（tsDMARD）
－服用を忘れた場合，次の服用時間（夕食後）に服用する。

問17 bDMARDのうち在宅での自己注射不可の薬剤はどれか？

a．オレンシア®（アバタセプト）（T細胞選択的共刺激調節薬）
b．アクテムラ®（トシリズマブ）（IL-6阻害薬）
c．レミケード®（インフリキシマブ）（TNF阻害薬）
d．シンポニー®（ゴリムマブ）（TNF阻害薬）

問18 下記の文章の (A) (B) にあてはまる正しい組み合わせをa〜dの中から選びなさい。

bDMARDを潜在性結核の可能性が高い患者に投与する場合，bDMARD開始（　A　）前よりイソニアジドを（　B　）間予防投与する。

a．A-3週間　B-1〜3カ月　　b．A-3週間　B-6〜9カ月
c．A-8週間　B-1〜3カ月　　d．A-8週間　B-6〜9カ月

問19 関節リウマチ治療薬の使用上の注意点として適切でないものはどれか？

a．プログラフ®（タクロリムス水和物）（csDMARD）投与中は，妊娠を避ける。
b．シムジア®（セルトリズマブ ペゴル）（bDMARD）は，授乳中でも使用できる。
c．呼吸器感染症予防のために，インフルエンザワクチンを可能な限り接種する。
d．bDMARD投与中は，生ワクチン接種を行わない。

問20 関節リウマチ患者に対する日常生活指導として適切でないものはどれか？

a．手工芸を行うことは勧められない。
b．温水プールでの水中歩行を行うことは勧められる。
c．翌日に少し疲労が残る程度の運動を行うとよい。
d．坐薬を挿入するための自助具がある。

問16 解答 **d（スマイラフ®（tsDMARD）－服用を忘れた場合，次の服用時間（夕食後）に服用する）**

解説 a．アザルフィジン®ENは，腸溶性製剤のためかんだり，砕いたりせずに服用するよう指導する。また，服用により皮膚，爪，尿・汗などの体液が黄色〜黄赤色に着色することがあるが心配ないことを患者に説明し，ソフトコンタクトレンズを着色することがあるので，レンズの着用は避けるように指導する。

b．リウマトレックス®は食道に停留し，崩壊すると食道潰瘍を起こすおそれがあるため，多めの水で服用し，特に就寝直前の服用は避けるよう指導する。

c．ゼルヤンツ®とプログラフ®などの強力な免疫抑制薬（局所製剤以外），TNF阻害薬，IL-6阻害薬，T細胞選択的共刺激調節薬などの生物製剤との併用により，免疫抑制作用が増強されると感染症のリスクが増加することが予想されるため，併用はしない。そのためプログラフ®などの投与歴のある患者にゼルヤンツ®が開始となった場合，処方内容だけでなく，プログラフ®の残数を確認し，もし残数があってもプログラフ®は服用しないように指導する。

d．スマイラフ®の服用を忘れた場合，思い出したときすぐに服用すること，ただし次の服用が近いときは忘れた分は服用しないよう指導する。
プログラフ®（タクロリムス水和物）（csDMARD）を関節リウマチ治療目的に投与する場合の用法は1日1回夕食後投与であり，副作用の発現を防ぐためにおおよそ投与12時間後の血中濃度を測定し，投与量を調節することが望ましい。そのため，プログラフ®を関節リウマチ治療目的に服用している患者が服用を忘れた場合には，次の服用時間（夕食後）に服用し，服用時間を変更しないよう指導する。

●関節リウマチ治療薬の服薬指導例

csDMARD	免疫調節薬：免疫機能に働いて，免疫が亢進しているときは抑制し，低下しているときは増強して免疫機能の異常を調整し，関節リウマチの関節の炎症や腫れをやわらげる薬です。 免疫抑制薬：免疫機能に働いて，免疫機能を抑えることにより，関節リウマチの骨の破壊や，関節の炎症や痛み・腫れをやわらげる薬です。
tsDMARD（JAK阻害薬）	ヤヌスキナーゼと呼ばれる酵素を強力に阻害し，免疫機能を抑えることにより，関節リウマチの骨の破壊や，関節の炎症や痛み・腫れをやわらげる薬です。
bDMARD	TNF阻害薬：炎症の主要な原因物質（TNFα）の働きを抑えることにより，関節リウマチの骨の破壊や，関節の炎症や痛み・腫れをやわらげる薬です。 IL-6阻害薬：インターロイキン6（IL-6）の働きを抑えることにより，関節リウマチの骨の破壊や，関節の炎症や痛み・腫れをやわらげる薬です。 T細胞選択的共刺激調節薬：抗原提示細胞とT細胞間の共刺激シグナルを阻害して，関節リウマチの発症に関与するT細胞の活性化およびサイトカイン産生を抑制し，関節リウマチの骨の破壊や，関節の炎症や痛み・腫れをやわらげる薬です

16

関節リウマチ

問17 **解答** c（レミケード®（TNF阻害薬））

解説　レミケード®は点滴静注にて投与される薬剤であるため，自己注射不可であり，医療施設での投与となる。

　他のbDMARDは在宅での自己注射可能であり，皮下注ペン，オートインジェクター，オートクリックス製剤がある。患者に自己注射手技だけでなく，投与による危険性と対処法について説明し，患者自ら確実に投与できることを確認したうえで，医師の管理指導のもとで実施する。

※オレンシア®とアクテムラ®は点滴静注製剤と皮下注射製剤がある。

問18 **解答** b（A−3週間　B−6〜9カ月）

解説　日本リウマチ学会が作成した関節リウマチ（RA）に対するTNF阻害薬使用の手引き（2020年2月1日改訂版），IL-6阻害薬使用の手引き（2020年2月1日改訂版），アバタセプト使用の手引き（2020年2月1日改訂版）では，潜在性結核の可能性が高い患者に投与する場合，bDMARD開始3週間前よりイソニアジドを6〜9カ月間予防投与することが重要とされている。その他，csDMARDのリウマトレックス®（メトトレキサート），アラバ®（レフルノミド），tsDMARDの投与前には結核感染の有無を確認し，潜在性結核の可能性が高い患者に投与する場合，bDMARD同様にイソニアジドを予防投与する。

　患者に対しては，結核の症状が疑われる場合（持続する咳，発熱等）は速やかに医師に連絡するよう説明する必要がある。また，肺炎や真菌感染症などの日和見感染症が発現し，感染症により死亡に至った症例が報告されているため，発熱，倦怠感などが現れた場合には，速やかに医師に申し出るよう指導する。

　イソニアジド内服：原則として300mg/日，低体重者には5mg/kg/日に調節

問19 **解答** **a（プログラフ®（csDMARD）投与中は，妊娠を避ける）**

解説 a．プログラフ®は動物を用いた試験において催奇形性が認められていることから，添付文書では妊婦への投与は禁忌とされていたが，2018年に治療上の有益性が危険性を上回ると判断される場合にのみ投与する旨の注意喚起をしたうえで，禁忌が解除された。

アザルフィジン®EN（サラゾスルファピリジン）（csDMARD）は動物実験で催奇形性がなく，疫学研究でも胎児毒性は認められていない。

関節リウマチ治療のアンカードラッグであるMTXはヒトで催奇形性が確認されているため，妊婦には投与禁忌である。そのため妊娠を希望する場合には，必ず医師や薬剤師に相談すること，服用中止後少なくとも1月月経周期が終了するまでは妊娠を避けるよう指導する。

b．bDMARDの胎盤，乳汁への移行は確認されているが，シムジア®とエンブレル®（エタネルセプト）は胎盤通過性が極めて少ないこと，アクテムラ®（トシリズマブ）の乳汁移行は極めて少ないことが報告されている。

プログラフ®（タクロリムス水和物）（csDMARD）は，授乳中も安全に使用できると考えられている。

c．呼吸器感染症予防のために，インフルエンザワクチンを可能な限り接種し，肺炎球菌ワクチン接種も考慮すべきである。

d．bDMARD投与中は，生ワクチン接種により感染するおそれがあるので，生ワクチン接種を行わない。生ワクチン接種は，bDMARD投与中止後3〜6カ月の間隔をあけることが望ましい。

問20 **解答** c（翌日に少し疲労が残る程度の運動を行うとよい）

解説 a．作業療法の1つである手工芸は手指に負荷をかけるため，関節リウマチ患者には勧められない。

b．温水プールは一般に33〜36度であり，温水プールでの水中歩行は，温熱効果や浮力による関節への荷重負荷を軽減した中での有酸素運動による筋力の回復・増強，関節の可動域の維持に適した運動療法である。ただし，関節リウマチの病態や症状によって介助者が必要であったり，歩行スピードが異なるため，医師や理学療法士などの指示を確認する。

c．関節リウマチは全身性炎症性疾患であり，また，関節運動負荷が過剰になると関節破壊が進行するため，翌日に疲労や疼痛が残らない程度の運動とする。

d．関節リウマチにより手指の変形や関節の可動域が制限されるために自助具がある。坐薬を挿入するための自助具では，手掌や指にホルダーを固定するものやリーチャータイプのものがある。

point

◆関節リウマチのリハビリテーション

　関節リウマチのリハビリテーションは，関節可動域の維持・回復，筋力の回復・増強，疼痛緩和，変形予防，骨破壊の修復，機能の代償などを目的に行われる。

　温熱療法は筋肉の緊張緩和や局所血流の改善により疼痛や腫脹を改善するため，運動療法は関節を温めた後に行うと行いやすく，効果的であるが，熱感のある急性炎症状態の関節では逆に寒冷療法が行われることがある。

- 運動療法：リウマチ体操（全身の関節を動かす運動），関節可動域訓練，筋力増強訓練，温水（プール）歩行訓練
- 補装具の利用：ネックカラー，サポーター，杖，足底板　など
- 自助具の利用：ボタンエイド，ソックスエイド，リーチャー，補高便座など

■ 適度な安静と適度な運動 ■

　関節リウマチは関節だけではなく全身症状を伴う病気ですから，栄養を十分に摂って，適度な安静を保ちながら全身の状態をよくすることが大切です。しかし，安静にしすぎると関節が固くなって動かなくなってしまうこともあるので，リウマチ体操などの運動をどの程度行うのかを医師や理学療法士の指示に従って，翌日に痛みが残らない程度の運動を継続して行うようにしましょう。

■ 湿気を避け関節を温める ■

　冷えと湿気はリウマチの症状を悪化させることがあります。室内や衣服の乾燥，サポーターの着用など関節保護にも十分気をつけましょう。また，関節を温めるには入浴や温シャワーが効果的です。関節が腫れていたり，熱感のあるときには逆に関節を冷やすことで痛みがやわらぐ場合があります。

■ 栄養のバランスのよい食事 ■

　蛋白質やビタミン，ミネラルを十分に摂ることが大切です。食べてはいけないという物はありませんが，お酒は控え目にしましょう。また，太りすぎは関節に負担をかけるので注意しましょう。

■ 四季を通じて快適に過ごすための対応 ■

春：寒さが和らぎ，暖かくなれば関節の痛みも楽になってきます。しかし，急に寒くなることもありますので油断は禁物です。
　　梅雨の時期は冷えと湿気のために症状が悪化することも多いので，就寝時に関節にゆるいサポーターをしたり，湿気のひどい日には除湿器を利用しましょう。
夏：暑くて食欲がなくなることがありますが，栄養はバランス良く補給しましょう。また，冷房されている場所では，カーディガンをはおったり，ひざかけを用意しておくとよいでしょう。
秋：比較的過ごしやすい季節です。朝晩の冷え込みには注意しましょう。
冬：寒さで朝のこわばりがきつくなったり，関節が痛むことがありますから，防寒対策には十分気をつけましょう。冬の寒さ，関節の痛みには入浴が有効です。お湯の温度はあまり熱くせず（40℃前後，入浴時間は20分程度），湯船につかって関節の運動をするのもよいでしょう。

■ その他 ■

● 靴を選ぶときには痛みや変形のない方でもファッション性より機能性（リハビリ靴など）を重視しましょう。
● 必要なものは手の届く範囲に置くようにしましょう。
● 和式トイレは脚の関節に負担がかかるので，洋式トイレを使用しましょう。
● ベッドは，布団の上げ下ろしがなくて済み，寝起き動作も楽に行えます。

MEMO

No.17 アレルギー性鼻炎

Allergic Rhinitis

病態の基礎知識 **1**

① アレルギー性鼻炎の病態生理に関する知識の習得
② アレルギー性鼻炎の診断や治療指針に関する知識の習得

観察計画の基礎知識 **2**

① 薬物治療効果に関する観察計画
- アレルギー性鼻炎の状態を示す患者の自覚症状を確認する。
- アレルギー性鼻炎の状態を示す検査データを確認する。

② 薬剤の安全性に関する観察計画
- 投与されている薬剤の中で相互作用のある薬剤がないかどうかを確認する。
- 投与されている薬剤の副作用の発現に注意する。

ケア計画の基礎知識 **3**

① 薬物治療効果に関するケア計画
- 薬物治療の効果を評価し，必要に応じて投与薬剤の追加および変更について検討する。

② 薬剤の安全性に関するケア計画
- 相互作用のある薬剤が処方されている場合，医師に報告しその対応について検討する。
- 副作用が発現すれば医師に報告し，その対応について検討する。

教育計画の基礎知識 **4**

① 薬物治療に関する教育計画
- 患者や家族に適切な服薬指導を実施する。
- 患者にアレルギー性鼻炎の状態を示す自覚症状や副作用発現時の症状を説明し，医療スタッフに伝達すべき内容を指導する。

■ 日常生活指導 ■

- 患者に適切な日常生活指導を実施する。

病態の基礎知識 **1**

問1 下記の文章の (A) (B) にあてはまる正しい組み合わせを a ～ d の中から選びなさい。

　日本におけるアレルギー性鼻炎患者数は国民の約（　A　）割であり,現在, 継続的にアレルギー性鼻炎治療を受けている人は約（　B　）人くらいいると推定されている。

a．A－3　B－33万　　　　　　b．A－3　B－330万
c．A－5　B－66万　　　　　　d．A－5　B－660万

問2 アレルギー性鼻炎の病態について適切でないものはどれか？

a．アレルギー性鼻炎は鼻粘膜の I 型アレルギー疾患である。
b．アレルギー性鼻炎はIgE抗体が関与する。
c．ヒスタミンはくしゃみ発作を誘発する。
d．通年性アレルギー性鼻炎の病因抗原として最も頻度の高いものは花粉である。

問3 下記の 2 つの文章において,（正）（誤）の組み合わせが正しいものを a ～ d の中から選びなさい。

① 5 ～ 9 歳では通年性アレルギー性鼻炎よりスギ花粉症の有病率が高い。
② スギ花粉症とヒノキ花粉症は合併することが多い。

a．①正・②正　　b．①正・②誤　　c．①誤・②正　　d．①誤・②誤

問4 下記の文章の (A) (B) にあてはまる正しい組み合わせを a ～ d の中から選びなさい。

　アレルギー性鼻炎の病型は,（　A　）型,（　B　）型,（　C　）型に分類される。

a．A－鼻漏・鼻閉　　　　　B－くしゃみ　　　C－充全
b．A－くしゃみ・鼻漏　　　B－鼻閉　　　　　C－充全
c．A－くしゃみ・鼻閉　　　B－鼻漏　　　　　C－完全
d．A－鼻症状　　　　　　　B－眼症状　　　　C－完全

問5 下記の 2 つの文章において,（正）（誤）の組み合わせが正しいものを a ～ d の中から選びなさい。

① アレルギー性鼻炎発症前に喘息の先行が多いが, 逆は少ない。
② アレルギー性鼻炎の治療として, 手術療法が行われることがある。

a．①正・②正　　b．①正・②誤　　c．①誤・②正　　d．①誤・②誤

17

アレルギー性鼻炎

問1　**解答** c（A−5　B−66万）

解説　日本においてアレルギー性鼻炎は国民の約5割と罹患患者数第1位の疾患であり，アレルギー疾患の中でも特に花粉症を含むアレルギー性鼻炎の患者数の増加が著しい。しかし，平成29年（2017年）に厚生労働省が行った患者調査の結果，アレルギー性鼻炎として継続的に治療を受けている患者数は65万8千人と推計された。症状が軽い，OTC医薬品で対応，体質だから仕方ない，マスクなどで対応などの理由で定期受診していない人が多い。

問2　**解答** d（通年性アレルギー性鼻炎の病因抗原として最も頻度の高いものは花粉である）

解説　a．アレルギーは，抗体の関与するⅠ型，Ⅱ型（細胞傷害型あるいは細胞融解型），Ⅲ型（免疫複合体型）と，T細胞やマクロファージなどの細胞性免疫の関与するⅣ型（遅延型）の4つに分けられ，アレルギー性鼻炎は鼻粘膜のⅠ型のアレルギー疾患である。Ⅰ型は，抗原と接触した数分後〜数時間後に症状が現れるため即時型あるいはアナフィラキシー型とも呼ばれる。

　　　b．アレルギー性鼻炎は，抗原の粘膜内侵入によりIgE抗体が産生され，IgE抗体がマスト細胞や好塩基球へ固着することで感作が成立し，発症する。

　　　c．感作成立後，鼻粘膜に抗原が侵入すると，抗原抗体反応により粘膜型マスト細胞からヒスタミンやロイコトリエンなどの化学伝達物質が放出される。特にヒスタミンは鼻の知覚神経である三叉神経を刺激し，刺激は中枢に伝えられ，くしゃみ発作を誘導する。

　　　d．アレルギー性鼻炎の原因抗原はダニ，花粉，真菌類などで，食物抗原のアレルギー性鼻炎への関与は極めて低いと考えられている。通年性アレルギー性鼻炎の原因抗原の90％はダニである。

◆アレルギー性鼻炎の定義

アレルギー性鼻炎は鼻粘膜のⅠ型アレルギー性疾患で，原則的には発作性反復性のくしゃみ，鼻漏（水様性），鼻閉を3主徴とする。

アレルギー性鼻炎は過敏性非感染性鼻炎に分類され，一年中症状のある通年性アレルギー性鼻炎と，季節性アレルギー性鼻炎（多くは花粉症）に分けられる。ただし，花粉の重複で通年性になる例がある。

◆アレルギー性鼻炎発症のメカニズム

抗原の粘膜内侵入によりIgE抗体が産生される。IgE抗体がマスト細胞や好塩基球へ固着することで感作が成立する。抗原が吸入されると，即時相反応として抗原抗体反応が起こり，粘膜型マスト細胞からヒスタミン，ロイコトリエンを主とする化学伝達物質が放出され，くしゃみ，鼻汁，鼻粘膜腫脹（鼻閉）がみられる。抗原曝露6〜10時間後遅発相反応として，浸潤した炎症細胞，特に好酸球でロイコトリエンが産生され，鼻粘膜腫脹が起こる。

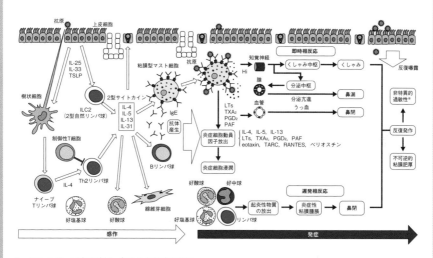

*　アレルギー反応の結果，起こると推定される。

（鼻アレルギー診療ガイドライン作成委員会：鼻アレルギー診療ガイドライン−通年性鼻炎と花粉症−
2020年版（改訂第9版），ライフ・サイエンス，16, 2020）

17

アレルギー性鼻炎

問3 **解答** a (①正・②正)

解説 ① 5歳以上では通年性アレルギー性鼻炎よりスギ花粉症の有病率が高い。

アレルギー性鼻炎が自然に改善することは少なく，小児期に発症した場合，症状改善率は15〜30％との報告もあり，症状が改善しないまま成人に移行することが多い。

② 花粉症を引き起こす花粉は国内では60種類以上ある。スギ花粉とヒノキ花粉は共通アレルゲン（抗原）をもち，スギ花粉症とヒノキ花粉症は合併することが多い。そのため，スギ花粉症とヒノキ花粉症の合併例では，スギ花粉飛散時期が終わったとしてもヒノキ花粉の飛散時期までアレルギー性鼻炎症状が続く。

また，シラカバ花粉とリンゴの果実など花粉と果実やナッツなどの間に共通抗原を含むものがあり，花粉症患者が果実を摂取することで口腔アレルギー症候群を起こすことがある。

point

◆主な花粉症原因植物の開花期

　地域により，花粉の飛散期は多少異なる。アレルギー性鼻炎の検査では，検査抗原の選択が重要で，季節性なら診療圏における花粉の植生，花粉飛散時期を知っておく必要がある。

	1月	2月	3月	4月	5月	6月	7月	8月	9月	10月	11月	12月
ハンノキ属												
スギ												
ヒノキ亜科												
シラカンバ												
イネ科												
ブタクサ属												
ヨモギ属												
カナムグラ												

<u>問4</u> <u>解答</u> **b (A−くしゃみ・鼻漏　B−鼻閉　C−充全)**

<u>解説</u>　アレルギー性鼻炎のくしゃみ，鼻漏，鼻閉の3主徴のうち，くしゃみと鼻漏の程度は強く相関する。そのため，アレルギー性鼻炎の病型はくしゃみ・鼻漏型，他の症状に比べて鼻閉が特に強い場合には鼻閉型，両者がほぼ同じ場合には充全型に分類される。

👆 point

◆アレルギー性鼻炎症状の程度と重症度分類

　アレルギー性鼻炎は3主徴のくしゃみ，鼻漏，鼻閉の強さの組み合わせで症状を分類し，症状の程度，検査結果の程度，視診による局所の変化の程度などから重症度が決定される。

　各症状の程度は以下とする

程度および重症度			くしゃみ発作[*1]または鼻閉[*2]				
			++++ 21回以上	+++ 11〜20回	++ 6〜10回	+ 1〜5回	− +未満
鼻閉	++++	1日中完全につまっている	最重症				
	+++	鼻閉が非常に強く口呼吸が1日のうちかなりの時間ある		重症			
	++	鼻閉が強く口呼吸が1日のうちときどきある			中等症		
	+	口呼吸は全くないが鼻閉あり				軽症	
	−	鼻閉なし					無症状

＊1　1日の平均発作回数
＊2　1日の平均鼻かみ回数

　　　（鼻アレルギー診療ガイドライン作成委員会：鼻アレルギー診療ガイドライン−通年性鼻炎と花粉症−
　　　2020年版（改訂第9版），ライフ・サイエンス，30，2020）

問5 **解答** c（①誤・②正）

解説 ① アレルギー性鼻炎では，喘息，アトピー性皮膚炎，食物アレルギーを合併することが多い。喘息との合併は50〜70％であり，喘息発症前にアレルギー性鼻炎の先行が多いが，逆は少ない。

② アレルギー性鼻炎の治療として，手術療法が行われることがあるが，根本治療ではない。しかし，レーザー焼灼術，下鼻甲介粘膜切除術，鼻中隔矯正術，後鼻腔的翼突管神経切断術などを行い，アレルギー性鼻炎症状の改善，薬物療法の効果が得られるようにすることを目的に手術療法が考慮される。

point

◆アレルギー性鼻炎の治療目標
患者を次の状態にもっていくことにある。
① 症状はない，あるいはあってもごく軽度で，日常生活に支障のない，薬もあまり必要ではない状態。
② 症状は持続的に安定していて，急性増悪があっても頻度は低く，遷延しない状態。
③ 抗原誘発反応がないか，または軽度の状態。

（鼻アレルギー診療ガイドライン作成委員会：鼻アレルギー診療ガイドライン−通年性鼻炎と花粉症−
2020年版（改訂第9版），ライフ・サイエンス，38，2020）

◆アレルギー性鼻炎の治療法
① 患者とのコミュニケーション
② 抗原除去と回避
③ 薬物療法
④ アレルゲン免疫療法
⑤ 手術療法
　鼻粘膜変性手術：下甲介粘膜レーザー焼灼術，下甲介粘膜焼灼術など
　鼻腔形態改善手術：内視鏡下鼻腔手術Ⅰ型，内視鏡下鼻中隔手術Ⅰ型など
　鼻漏改善手術：経鼻腔的翼突管神経切断術など

（鼻アレルギー診療ガイドライン作成委員会：鼻アレルギー診療ガイドライン−通年性鼻炎と花粉症−
2020年版（改訂第9版），ライフ・サイエンス，39，2020．一部抜粋）

観察計画の基礎知識 **2**

問6　季節性アレルギー性鼻炎の鼻症状以外で認められる症状はどれか？

① 流涙　　　　② 咳　　　　　③ 睡眠障害　　　④ 頭痛

a．①のみ　　　b．①と②　　　c．①〜③　　　d．①〜④

問7　アレルギー性鼻炎の診断として適切でないものはどれか？

a．副鼻腔炎との鑑別はX線検査で行うことができる。
b．アレルギー性鼻炎の確定診断には，誘発テストが必須である。
c．皮膚テストの前には第2世代抗ヒスタミン薬を3〜5日間中止する。
d．季節性アレルギー性鼻炎はシーズン外では鼻汁好酸球検査は陰性である。

問8　アレルギー性鼻炎治療薬とその治療薬の投与禁忌として適切な組み合わせはどれか？

a．ルパフィン®（ルパタジンフマル酸塩）（第2世代抗ヒスタミン薬）－ロラタジン過敏症
b．ポララミン®（d-クロルフェニラミンマレイン酸塩）（第1世代抗ヒスタミン薬）－閉塞隅角緑内障
c．アレギサール®（ペミロラストカリウム）（ケミカルメディエーター遊離抑制薬）－てんかん
d．シングレア®（モンテルカストナトリウム）（ロイコトリエン受容体拮抗薬）－尿閉

問9　アレルギー性鼻炎治療薬と相互作用のない組み合わせはどれか？

a．アレグラ®（フェキソフェナジン塩酸塩）（第2世代抗ヒスタミン薬）
　　－水酸化アルミニウム・水酸化マグネシウム含有製剤
b．ビラノア®（ビラスチン）（第2世代抗ヒスタミン薬）－ジルチアゼム塩酸塩（Ca拮抗薬）
c．タリオン®（ベポタスチンベシル酸塩）（第2世代抗ヒスタミン薬）
　　－サリチル酸系製剤
d．フルナーゼ（フルチカゾンプロピオン酸エステル）（鼻噴霧用ステロイド薬）－CYP3A4阻害作用を有する薬剤

問10　アレルギー性鼻炎治療薬とその治療薬の副作用として適切でない組み合わせはどれか？

a．ナゾネックス®（モメタゾンフランカルボン酸エステル水和物）（鼻噴霧用ステロイド薬）－糖尿病
b．アゼプチン®（アゼラスチン塩酸塩）（第2世代抗ヒスタミン薬）
　　－味覚異常
c．アイピーディ®（スプラタストトシル酸塩）（Th2サイトカイン阻害薬）
　　－ネフローゼ症候群
d．バイナス®（ラマトロバン）（プロスタグランジンD_2・トロンボキサンA_2受容体拮抗薬）－出血傾向

問6 | **解答** d（①～④）

解説 　季節性アレルギー性鼻炎では鼻症状以外に目のかゆみや充血，流涙などの眼症状，皮膚の痒み，咽頭の痒み，咳，喘息，睡眠障害，頭痛，発熱などの全身症状もみられる。通年性アレルギー性鼻炎では季節性アレルギー性鼻炎に比べて喘鳴や皮膚の痒みが高頻度にみられるが，眼症状の頻度は低い。

問7 | **解答** b（アレルギー性鼻炎の確定診断には，誘発テストが必須である）

解説 　a．スギ花粉飛散時期に初めてアレルギー性鼻炎を発症した場合には，鼻かぜや副鼻腔炎との鑑別が重要である。副鼻腔炎では画像上陰影増強が認められるためX線検査で鑑別を行うことができる。鼻かぜの初期には，くしゃみ，水性鼻漏がみられるので鑑別しがたいことがあるが，通常は数日で鼻漏は粘性になり，治癒する。

　　　　b．アレルギー性鼻炎のくしゃみ，鼻漏，鼻閉の3主徴があり，鼻汁好酸球検査，皮膚テスト（または血清特異的IgE），鼻誘発試験のうち2つ以上が陽性であればアレルギー性鼻炎と確定診断される。

　　　　　なお，血清総IgE値はアレルギーの有無の診断には有用であるが，アレルギー性鼻炎単独，特に季節性アレルギー性鼻炎単独の場合には正常値の場合が多く，アレルギー性鼻炎の診断には有用ではない。

　　　　c．アレルギー性鼻炎の検査の中で，皮膚テストは安価で短時間で検査可能であるが，検査に影響を及ぼす薬剤は検査前に中止しておく必要がある。第1・2世代抗ヒスタミン薬では3～5日間を目安に中止する。ロイコトリエン受容体拮抗薬，鼻噴霧用ステロイド薬では皮膚テスト前の中止は不要である。

　　　　d．季節性アレルギー性鼻炎はシーズン外では鼻粘膜は正常で，鼻汁好酸球検査は陰性である。季節性アレルギー性鼻炎のシーズン外の診断では問診と皮膚テストまたは抗体の定量が特に重要である。

👆 point

◆アレルギー性鼻炎の診断

　アレルギー性鼻炎の診断では，問診が重要である。その後検査を行い，原因の異なる鼻炎との鑑別や原因抗原の確診を行う。

　　問診：年齢，性別，職業，症状，症状の程度，発症年齢，好発期，合併症，アレルギー既往歴，家族歴，治療歴や経過　など

＜アレルギー性鼻炎と非アレルギー性鼻炎の鑑別＞

	アレルギー性鼻炎		非アレルギー性鼻炎	
	通年性 アレルギー性鼻炎	花粉症	好酸球増多性鼻炎	血管運動性鼻炎
発症年齢	小児 （3〜10歳代）	青年 （10〜20歳代）	成人	成人
性	男性 ≧ 女性	男性＜女性	男性 ≦ 女性	男性 ≦ 女性
鼻症状	典型	典型	非典型	非典型
他のアレルギー合併	多い	多い	眼症状少ない	眼症状少ない
鼻汁好酸球	増加	増加	増加	陰性
皮膚テスト 血清特異的IgE	陽性	陽性	陰性	陰性
鼻過敏症	亢進	亢進	やや亢進	やや亢進
頻度	約60％	約50％	約2％	約7％

（鼻アレルギー診療ガイドライン作成委員会：鼻アレルギー診療ガイドライン−通年性鼻炎と花粉症−
2020年版（改訂第9版），ライフ・サイエンス，29，2020．一部改変）

＜アレルギー性鼻炎診断のための検査＞

鼻鏡検査 　　　　：鼻粘膜の蒼白浮腫状，水様性鼻漏が特徴。季節性アレル
　　　　　　　　　ギー性鼻炎では粘膜の発赤腫脹も多い。
鼻副鼻腔X線検査：副鼻腔粘膜の肥厚，陰影増強がみられる。
鼻汁好酸球検査 　：鼻汁を綿棒で採取し，塗抹標本をつくり鼻汁中の好酸球
　　　　　　　　　の増多を検査する。
皮膚テスト
・皮内テスト 　　：抗原エキスを皮内注射し，膨疹径，紅斑径を測定し判定
　　　　　　　　　する。
・プリックテスト：前腕屈側にアレルゲンを乗せて，その上を細い針で刺し，
　　　　　　　　　膨疹径，紅斑径を測定し判定する。プリックテストが陰
　　　　　　　　　性の場合はスクラッチテスト（皮膚に針で小さい傷をつ
　　　　　　　　　け，抗原エキスを滴下）を行う。
血清特異的IgE抗体定量：各種抗原を試薬とし，採血にてIgE抗体を定量する。
鼻誘発試験 　　　：抗原ディスクを鼻粘膜におき，鼻症状を誘発させる。

問8 **解答** b（ポララミン®（第1世代抗ヒスタミン薬）－閉塞隅角緑内障）

解説 a．ルパフィン®は活性代謝物であるデスロラタジンへ変化するため，デスロラタジンおよびロラタジンに対し過敏症の既往歴のある患者は、過敏症を示すおそれがある。

b．これまで抗コリン作用の強い第1世代抗ヒスタミン薬と初期の第2世代抗ヒスタミン薬であるゼスラン®/ニポラジン（メキタジン）は緑内障患者全般に禁忌とされていたが，開放隅角緑内障患者が眼科用剤を除く抗コリン作用を有する薬剤を服用した場合に急激な眼圧上昇による急性緑内障発作を発症することは基本的にはないと考えられたため，2019年7月に投与禁忌の対象が緑内障から閉塞隅角緑内障に変更された。それに伴い，慎重投与として開放隅角緑内障患者が追記された。
ロイコトリエン受容体拮抗薬やケミカルメディエーター遊離抑制薬は，抗コリン作用をもたないため，緑内障患者にも投与可能である。

c．アレギサール®は動物実験（ラット）で大量投与により，胎児発育遅延が報告されているため妊婦には投与禁忌である。
痙攣閾値を低下させることがあるため，てんかん患者に投与禁忌の薬剤はザジテン®（ケトチフェンフマル酸塩）（第2世代抗ヒスタミン薬）である。また，ザジテン®は痙攣，興奮などの中枢神経症状が現れることがあるので，乳児，幼児に投与する場合には，観察を十分に行い慎重に投与する。

d．抗コリン作用により排尿困難，尿閉などが現れ，症状が増悪することがある前立腺肥大など下部尿路に閉塞性疾患のある患者には，第1世代抗ヒスタミン薬と第2世代抗ヒスタミン薬であるゼスラン®/ニポラジン（メキタジン）は投与禁忌である。また，第2世代抗ヒスタミン薬と交感神経刺激薬との配合剤であるディレグラ®配合錠（フェキソフェナジン塩酸塩＋塩酸プソイドエフェドリン配合）は，尿閉の患者には症状が悪化するおそれがあるため投与禁忌である。

問9 **解答** c（タリオン®（第2世代抗ヒスタミン薬）－サリチル酸系製剤）

解説 a．アレグラ®と水酸化アルミニウム・水酸化マグネシウム製剤の併用により，水酸化アルミニウム・水酸化マグネシウムがアレグラ®を一時的に吸着し，アレグラ®のAUC_{0-30}およびCmaxが約40%減少するため，同時に服用させないなど慎重に投与する。なお，アレグラ®はほとんど代謝されず，大部分がフェキソフェナジンとして血漿，尿中に存在する薬剤である。

b．ビラノア®はP糖蛋白および有機アニオン輸送ポリペプチド OATP1A2の基質である。P糖蛋白を阻害するジルチアゼムや エリスロマイシン（マクロライド系抗菌薬）との併用により， ビラノア®の消化管への分泌が抑制されることにより吸収率が 増加し，ビラノア®の血漿中濃度が上昇するため，併用する場 合には注意する。

c．タリオン®は経口投与した場合，血漿中には未変化体のみが観 察される薬剤であり，相互作用の報告はない。

サリチル酸系製剤との併用に注意する薬剤としてプロスタグラ ンジンD₂・トロンボキサンA₂受容体拮抗薬のバイナス®（ラマ トロバン）がある。バイナス®は血漿蛋白との結合率が97〜98％ と高く，サリチル酸系製剤との併用により，サリチル酸と血漿 蛋白結合部位で置換し，バイナス®の遊離型血中濃度が上昇す ると考えられ，影響が現れた場合にはバイナス®を減量する。

d．フルナーゼ（フルチカゾンプロピオン酸エステル）は，主に CYP3A4により代謝される薬剤である。CYP3A4を阻害する薬 剤との併用により血中濃度が上昇する可能性がある。CYP3A4 を強く阻害するノービア®（リトナビル）（抗HIV薬）との併用に より，血中フルチカゾンプロピオン酸エステル濃度の大幅な上 昇，また血中コルチゾール値の著しい低下が認められ，クッシ ング症候群，副腎皮質機能抑制などが報告されている。フル ナーゼ点鼻液の使用により副腎皮質ステロイド薬を全身投与し た場合と同様の症状が現れる可能性があるため，リトナビルと の併用は，治療上の有益性がこれらの症状発現の危険性を上回 ると判断される場合に限る。

問10 解答 **a（ナゾネックス®（鼻噴霧用ステロイド薬）− 糖尿病）**

解説 ナゾネックス®：局所作用が強く，ステロイド薬の一般的な副作用 である糖尿病の報告はない。

アゼプチン®　：薬剤自身の味である苦みのため苦味感，味覚異常 が現れることがある。その他の第2世代抗ヒスタ ミン薬でも味覚異常は注意すべき副作用である。

アイピーディ®：比較的副作用の少ない薬剤ではあるが，ネフロー ゼ症候群，蛋白尿が現れることがある。

バイナス®　　：プロスタグランジンD₂・トロンボキサンA₂受容体 拮抗薬は重大な副作用として，肝機能障害，その 他の副作用として，出血傾向，消化器系（腹痛， 下痢，嘔気），精神神経系（眠気，頭痛・頭重）な どがある。

MEMO

ケア計画の基礎知識 ❸

問11 アレルギー鼻炎治療として適切でないものはどれか？

- a．軽症の通年性アレルギー性鼻炎に鼻噴霧用ステロイド薬を使用してもよい。
- b．通年性アレルギー性鼻炎の中等症以上の鼻閉型に第2世代抗ヒスタミン薬と交感神経刺激薬との配合剤を使用してもよい。
- c．軽症の花粉症にケミカルメディエーター遊離抑制薬を使用してもよい。
- d．花粉症で眼症状が中等症以上であれば点眼用ステロイド薬を使用してもよい。

問12 下記のアレルギー鼻炎治療薬の特徴について適切なものはどれか？

- a．第2世代抗ヒスタミン薬はロイコトリエン受容体拮抗薬より鼻閉に対する改善効果に優れる。
- b．プロスタグランジンD_2・トロンボキサンA_2受容体拮抗薬は長期連用により改善率が上昇する。
- c．Th2サイトカイン阻害薬は鼻閉よりくしゃみに効果がある。
- d．鼻噴霧用ステロイド薬は1週間以上使用しないと効果が認められない。

問13 下記の2つの文章において，(正)(誤)の組み合わせが正しいものをa〜dの中から選びなさい。

① 花粉症症状が重症であれば，経口ステロイド薬を2週間に限って投与する。
② 通年性アレルギー性鼻炎に対して小青竜湯は有効である。

- a．①正・②正　　b．①正・②誤　　c．①誤・②正　　d．①誤・②誤

問14 腎機能低下患者に投与する場合，減量する必要のある第2世代抗ヒスタミン薬はどれか？

①アレロック®（オロパタジン塩酸塩）　②ザイザル®（レボセチリジン塩酸塩）
③デザレックス®（デスロラタジン）　④エバステル®（エバスチン）

- a．①と②　　　b．①と③　　　c．②と④　　　d．③と④

問15 アレルギー鼻炎に対するアレルゲン免疫療法として適切でないものはどれか？

- a．3〜5年を目安に行うことが推奨されている。
- b．原則5歳以上が適用となる。
- c．皮下免疫療法は週1〜2回から開始し，維持量に達したら徐々に投与間隔をあけ，最終的には3カ月に1回とする。
- d．スギ花粉飛散時期にスギ花粉症に対するアレルゲン免疫療法を新たに開始しない。

問11 解答 **d（花粉症で眼症状が中等症以上であれば点眼用ステロイド薬を使用してもよい）**

解説 a．鼻噴霧用ステロイド薬は強い抗炎症作用を有し，軽症の通年性アレルギー性鼻炎，花粉症の初期療法の治療法としても鼻噴霧用ステロイド薬は用いられる。

鼻噴霧用ステロイド薬はくしゃみ，鼻漏，鼻閉に等しく効果がある。鼻噴霧用ステロイド薬は抗ヒスタミン薬に抵抗する鼻閉にも有効で，点鼻用血管収縮薬の離脱にも有効である。

b．第2世代抗ヒスタミン薬と交感神経刺激薬との配合剤（ディレグラ®配合錠（フェキソフェナジン塩酸塩＋塩酸プソイドエフェドリン配合）は，第2世代抗ヒスタミン薬と比較し，鼻閉において優越性が示され，中等症以上の鼻閉型または鼻閉型を主とする充全型の通年性アレルギー性鼻炎，花粉症の治療法の選択肢となる。

c．ケミカルメディエーター遊離抑制薬の効果はマイルドであるが，連用により改善率は上昇し，花粉症の初期療法と軽症の治療法，通年性アレルギー性鼻炎の軽症，くしゃみ・鼻漏型の中等症治療の選択肢となる。

d．アレルギー性鼻炎には主に充血性のアレルギー性結膜炎が合併する。点眼用ステロイド薬は全身に対する副作用は少ないが，眼圧上昇による緑内障などを起こすことがある。そのため，花粉症で眼症状が重症であれば点眼用ステロイド薬を使用し，漫然と高濃度のものを使用することは避ける。

問12 解答 **b（プロスタグランジンD$_2$・トロンボキサンA$_2$受容体拮抗薬は長期連用により改善率が上昇する）**

解説 a．鼻閉に対する改善効果は，第2世代抗ヒスタミン薬よりロイコトリエン受容体拮抗薬，プロスタグランジンD$_2$・トロンボキサンA$_2$受容体拮抗薬が優れる。

第2世代抗ヒスタミン薬は鼻閉にややよい効果があり，ケミカルメディエーター遊離抑制薬は鼻閉にやや効果がある。第1世代抗ヒスタミン薬はくしゃみ，鼻漏に効果があるが，鼻閉に対しては効果が低い。

b．プロスタグランジンD$_2$・トロンボキサンA$_2$受容体拮抗薬は，開始1週間で鼻閉に対する改善効果が認められ，開始2週間でくしゃみ，鼻漏に対する改善効果が認められる。4週以上の投与でさらに自覚症状の改善が認められる。

c．Th2サイトカイン阻害薬はTh 2 細胞からのIL- 4，IL- 5，IL- 3
の産生を抑制し，好酸球浸潤抑制作用，IgE抗体産生抑制作用
などより，抗アレルギー作用を示す。Th2サイトカイン阻害薬
はくしゃみ，鼻漏よりも鼻閉に効果がある。また，Th2サイト
カイン阻害薬は単独投与より，他の作用機序の薬剤と併用する
ことで増強効果が得られる。

d．鼻噴霧用ステロイド薬は効果発現が早く，約 1 〜 2 日で効果が
みられ，長期連用で改善率が上がる。

問13 **解答** **c（①誤・②正）**

解説 ① 花粉症で鼻噴霧用ステロイド薬ではコントロール不十分な重
症・最重症・難治例の鼻閉型または鼻閉を主とする充全型では，
経口ステロイド薬（プレドニゾロン換算20〜30mg/日）の 1 週間
以内の短期投与が推奨される。ステロイド薬と第 1 世代抗ヒス
タミン薬との合剤であるセレスタミン®（ベタメタゾン＋d-クロ
ルフェニラミンマレイン酸塩配合）が広く用いられているが，プ
ラセボ対照の比較試験は行われておらず，適切な投与量や投与方
法に関するデータも不足している。経口ステロイド薬で唯一
有用性が証明されているのはメドロール®（メチルプレドニゾロ
ン）であり，プレドニゾロン換算で30mg/日において鼻症状が有
意に改善される。ケナコルト-A®筋注用関節腔内用水懸注（トリ
アムシノロンアセトニド）は，アレルギー性鼻炎に対する保険適
用は取得しているが，副作用の面などから国際的にも使用は推
奨されていない。

② 通年性アレルギー性鼻炎に対して小青竜湯のみがプラセボとの
比較対照試験が行われ有効性が証明されている。小青竜湯は麻
黄含有薬であり，麻黄に含まれているエフェドリンが作用して
いると考えられているが，作用機序は不明な点が多い。小青竜
湯は，速効性があり，特に鼻閉に対する効果が強い。抗ヒスタ
ミン薬で眠気が出る場合に，麻黄含有の漢方薬を投与すると，
眠気を抑えることができる。しかし，麻黄の副作用である動悸
や胃腸症状が現れやすく，本来長期連用する薬剤ではない。ア
レルギー性鼻炎に対して麻黄を含まない苓甘姜味辛夏仁湯が用
いられることがある。

👆 **point**

◆通年性アレルギー性鼻炎の治療

通年性アレルギー性鼻炎の治療法は，病型と重症度の組み合わせで選択する。

重症度	軽症	中等症		重症	
病 型		くしゃみ・鼻漏型	鼻閉型または鼻閉を主とする充全型	くしゃみ・鼻漏型	鼻閉型または鼻閉を主とする充全型
治 療	①第2世代抗ヒスタミン薬 ②遊離抑制薬 ③Th2サイトカイン阻害薬 ④鼻噴霧用ステロイド薬	①第2世代抗ヒスタミン薬 ②遊離抑制薬 ③鼻噴霧用ステロイド薬　　　　　必要に応じて①または②に③を併用する。	①抗LTs薬 ②抗PGD₂・TXA₂薬 ③Th2サイトカイン阻害薬 ④第2世代抗ヒスタミン薬・血管収縮薬配合剤 ⑤鼻噴霧用ステロイド薬　必要に応じて①，②，③に⑤を併用する。	鼻噴霧用ステロイド薬 ＋ 第2世代抗ヒスタミン薬	鼻噴霧用ステロイド薬 ＋ 抗LTs薬または抗PGD₂・TXA₂薬もしくは第2世代抗ヒスタミン薬・血管収縮薬配合剤　オプションとして点鼻用血管収縮薬を1〜2週間に限って用いる。
				鼻閉型で鼻腔形態異常を伴う症例，保存療法に抵抗する症例では手術	
		アレルゲン免疫療法			
		抗原除去・回避			

症状が改善してもすぐには投薬を中止せず，数カ月の安定を確かめて，ステップダウンしていく。
遊離抑制薬：ケミカルメディエーター遊離抑制薬。
抗LTs薬：抗ロイコトリエン薬。
抗PGD₂・TXA₂薬：抗プロスタグランジンD₂・トロンボキサンA₂薬。

（鼻アレルギー診療ガイドライン作成委員会：鼻アレルギー診療ガイドライン−通年性鼻炎と花粉症−
2020年版（改訂第9版），ライフ・サイエンス，69，2020）

◆季節性アレルギー性鼻炎（花粉症）に対する治療

季節性アレルギー性鼻炎（花粉）の治療法は，予測花粉飛散量と症状が強い時期の病型，重症度の組み合わせで選択する。強い花粉症症状を例年示す場合には，初期療法を勧める。

花粉飛散量の変化，症状に応じて，治療内容をステップアップ，ステップダウンする。

＜重症度に応じた花粉症に対する治療法の選択＞

重症度 病　型	初期療法	軽症	中等症 くしゃみ・鼻漏型	中等症 鼻閉型または鼻閉を主とする充全型	重症・最重症 くしゃみ・鼻漏型	重症・最重症 鼻閉型または鼻閉を主とする充全型
治　療	①第2世代抗ヒスタミン薬 ②遊離抑制薬 ③抗LTs薬 ④抗PGD₂・TXA₂薬 ⑤Th2サイトカイン阻害薬 ⑥鼻噴霧用ステロイド薬	①第2世代抗ヒスタミン薬 ②遊離抑制薬 ③抗LTs薬 ④抗PGD₂・TXA₂薬 ⑤Th2サイトカイン阻害薬 ⑥鼻噴霧用ステロイド薬 ①～⑥のいずれか1つ。 ①～⑤のいずれかに加え，⑥を追加。	第2世代抗ヒスタミン薬 ＋ 鼻噴霧用ステロイド薬	抗LTs薬または抗PGD₂・TXA₂薬 ＋ 鼻噴霧用ステロイド薬 ＋ 第2世代抗ヒスタミン薬 もしくは 第2世代抗ヒスタミン薬・血管収縮薬配合剤* ＋ 鼻噴霧用ステロイド薬	鼻噴霧用ステロイド薬 ＋ 第2世代抗ヒスタミン薬	鼻噴霧用ステロイド薬 ＋ 抗LTs薬または抗PGD₂・TXA₂薬 ＋ 第2世代抗ヒスタミン薬 もしくは 鼻噴霧用ステロイド薬 ＋ 第2世代抗ヒスタミン薬・血管収縮薬配合剤* オプションとして点鼻用血管収縮薬を2週間程度，経口ステロイド薬を1週間程度用いる。
					抗IgE抗体**	
		点眼用抗ヒスタミン薬または遊離抑制薬			点眼用抗ヒスタミン薬，遊離抑制薬またはステロイド薬	
					鼻閉型で鼻腔形態異常を伴う症例では手術	
		アレルゲン免疫療法				
		抗原除去・回避				

初期療法はあくまでも本格的花粉飛散時の治療に向けた導入であり，よほど花粉飛散が少ない年以外は重症度に応じたシーズン中の治療に早目に切り替える。

＊本剤の使用は鼻閉症状が強い期間のみ最小限の期間にとどめ，鼻閉症状の緩解がみられた場合には，速やかに抗ヒスタミン薬単独療法などへの切り替えを考慮する。

＊＊最適使用推進ガイドラインに則り使用する。

（鼻アレルギー診療ガイドライン作成委員会：鼻アレルギー診療ガイドライン－通年性鼻炎と花粉症－2020年版（改訂第9版），ライフ・サイエンス，71, 2020）

問14 **解答** a（①と②）

解説 　第2世代抗ヒスタミン薬の中で，アレロック®，ザイザル®，ジルテック®（セチリジン塩酸塩），タリオン®（ベポタスチンベシル酸塩）は腎排泄型薬剤であるため，腎機能低下患者に対して投与する場合には，減量あるいは投与間隔をあけるなど投与量を調節する。なおザイザル®，ジルテック®は，重度の腎障害（クレアチニンクリアランス10mL/min未満）の患者には投与禁忌である。アレグラ®（フェキソフェナジン塩酸塩）は，腎排泄型薬剤ではないが，腎機能低下患者では半減期が延長するため，長期投与時には注意を要する。

＜減量が必要な薬剤＞
　ジルテック®（セチリジン塩酸塩），タリオン®（ベポタスチンベシル酸塩），アレグラ®（フェキソフェナジン塩酸塩），アレロック®（オロパタジン塩酸塩），ザイザル®（レボセチリジン塩酸塩），ディレグラ®配合錠（フェキソフェナジン塩酸塩・塩酸プソイドエフェドリン配合）

＜減量が必要ない（腎機能正常者と同じ）薬剤＞
　ザジテン®（ケトチフェンフマル酸塩），アゼプチン®（アゼラスチン塩酸塩），オキサトミド（オキサトミド）＊，ゼスラン®/ニポラジ®（メキタジン），レミカット®/アレサガ®（エメダスチンフマル酸塩），アレジオン®（エピナスチン塩酸塩），エバステル®（エバスチン），クラリチン®（ロラタジン），デザレックス®（デスロラタジン）＊，ビラノア®（ビラスチン）＊，ルパフィン®（ルパタジンフマル酸塩）＊

＊　腎機能正常者と同量を慎重投与

問15 **解答** c（皮下免疫療法は週1〜2回から開始し，維持量に達したら徐々に投与間隔をあけ，最終的には3カ月に1回とする）

解説 a．アレルギー鼻炎に対するアレルゲン免疫療法は，3〜5年を目安に行うことが推奨されている。アレルゲン免疫療法を年単位で行った場合，治療終了後も効果が持続することが期待できる。また，アレルゲン免疫療法を行うと，喘息発症予防に効果があることが報告されている。

b．アレルゲン免疫療法はダニアレルギー性鼻炎あるいはスギ花粉症の診断が確定しているすべての患者が適応となるが，全身性の副反応の発生が高まるため原則5歳以上が適用となる。

※スギ花粉症に対するアレルゲン免疫療法薬であるシダトレン®スギ花粉舌下液（標準化スギ花粉エキス原液）は12歳以上が適応である。なお，シダトレン®スギ花粉舌下液は販売中止薬であり，2020年4月1日より経過措置品目に移行し，2021年3月31日にて経過措置期間満了・薬価基準削除となる。

c．皮下免疫療法は週1〜2回から開始し，徐々に増量，高濃度の
　　　ものにしていき，維持量に達したら投与間隔をあけ，2週に1
　　　回の注射を数回行い，最終的には1カ月に1回とする。
　　　舌下免疫療法では，初回投与は医療機関で医師の監督のもとに
　　　投与し，翌日（2日目）から自宅などで患者自身で1日1回舌
　　　下投与する。
　　d．スギ花粉飛散時期はスギ花粉アレルゲンに対する患者の過敏性
　　　が高まっている場合が多いため，スギ花粉症に対するアレルゲ
　　　ン免疫療法薬を新たに投与を開始しない。

 point

◆アレルギー鼻炎に対するアレルゲン免疫療法

　アレルゲン免疫療法は，対症薬物療法ではなく，有益な免疫学的変化の発
現が期待でき，臨床症状を改善し，薬物減量効果を有する。
　アレルゲン免疫療法には，皮下免疫療法（subcutaneous immunotherapy：
SCIT）と舌下免疫療法（sublingual immunotherapy：SLIT）がある。

処方	・緊急時に十分に対応できる医療施設，アレルゲン免疫療法に関する十分な知識・経験をもち，アレルゲン免疫療法薬のリスクなどについて十分に管理・説明できる医師のもとで処方・投与する。 ・薬剤師は，調剤前に処方可能な医師であるか確認したうえで調剤を行う。 ・アナフィラキシーを含むアレルギー反応発現の可能性があること，またその対処法について患者や患者家族に十分に説明し，理解を得たうえで使用を開始する。 ・原則5歳以上が適用となる。 ・妊娠をしても維持期なら継続可能であるが，治療開始はしない。 ・スギ花粉症に対するアレルゲン免疫療法は，スギ花粉飛散時期に投与を開始しない。
有効性	・治療効果はダニアレルギーでは80〜90％，スギ花粉症では70％前後の有効性が認められている。 ・年単位で行った場合，治療終了後も効果が持続することが期待できる。 ・アレルゲン免疫療法を行うと，喘息発症予防に効果があることが報告されている。 ・症状の改善を認めても，直ちに治療を中止すると症状が再発する可能性がある。 ・全身性ステロイド薬投与患者では，免疫系が抑制され，効果が得られない可能性がある。

治療期間	・3～5年を目安に行うことが推奨されている。 ・ダニアレルギーに対するアレルゲン免疫療法では，1年以上投与しても効果が得られない場合，投与継続を慎重に判断する。 ・スギ花粉症に対するアレルゲン免疫療法では，投与開始後，初回の花粉飛散時期終了時点で効果が得られない場合，投与継続を慎重に判断する。
安全性	・舌下免疫療法は皮下免疫療法と比較して，重篤なアナフィラキシーなどの全身反応が少ない。 ・投与後少なくとも30分間は，十分な観察を行う。 ・舌下免疫療法では，アナフィラキシーなどの副作用が発現するおそれがあるため，服用前および服用後2時間は，激しい運動，アルコール摂取，入浴などを避ける。 ・舌下免疫療法では，アナフィラキシーなどが発現した場合の対処などを考慮し，家族のいる場所や日中の服用が望ましい。 ・非選択的 β 遮断薬投与中では，アレルゲン免疫療法薬に対するアレルギー反応が強く現れることがある。 ・三環系抗うつ薬およびMAO阻害薬投与患者では，アレルギー反応の処置のためにアドレナリンを投与したとき，アドレナリンの効果が増強されることがある。 ・重症の心疾患，肺疾患および高血圧症の患者では，アレルギー反応の処置のためにアドレナリンを投与したとき，アドレナリンにより症状を悪化させるおそれがある。

問16 アレルギー性鼻炎治療薬の使用上の注意点として，適切でないものはどれか？

　a．ビラノア®（ビラスチン）（第2世代抗ヒスタミン薬）-空腹時に服用する。

　b．アレサガ®テープ（エメダスチンフマル酸塩）（経皮吸収型第2世代抗ヒスタミン薬）-下腹部，腰のいずれかに貼付する。

　c．エリザス®点鼻粉末噴霧用（デキサメタゾンシペシル酸エステル）（鼻噴霧用ステロイド薬）-息を止めた状態でポンプ部を押して鼻腔内に噴霧する。

　d．リボスチン®点眼液（レボカバスチン塩酸塩）（抗アレルギー薬点眼薬）-使用の際にはその都度容器をよく振盪する。

問17 下記の2つの文章において，（正）（誤）の組み合わせが正しいものをa～dの中から選びなさい。

　① 花粉症の初期療法として第2世代抗ヒスタミン薬を用いる場合には，花粉飛散予測日の2週間前をめどに開始する。

　② 点鼻用血管収縮薬は鼻噴霧用ステロイド薬使用後に使用する。

　a．①正・②正　b．①正・②誤　c．①誤・②正　d．①誤・②誤

問18 添付文書上に，自動車運転などの危険を伴う作業の従事に関する記載がない第2世代抗ヒスタミン薬はどれか？

　① アレジオン®（エピナスチン塩酸塩）　② ビラノア®（ビラスチン）
　③ ジルテック®（セチリジン塩酸塩）　④ アレグラ®（フェキソフェナジン塩酸塩）

　a．①と②　　b．①と③　　c．②と④　　d．③と④

問19 妊婦にも比較的安全で投与可能とされているアレルギー性鼻炎治療薬はどれか？

　① ポララミン®（d-クロルフェニラミンマレイン酸塩）（第1世代抗ヒスタミン薬）
　② インタール®点鼻液（クロモグリク酸ナトリウム）（鼻噴霧用ケミカルメディエーター遊離抑制薬）
　③ フルナーゼ点鼻液噴霧用（フルチカゾンプロピオン酸エステル）（鼻噴霧用ステロイド薬）
　④ クラリチン®（ロラタジン）（第2世代抗ヒスタミン薬）

　a．①のみ　　b．①と②　　c．①～③　　d．①～④

問20 アレルギー性鼻炎に対する日常生活指導として適切でないものはどれか？

　a．フローリングは掃除機をかけた後に拭き掃除をする。
　b．ダニの繁殖を減らすために，部屋の湿度を45%以下に保つ。
　c．外出は日中より，夕方のほうがよい。
　d．花粉症の場合，帰宅したら洗顔，うがいをする。

問16　**解答**　b（アレサガ®テープ（経皮吸収型第2世代抗ヒスタミン薬）－下腹部，腰のいずれかに貼付する）

解説　a．ビラノア®を食後（高脂肪食）に服用したとき，空腹時に比べ食後投与時のCmaxが約60％，AUC_{0-t}が約40％低下するため，1日1回空腹時に服用するよう指導する。

b．アレサガ®テープを腰部へ投与したときのAUC_{0-t}は，胸部，上腕部，背部，腹部へ投与したときよりも低かった。そのため，アレサガ®テープを胸部，上腕部，背部，腹部のいずれかに貼付し，毎回貼付場所を変更するよう指導する。また，24時間毎に貼り替える製剤であるため，貼付開始時間は入浴などの時間を考慮する。

c．エリザス®点鼻粉末噴霧用は，使用前に鼻をかみ，薬剤の充填操作を行った後，息を止めた状態でポンプ部を押して鼻腔内に噴霧する。

d．リボスチン®点眼液は懸濁液のため，使用の際にはその都度容器をよく振盪するよう指導する。

服薬指導

●アレルギー性鼻炎治療薬の服薬指導例

抗ヒスタミン薬	アレルギー症状を引き起こす物質（ヒスタミンなどの化学伝達物質）が出てくるのを防いだり，その作用を抑えることで，アレルギーやその症状（くしゃみ，鼻水，鼻づまり，湿疹，かゆみなどの諸症状）を抑える薬です。また，鼻粘膜の血流を減少させることにより，強い鼻づまりを改善し，鼻症状（くしゃみ・鼻水・鼻づまり）の症状を抑える薬です。（ディレグラ®配合錠（フェキソフェナジン塩酸塩＋塩酸プソイドエフェドリン配合））
ケミカルメディエーター遊離抑制薬	アレルギー症状を引き起こす物質（ヒスタミン，ロイコトリエンなどの化学伝達物質）が出てくるのを防ぐことで，アレルギーやその症状（くしゃみ，鼻水，鼻づまり，湿疹，かゆみなどの諸症状）を抑える薬です。
ロイコトリエン受容体拮抗薬	アレルギー症状を引き起こす物質であるロイコトリエンの受容体に選択的に結合し，ロイコトリエンによって引き起こされる鼻づまり，くしゃみ，鼻水などの症状を抑える薬です。

プロスタグランジンD₂・トロンボキサンA₂受容体拮抗薬	アレルギー症状を引き起こす物質であるプロスタグランジンD₂やトロンボキサンA₂の受容体に結合し，プロスタグランジンD₂やトロンボキサンA₂の働きを抑えて，鼻づまり，くしゃみ，鼻水などの症状を抑える薬です。
Th2サイトカイン阻害薬	リンパ球に働いてサイトカインの産生を抑制し，アレルギー反応に関与する物質（IgE抗体）が作られるのを抑制して，鼻づまり，くしゃみ，鼻水などの症状を抑える薬です。
鼻噴霧用ステロイド薬	ステロイドで，鼻およびその周囲の炎症やアレルギーを抑えて，鼻のアレルギーによるくしゃみ，鼻水，鼻づまりなどの症状を改善する薬です。
点鼻用血管収縮薬	鼻の粘膜下の血管を収縮させて，鼻粘膜の充血，うっ血を抑えて鼻づまりの症状を軽くする薬です。
アレルゲン免疫療法薬	アレルギーの原因になっているアレルゲン（ダニあるいはスギ花粉）のエキスを少量から投与することによって体を慣らし，アレルギー性鼻炎の症状をやわらげる薬です。

問17　解答　**d（①誤・②誤）**

解説　① 季節性アレルギー性鼻炎（花粉症）の初期療法として第2世代抗ヒスタミン薬，ロイコトリエン受容体拮抗薬，鼻噴霧用ステロイド薬を用いる場合には，花粉飛散予測日または症状が発現したらすぐに開始する。他の薬剤（ケミカルメディエーター遊離抑制薬，プロスタグランジンD₂・トロンボキサンA₂受容体拮抗薬，Th2サイトカイン阻害薬）では効果発現まで開始後1～2週間程度の連用が必要であり，花粉飛散予測日の1週間前をめどに開始する。

② 鼻閉が強い場合には，点鼻用血管収縮薬を鼻噴霧用ステロイド薬使用の10～30分前に1日1～2回使用する。点鼻用血管収縮薬は連続使用により効果の持続は短くなり，使用後反跳的に血管は拡張し，かえって鼻粘膜腫脹は増す。そのため連用は避け，使用は10日ぐらいまでにするよう指導する。点鼻用血管収縮薬はスイッチOTC医薬品としても市販されているため簡単に購入でき，患者はしばしば乱用している。このような場合の治療には，鼻噴霧用ステロイド薬が用いられるが，改善には時間がかかる。

問18　**解答**　c（②と④）

解説　　第2世代抗ヒスタミン薬は第1世代抗ヒスタミン薬と比較し，中枢抑制作用の副作用は少ない。ビラノア®とアレグラ®，ディレグラ®配合錠（フェキソフェナジン塩酸塩＋塩酸プソイドエフェドリン配合），クラリチン®（ロラタジン），デザレックス®（デスロラタジン）は非鎮静性であり，添付文書上に，自動車運転などの危険を伴う作業の従事に関する記載がない。

　アレジオン®とエバステル®（エバスチン），タリオン®（ベポタスチンベシル酸塩）も非鎮静性であるが，添付文書上には，自動車運転など危険を伴う機械の操作に注意させることと記載されている。

　ジルテック®やアレロック®（オロパタジン塩酸塩），ザイザル®（レボセチリジン塩酸塩），ルパフィン®（ルパタジンフマル酸塩）では添付文書上に，自動車運転など危険を伴う機械の操作には従事させないよう十分注意することと記載されており，患者には危険を伴う機械の操作は避けるよう指導する。

👆 **point**

◆インペアード・パフォーマンス

　抗ヒスタミン薬には眠気などの中枢抑制作用の副作用があり，眠気の自覚がなくても集中力，判断力，作業能率の低下があり，インペアード・パフォーマンスと呼ばれている。インペアード・パフォーマンスは脳内H_1受容体占拠率に比例し，占拠率50％以上を鎮静性，20〜50％を軽度鎮静性，20％以下を非鎮静性としている。

　鎮静作用のないアレルギー性鼻炎に対する薬剤として，Th2サイトカイン阻害薬，プロスタグランジンD_2・トロンボキサンA_2受容体拮抗薬，ロイコトリエン受容体拮抗薬，鼻噴霧用ステロイド薬がある。

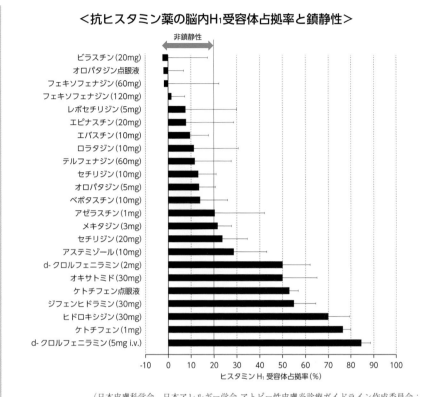

＜抗ヒスタミン薬の脳内H₁受容体占拠率と鎮静性＞

非鎮静性

- ビラスチン(20mg)
- オロパタジン点眼液
- フェキソフェナジン(60mg)
- フェキソフェナジン(120mg)
- レボセチリジン(5mg)
- エピナスチン(20mg)
- エバスチン(10mg)
- ロラタジン(10mg)
- テルフェナジン(60mg)
- セチリジン(10mg)
- オロパタジン(5mg)
- ベポタスチン(10mg)
- アゼラスチン(1mg)
- メキタジン(3mg)
- セチリジン(20mg)
- アステミゾール(10mg)
- d-クロルフェニラミン(2mg)
- オキサトミド(30mg)
- ケトチフェン点眼液
- ジフェンヒドラミン(30mg)
- ヒドロキシジン(30mg)
- ケトチフェン(1mg)
- d-クロルフェニラミン(5mg i.v.)

ヒスタミンH₁受容体占拠率(%)

（日本皮膚科学会，日本アレルギー学会 アトピー性皮膚炎診療ガイドライン作成委員会：
アトピー性皮膚炎診療ガイドライン2018，日皮会誌：128(12)，2462，2018）

問19　解答　**d (①〜④)**

解説　　妊娠初期から器官形成期の4カ月の半ばまでは，原則として薬物
の投与を避けた方が安全であり，妊娠5カ月以降で薬物の投与が必
要であれば，鼻噴霧用ケミカルメディエーター遊離抑制薬，鼻噴霧
用抗ヒスタミン薬，鼻噴霧用ステロイド薬などの局所用剤を少量用
いる。内服薬では，第2世代抗ヒスタミン薬のクラリチン®，ジル
テック®(セチリジン塩酸塩)，ザイザル®(レボセチリジン塩酸塩)，
第1世代抗ヒスタミン薬のポララミン®，タベジール®(クレマスチ
ンフマル酸塩)が妊婦に対して比較的安全で投与可能とされている。

◆妊婦に対する治療

　妊娠初期から器官形成期の4カ月の半ばまでは，鼻閉には温熱療法，入浴，蒸しタオル，マスクなど，薬物を使わない方法を用いる。妊娠5カ月を過ぎると，まず薬剤投与による形態異常は起こらないと考えられているが，薬剤が胎児へ移行し機能的発育に影響を与える可能性があるため，局所治療を中心とする。

<妊婦へのアレルギー性鼻炎用薬剤投与のリスク>

一般名	商品名	オーストラリア基準
抗アレルギー薬（内服）		
d-クロルフェニラミンマレイン酸塩	ポララミン®	A
dl-クロルフェニラミンマレイン酸塩	アレルギン®	A
ジフェンヒドラミン塩酸塩	レスタミン®	A
シプロヘプタジン塩酸塩水和物	ペリアクチン®	A
クレマスチンフマル酸塩	タベジール®	A
レボセチリジン塩酸塩	ザイザル®	
ロラタジン	クラリチン®	B1
セチリジン塩酸塩	ジルテック®	B2
フェキソフェナジン塩酸塩	アレグラ®	B2
アゼラスチン塩酸塩	アゼプチン®	
鼻噴霧用薬		
ベクロメタゾンプロピオン酸エステル	リノコート®	B3
フルチカゾンプロピオン酸エステル	フルナーゼ®	B3
フルチカゾンフランカルボン酸エステル	アラミスト®	B3
モメタゾンフランカルボン酸エステル水和物	ナゾネックス®	B3
クロモグリク酸ナトリウム	インタール®	

※デキサメタゾンシペシル酸エステルについてはオーストラリア基準・Mother's Milk 基準がなく，妊婦への投与については添付文書中に下記のような記載がある。
　妊婦または妊娠している可能性のある婦人には，治療上の有益性が危険性を上回ると判断される場合にのみ投与すること。
　[本剤は動物実験で胚・胎仔死亡率の増加（ウサギ），生存胎仔数減少（ウサギ），生存胎仔体重の低下（ラット，ウサギ），骨化進行度への影響（ラット，ウサギ）および流産（ウサギ）が報告されている。なお，本剤の動物実験では催奇形性は認められていないが，一般に，グルココルチコイドは動物に対して催奇形性を有するとされている。]

（鼻アレルギー診療ガイドライン作成委員会：鼻アレルギー診療ガイドライン－通年性鼻炎と花粉症－
2020年版（改訂第9版），ライフ・サイエンス，93，2020．一部改変）

解答 **a（フローリングは掃除機をかけた後に拭き掃除をする）**

解説 a．フローリングなどのホコリのたちやすい場所は，拭き掃除をしてから掃除機をかける。カーペット，畳はできるだけやめる。

b．ダニの繁殖を減らすために，部屋の湿度を45％以下に保つようにする。湿度を上げると，カビの温床になってしまうので注意する。

c．花粉は一般的に，日の出とともに湿度が下がると飛散し始め，日が沈むと飛散は少なくなる。日中，乾燥して日がよく当たる時間帯に花粉はよく飛散するため，外出は日中より夕方のほうがよい。

d．花粉を回避するために，外出時にはマスク，眼鏡を着用する。帰宅時は，衣服や髪をよく払ってから入室し，洗顔，うがいをし，鼻をかむ。

17

アレルギー性鼻炎

　アレルギー性鼻炎の治療の基本は，原因となるアレルゲンを回避することです。また，症状軽減のための適切な組み合わせの薬物療法を行うためにも定期的（季節性アレルギー性鼻炎の場合には一定の期間）に通院し，治療を継続することが重要です。

■　部屋の掃除　■

　ホウキやハタキを使わず，拭き掃除をしてから掃除機をかけるなど，こまめに掃除しましょう。ヒョウヒダニの発生を防ぐために，餌となる毛髪のフケや食物のくずを床に残さないようにし，掃除機がけは，吸引部をゆっくり動かし，週に2回以上行いましょう。ダニが繁殖しやすい環境にしないように，部屋の湿度は45％以下，室温は20〜25℃を保ち，通気を心がけましょう。また，年1回は徹底した大掃除を行いましょう。

■　繊維製品の扱い　■

　ふとんや毛布は目の細かい布でカバーをし，就寝時は早めにふとんを敷き，ほこりが静まってから入りましょう。また，ふとんは週に2回以上干し，週に1回以上は掃除機をかけましょう。花粉の飛散が多い時期は外干しを避け，ふとん乾燥機を利用しましょう。また，シーツ，ふとんカバーは週に1回以上洗濯しましょう。

　ほこりの出やすい衣類はポリ袋に入れてから家具に収納しましょう。

　ダニが繁殖しやすい絨毯や布製ソファなどの使用はできるだけ避けましょう。

■　ペットの飼育　■

　犬，猫，鳥などの体毛の多い動物は飼わないようにしましょう。飼う場合は屋外で飼い，寝室に入れないようにしましょう。

■　花粉の防ぎ方　■

　日本は南北に細長く，地域によって花粉症の原因植物が異なっているため，花粉の飛散情報を確認しましょう。環境省花粉観測システム（愛称：はなこさん）では，毎時35分頃にホームページが更新され，花粉飛散状況を地図と表，グラフで見ることができます。

　原因となる植物の開花期，特に風の強い晴れた日には外出を控えましょう。外出時はマスク，メガネをつけ，衣服や髪をよく払ってから家に入りましょう。帰宅したら洗顔，うがいをし，鼻をかみましょう。

　身近の雑草が原因のときは開花期前に除草しましょう。

No. 18 アトピー性皮膚炎
Atopic Dermatitis

病態の基礎知識 1

① アトピー性皮膚炎の病態生理に関する知識の習得
② アトピー性皮膚炎の診断や治療指針に関する知識の習得

観察計画の基礎知識 2

① 薬物治療効果に関する観察計画
- アトピー性皮膚炎の状態を示す患者の自覚症状を確認する。
- アトピー性皮膚炎の状態を示す検査データを確認する。

② 薬剤の安全性に関する観察計画
- 投与されている薬剤の中で相互作用のある薬剤がないかどうかを確認する。
- 投与されている薬剤の副作用の発現に注意する。

ケア計画の基礎知識 3

① 薬物治療効果に関するケア計画
- 薬物治療の効果を評価し，必要に応じて投与薬剤の追加および変更について検討する。

② 薬剤の安全性に関するケア計画
- 相互作用のある薬剤が処方されている場合，医師に報告しその対応について検討する。
- 副作用が発現すれば医師に報告し，その対応について検討する。

教育計画の基礎知識 4

① 薬物治療に関する教育計画
- 患者や家族に適切な服薬指導を実施する。
- 患者にアトピー性皮膚炎の状態を示す自覚症状や副作用発現時の症状を説明し，医療スタッフに伝達すべき内容を指導する。

■ 日常生活指導

- 患者や家族に適切な日常生活指導を実施する。

問1 現在，日本国内に継続的にアトピー性皮膚炎治療を受けている患者は何人くらいいると推定されているか？

    a．約5万人   b．約50万人   c．約150万人   d．約1,500万人

問2 下記の2つの文章において，（正）（誤）の組み合わせが正しいものをa～dの中から選びなさい。

① 成人でのアトピー性皮膚炎の有症率は，20歳代より60歳代のほうが高い。
② 乳児期に発症したアトピー性皮膚炎は，年齢とともに自然軽快することが多い。

    a．①正・②正   b．①正・②誤   c．①誤・②正   d．①誤・②誤

問3 アトピー性皮膚炎患者の多くがもつアトピー素因となるものはどれか？

① 気管支喘息の既往   ② アレルギー性鼻炎の既往
③ アトピー性皮膚炎の家族歴   ④ アレルギー性結膜炎の家族歴

    a．①～④   b．①～③   c．②と③   d．①のみ

問4 アトピー性皮膚炎の皮疹の性質として適切なものをすべて選びなさい。

① かさぶた   ② 魚の鱗のように角質層が剥がれ落ちる
③ 小水疱   ④ 浮腫性の紫紅色斑

    a．①のみ   b．②と③   c．①～③   d．①～④

問5 下記の2つの文章において，（正）（誤）の組み合わせが正しいものをa～dの中から選びなさい。

① アトピー性皮膚炎では角質細胞間脂質のセラミド含有率が低下している。
② アトピー性皮膚炎では白内障を合併しやすい。

    a．①正・②正   b．①正・②誤   c．①誤・②正   d．①誤・②誤

問1 　**解答** b（約50万人）

解説 　平成29年（2017年）に厚生労働省が行った患者調査の結果，アトピー性皮膚炎として継続的に治療を受けていると推計された患者数は51万3千人と推計された。

　平成28年（2016年）12月に日本アレルギー学会が作成したアレルギー疾患対策基本法の基本的施策となるアレルギー疾患対策の推進に関する基本的指針 暫定版 別紙（説明資料）によると，日本のアトピー性皮膚炎の年間外来患者数は893,075人と推計されている。

問2 　**解答** c（①誤・②正）

解説 ① アトピー性皮膚炎は一般に乳幼児・小児期に発症し，年齢とともに減少する疾患である。2006～2008年度厚生労働省科学研究で調査された成人の有症率は，20歳代が10.2％，30歳代が8.3％，40歳代が4.1％，50＋60歳代が2.5％であった。また，平成29年（2017年）に厚生労働省が行った患者調査の結果では，アトピー性皮膚炎として継続的に治療を受けていると推計された20歳代患者数は8万人，65歳以上が2万8千人で，20歳～40歳代で高くなっている。

② 幼小児でのアトピー性皮膚炎の有症率は12％程度と高い。乳児期に発症したアトピー性皮膚炎は，5歳までに80％程度が自然軽快したとの報告など，年齢とともに，ある程度の割合で寛解する。ただし，寛解率は症状の程度によって異なり，一部は成人型アトピー性皮膚炎に移行する。最近では，成人後まで長引いたり，成人してから再燃または発症する例が増えている。

アトピー性皮膚炎の重症度割合は，年齢が高くなるにつれて上昇する傾向にある。全国の疫学調査の結果，中等症以上の割合は1歳6カ月児16％，小学1年生24％，小学6年生28％，大学生では27％であった。

問3 | 解答 a (①〜④)

解説 　アトピー性皮膚炎患者の多くはアトピー素因をもち，日本人の30％がアトピー素因をもっているといわれている。アトピー素因として，気管支喘息やアレルギー性鼻炎，アレルギー性結膜炎，アトピー性皮膚炎の家族歴や既往歴，IgE抗体を産生しやすい素因が挙げられる。アトピー性皮膚炎は家族歴が重要であり，血縁家族のアレルギー性疾患の有無について確認する。

👆 point

◆アトピー性皮膚炎の定義 (概念)

　アトピー性皮膚炎は，増悪・寛解を繰り返す，瘙痒のある湿疹を主病変とする疾患であり，患者の多くはアトピー素因をもつ。アトピー性皮膚炎ではアレルゲンの証明は必須ではない。

　アトピー素因：①家族歴・既往歴 (気管支喘息，アレルギー性鼻炎・結膜炎，アトピー性皮膚炎のうちいずれか，あるいは複数の疾患)，または②IgE抗体を産生しやすい素因。

問4 | 解答 c (①〜③)

解説 　アトピー性皮膚炎の皮膚は乾燥傾向にあることが多く，瘙痒を伴う。アトピー性皮膚炎出現直後の皮疹は，紅斑と丘疹であり，小水疱が多くみられる場合もある。皮膚の最も表層にある角質層が魚の鱗のように剝がれ落ちる鱗屑や，悪化や搔破により，痂疲 (ビラン面が乾燥した状態)，血痂 (かさぶた，搔破痕)，皮膚が肥厚し苔癬化病変などがみられる。

　鑑別すべき疾患の１つである膠原病の皮膚筋炎では，眼瞼の浮腫性紫紅色斑がみられる。

問5 | 解答 a (①正・②正)

解説 ① 皮膚の表面の角層は角質細胞とその間を埋める角質細胞間脂質によって構成されており，バリア機能がある。角質細胞間脂質の主成分はセラミド，コレステロール，遊離脂肪酸であり，アトピー性皮膚炎ではセラミド含有率が異常に低下し，主に水分保持能力が損なわれ，バリア機能が低下する。

② アトピー性皮膚炎では顔面の皮膚症状が重症の場合，眼瞼の搔破により白内障や網膜剝離などの眼症状を合併しやすい。

MEMO

観察計画の基礎知識 **2**

問6 アトピー性皮膚炎について適切なものはどれか？

a．乳児では6カ月以上アトピー性皮膚炎の特徴的皮疹がみられたら慢性とする。
b．学童期では顔面の皮疹が増加する。
c．皮疹は左右対称に出現する。
d．頭髪部にはアトピー性皮膚炎の特徴的皮疹は現れない。

問7 アトピー性皮膚炎の病勢を反映する検査項目について適切でないものはどれか？

a．血清LDH値　　　　　　　b．特異的IgE抗体値
c．血清TARC値　　　　　　　d．末梢血好酸球数

問8 アトピー性皮膚炎の悪化因子はどれか？

① ストレス　　　　　　　　② 発汗
③ 飲酒　　　　　　　　　　④ 黄色ブドウ球菌

a．①のみ　　　b．①と②　　　c．①〜③　　　d．①〜④

問9 下記の2つの文章において，(正)(誤)の組み合わせが正しいものをa〜dの中から選びなさい。

① 厚生労働科学研究班で開発された重症度のめやすでは，強い炎症を伴う皮疹が体表面積の30%以上にみられると重症とされる。
② アトピー性皮膚炎の評価として，皮膚症状以外の日常生活への影響も確認する。

a．①正・②正　　b．①正・②誤　　c．①誤・②正　　d．①誤・②誤

問10 アトピー性皮膚炎治療薬とその治療薬の副作用として適切でない組み合わせはどれか？

a．デュピクセント®皮下注（デュピルマブ）（抗ヒトIL-4/13受容体モノクローナル抗体）−アレルギー性結膜炎
b．ネオーラル®（シクロスポリン）（免疫抑制薬）−腎機能障害
c．デルモベート軟膏（クロベタゾールプロピオン酸エステル）（ステロイド外用薬）−皮膚萎縮
d．プロトピック®軟膏（タクロリムス水和物）（免疫抑制外用薬）−緑内障

18

アトピー性皮膚炎

問6 【解答】c（皮疹は左右対称に出現する）

【解説】 a．アトピー性皮膚炎の診断基準では，アトピー性皮膚炎の特徴的皮疹が乳児では2カ月以上，その他では6カ月以上をみられたら慢性とする。

b．幼児期から学童期での皮疹の好発部位は頸部，腋窩，肘窩，鼠径，手首，足首といった屈曲部であり，顔面の皮疹は減少する。また，皮脂の分泌機能の低下により，この時期の皮疹はドライスキンを呈し，掻破を繰り返すことにより，びらん，血痂，苔癬化を生じることがある。

c．アトピー性皮膚炎の皮疹は原則左右対称に出現する。

d．頭髪部にもアトピー性皮膚炎の特徴的皮疹は現れる。頭部では，紅斑，丘疹などがみられ，瘙痒を伴い，掻破による皮疹の悪化，屑落もみられ，額の生え際，うなじなどに強く症状が現れる。

👆 point

◆アトピー性皮膚炎の診断基準

1．瘙痒
2．特徴的皮疹と分布
　①皮疹は湿疹病変
　　・急性病変：紅斑，湿潤性紅斑，丘疹，漿液性丘疹，鱗屑，痂皮
　　・慢性病変：浸潤性紅斑・苔癬化病変，痒疹，鱗屑，痂皮
　②分布
　　・左右対側性
　　好発部位：前額，眼囲，口囲・口唇，耳介周囲，頸部，四肢関節部，体幹
　　・参考となる年齢による特徴
　　乳児期　　　：頭，顔にはじまりしばしば体幹，四肢に下降。
　　幼小児期　　：頸部，四肢関節部の病変。
　　思春期・成人期：上半身（顔，頸，胸，背）に皮疹が強い傾向。
3．慢性・反復性経過（しばしば新旧の皮疹が混在する）
　　乳児では2カ月以上，その他では6カ月以上を慢性とする。
　上記1，2および3の項目を満たすものを，症状の軽重を問わずアトピー性皮膚炎と診断する。そのほかは急性あるいは慢性の湿疹とし，年齢や経過を参考にして診断する。

（日本皮膚科学会，日本アレルギー学会 アトピー性皮膚炎診療ガイドライン作成委員会：アトピー性皮膚炎診療ガイドライン2018，日皮会誌：128（12），2438，2018）

解答 **b（特異的IgE抗体値）**

解説　アトピー性皮膚炎の病勢を反映する検査項目として，血清LDH値，末梢血好酸球数，血清TARC値，血清SCCA2値がある。血清TARC値（保険適用）と血清SCCA2値（保険適用申請中）はより鋭敏にアトピー性皮膚炎の病勢を反映する。

　アトピー性皮膚炎患者では血清IgE値が高値となることが多い。しかし，血清IgE値はアレルギーの有無を示し，長期の経過における病勢は反映するが，短期的なアトピー性皮膚炎の病勢の変化は反映しない。特異的IgE抗体はアレルゲンに対する特異的抗体であり，抗体陽性とアトピー性皮膚炎の症状誘発に因果関係がない場合がある。

問8　解答 **d（①〜④）**

解説　アトピー性皮膚炎の悪化因子としてストレス，発汗，温熱，衣服，食物，飲酒などが重要である。また，アトピー性皮膚炎の病変部では黄色ブドウ球菌が多く検出され，増悪因子の1つと考えられている。

問9　解答 **c（①誤・②正）**

解説　① アトピー性皮膚炎の重症度の評価方法にはいくつかあり，厚生労働科学研究班で開発された重症度のめやすは，強い炎症を伴う皮疹の面積によって分類されるため簡便である。この重症度のめやすでは，強い炎症を伴う皮疹が体表面積の30％以上にみられると最重症とされる。

　② アトピー性皮膚炎は瘙痒，外見の問題などからQOLが低下しやすい疾患であるため，皮膚症状以外のQOLに関しても評価質問用紙などを用いて確認する。成人ではSkindex 16 日本語版，DLQI（Dermatology Life Quality Index）などがあり，皮膚の瘙痒や刺激感などに加え，皮膚症状に伴う気分や人づきあい，仕事，余暇，日常生活への変化や影響などの評価項目がある。また，小児用では家族に関する負担に関する評価項目もある。

18

アトピー性皮膚炎

point

◆アトピー性皮膚炎重症度

　アトピー性皮膚炎の重症度評価は，適切な治療選択に必須である。アトピー性皮膚炎の重症度評価方法には，厚生労働科学研究班による重症度のめやす，日本皮膚科学会によるアトピー性皮膚炎重症度分類，SCORAD（Severity Scoring of Atopic Dermatitis），EASI（Eczema Area and Severity Index）などがある。また，アトピー性皮膚炎はQOLが低下しやすい疾患であるため，QOLについても評価質問用紙を用いて評価する。

＜アトピー性皮膚炎重症度のめやす＞

軽症：面積にかかわらず，軽度の皮疹のみみられる。
中等症：強い炎症を伴う皮疹が体表面積の10％未満にみられる。
重症：強い炎症を伴う皮疹が体表面積の10％以上，30％未満にみられる。
最重症：強い炎症を伴う皮疹が体表面積の30％以上にみられる。

※軽度の皮疹：軽度の紅斑，乾燥，落屑主体の病変。
※強い炎症を伴う皮疹：紅斑，丘疹，びらん，浸潤，苔癬化などを伴う病変。

（日本皮膚科学会，日本アレルギー学会 アトピー性皮膚炎診療ガイドライン作成委員会：
アトピー性皮膚炎診療ガイドライン2018，日皮会誌：128（12），2444，2018）

問10 **解答** **d（プロトピック®軟膏（免疫抑制外用薬）－緑内障）**

解説 デュピクセント®皮下注：主な副作用は注射部位反応，頭痛，アレルギー性結膜炎などである。
アトピー性皮膚炎患者に対しては顔面の搔破に伴うリスクがあるため，アレルギー性結膜炎の副作用について患者に事前に説明する。

ネオーラル®：腎機能障害は高頻度にみられる副作用である。その他，高血圧，高血糖，肝機能障害，高カリウム血症，多毛，振戦，歯肉肥厚などの副作用に注意する。

デルモベート軟膏：ステロイド外用薬の長期連用により皮膚萎縮が現れることがある。皮膚萎縮が現れた場合には徐々に使用を差し控え，ステロイドを含有しない薬剤に切り替える。

プロトピック®軟膏：副作用として緑内障の報告はない。
ステロイド外用薬では眼瞼皮膚への使用により眼圧上昇，緑内障を起こすことがあるが，弱いランクのステロイド外用薬を少量使用する場合は緑内障のリスクは低いと考えられている。

問11 アトピー性皮膚炎治療として適切でないものはどれか？

a．ステロイド外用薬が基本薬として用いられる。
b．非ステロイド性抗炎症外用薬の使用は推奨されない。
c．シクロスポリン（免疫抑制薬）は既存治療で十分な効果が得られない場合に選択される。
d．抗ヒスタミン薬は，単独でアトピー性皮膚炎の炎症を抑制する。

問12 アトピー性皮膚炎治療として適切なものはどれか？

a．顔面の皮疹には，ミディアムクラス以下のステロイド外用薬の使用が適している。
b．小児にはベリーストロングクラスのステロイド外用薬は使用しない。
c．特に炎症がひどい部位にはステロイド外用薬とタクロリムス軟膏を重ね塗りする。
d．炎症が鎮静したら，直ちにステロイド外用薬やタクロリムス軟膏を中止する。

問13 アトピー性皮膚炎治療薬に関して適切なものはどれか？

a．アトピー性皮膚炎の治療にネオーラル®（シクロスポリン）（免疫抑制薬）を投与する場合，2週間投与しても皮疹の改善がみられない場合には投与を中止する。
b．アトピー性皮膚炎の治療にネオーラル®（シクロスポリン）（免疫抑制薬）を投与する場合，1回の治療期間は6カ月以内を目安とする。
c．プロトピック®軟膏（タクロリムス水和物）（免疫抑制外用薬）を使用し，2週間使用しても皮疹の改善がみられない場合には使用を中止する。
d．プロトピック®軟膏（タクロリムス水和物）（免疫抑制外用薬）は2歳未満の乳児にも使用できる。

問14 デュピクセント®皮下注（デュピルマブ）（抗ヒトIL-4/13受容体モノクローナル抗体）の使用方法として適切でないものはどれか？

a．投与前に寄生虫感染の治療を行う。
b．4週間間隔で投与する。
c．治療開始16週までに治療効果が得られない場合は，投与中止を考慮する。
d．抗炎症外用薬を併用する。

問15 下記の2つの文章において，（正）（誤）の組み合わせが正しいものをa〜dの中から選びなさい。

① クリームは皮膚への刺激が少ないので，湿潤・びらん面への使用が適している。
② 頭皮にはフォームやローションが適している。

a．①正・②正　　b．①正・②誤　　c．①誤・②正　　d．①誤・②誤

18

アトピー性皮膚炎

ケア計画の基礎知識 3

問11 【解答】 **d (抗ヒスタミン薬は，単独でアトピー性皮膚炎の炎症を抑制する)**

【解説】 a. アトピー性皮膚炎の治療は，薬物療法，皮膚の生理学的異常に対する外用療法・スキンケア，悪化因子の検索と対策が基本である。アトピー性皮膚炎の薬物治療では，ステロイド外用薬を基本薬として用い，皮疹の重症度，性状，部位に応じて強さ（ランク），剤形を選択する。プロトピック®軟膏（タクロリムス水和物）（免疫抑制外用薬）は副腎皮質ステロイドとは異なる作用機序で，アトピー性皮膚炎の炎症を十分に鎮静できると科学的に立証されている薬剤である。タクロリムス軟膏は，ステロイド外用薬では効果不十分または副作用によりステロイド外用薬が使用できず，タクロリムス軟膏による治療がより適切と考えられる場合に使用する。

b. 非ステロイド性抗炎症外用薬は，抗炎症作用が極めて弱く，接触性皮膚炎を生じることがまれではないため，アトピー性皮膚炎の治療には推奨されない。

また，抗菌薬または抗真菌薬を含有したステロイド外用薬は，アトピー性皮膚炎の治療に対してステロイド単独外用薬と比較し優位性がなく，推奨されない。

c. シクロスポリンは，ステロイド外用薬やタクロリムス軟膏，スキンケア，悪化因子への対策を十分に行っても効果が得られない最重症アトピー性皮膚炎に対して用いられる。ただし，アトピー性皮膚炎の臨床試験では国内の16歳以上を対象として行われており，アトピー性皮膚炎治療での適応は16歳以上で，小児に対しての使用は認められていない。

d. アトピー性皮膚炎は自覚症状として瘙痒を伴うことが特徴であり，その苦痛の軽減と瘙痒に対する掻破による悪化を予防する目的で内服の抗ヒスタミン薬が使用される。ただし，抗ヒスタミン薬は単独で炎症を抑えることができないので，外用療法の補助療法として用い，非鎮静性抗ヒスタミン薬を選択することが望ましい。

point

◆アトピー性皮膚炎の治療目標

　アトピー性皮膚炎診療ガイドライン2018では，アトピー性皮膚炎の治療の最終目標（ゴール）を次のような状態に到達させ，維持することとしている。

> 症状がないか，あっても軽微で，日常生活に支障がなく，薬物療法もあまり必要としない状態に到達し，それを維持することである。また，このレベルに到達しない場合でも，症状が軽微ないし軽度で，日常生活に支障をきたすような急な悪化がおこらない状態を維持することを目標とする。

（日本皮膚科学会，日本アレルギー学会 アトピー性皮膚炎診療ガイドライン作成委員会：
アトピー性皮膚炎診療ガイドライン2018，日皮会誌：128（12），2454，2018）

◆ステロイド外用薬のランク

薬効		一般名と濃度	代表的な商品名
ストロンゲスト （Ⅰ群）	0.05%	クロベタゾールプロピオン酸エステル	デルモベート®
	0.05%	ジフロラゾン酢酸エステル	ジフラール®，ダイアコート®
ベリーストロング （Ⅱ群）	0.1%	モメタゾンフランカルボン酸エステル	フルメタ®
	0.05%	ベタメタゾン酪酸エステルプロピオン酸エステル	アンテベート®
	0.05%	フルオシノニド	トプシム®
	0.064%	ベタメタゾンジプロピオン酸エステル	リンデロンDP®
	0.05%	ジフルプレドナート	マイザー®
	0.1%	アムシノニド	ビスダーム®
	0.1%	ジフルコルトロン吉草酸エステル	テクスメテン®，ネリゾナ®
	0.1%	酪酸プロピオン酸ヒドロコルチゾン	パンデル®
ストロング （Ⅲ群）	0.3%	デプロドンプロピオン酸エステル	エクラー®
	0.1%	デキサメタゾンプロピオン酸エステル	メサデルム®
	0.12%	デキサメタゾン吉草酸エステル	ボアラ®
	0.12%	ベタメタゾン吉草酸エステル	ベトネベート®，リンデロンV®
	0.025%	フルオシノロンアセトニド	フルコート®
ミディアム （Ⅳ群）	0.3%	プレドニゾロン吉草酸エステル酢酸エステル	リドメックス®
	0.1%	トリアムシノロンアセトニド	レダコート®
	0.1%	アルクロメタゾンプロピオン酸エステル	アルメタ®
	0.05%	クロベタゾン酪酸エステル	キンダベート®
	0.1%	ヒドロコルチゾン酪酸エステル	ロコイド®
	0.1%	デキサメタゾン	グリメサゾン®，オイラゾン®
ウィーク （Ⅴ群）	0.5%	プレドニゾロン	プレドニゾロン®

（日本皮膚科学会，日本アレルギー学会 アトピー性皮膚炎診療ガイドライン作成委員会：
アトピー性皮膚炎診療ガイドライン2018，日皮会誌：128（12），2455，2018．一部改変）

18

アトピー性皮膚炎

問12 **解答** **a（顔面の皮疹には，ミディアムクラス以下のステロイド外用薬の使用が適している）**

解説 a．顔面はステロイドの吸収率が高いためステロイド外用薬の局所性副作用が発現しやすいので，原則，ミディアムクラス以下のステロイド外用薬の使用が適している。しかし，重症の皮膚炎では重症度に応じたランクのステロイド外用薬を使用し，速やかに寛解導入する。ステロイド外用薬の長期連用により現れることがある皮膚萎縮がタクロリムス軟膏では確認されておらず，顔面や頸部には，タクロリムス軟膏の使用が適している。0.1％タクロリムス軟膏のアトピー性皮膚炎の症状改善効果は，ミディアム〜ストロングクラスのステロイド外用薬と同等とされている。

b．小児の場合でも，年齢によってステロイド外用薬のランクを下げる必要はなく，治療方針は成人と変わらない。皮疹の重症度や改善が乏しい場合にはランクアップし，必要に応じてベリーストロングクラスのステロイド外用薬を使用する。ただし，効果が短期間で効果が表れやすいため，使用期間に注意する。

c．特に炎症がひどい部位には，原則ベリーストロングクラス以上のステロイド外用薬を使用し，皮疹の改善を図ったのちにタクロリムス軟膏に移行する。ステロイド外用薬とタクロリムス軟膏を同じ部位に重ね塗りすることは推奨されない。

d．アトピー性皮膚炎では炎症が抑えられ，正常に見える皮膚でも炎症細胞が残存し，再び炎症を引き起こしやすい状態にある。そのため炎症が鎮静しても，直ちにステロイド外用薬やタクロリムス軟膏を中止せず，寛解を維持しながら漸減あるいは間歇投与とする。

再燃をよく繰り返す皮疹には，炎症が軽減し寛解導入した後に保湿外用薬によるスキンケアを行いながら，ステロイド外用薬やタクロリムス軟膏を週2回など定期的に塗布するプロアクティブ療法が行われる場合がある。

point

◆皮疹の重症度とステロイド外用薬の選択

　日本皮膚科学会のガイドラインでは個々の皮疹の状態から重症度を判断し，その重症度に応じて，適切なステロイド外用薬，その他の外用薬を選択する。

	皮疹の重症度	外用薬の選択
重症	高度の腫脹／浮腫／浸潤ないし苔癬化を伴う紅斑，丘疹の多発，高度の鱗屑，痂皮の付着，小水疱，びらん，多数の搔破痕，痒疹結節などを主体とする	必要かつ十分な効果を有するベリーストロング（II群）ないしストロングクラス（III群）のステロイド外用薬を第一選択とする。痒疹結節でベリーストロングクラス（II群）でも十分な効果が得られない場合は，その部位に限定してストロンゲストクラス（I群）を選択して使用することもある
中等症	中等度までの紅斑，鱗屑，少数の丘疹，搔破痕などを主体とする	ストロング（III群）ないしミディアムクラス（IV群）のステロイド外用薬を第一選択とする
軽症	乾燥および軽度の紅斑，鱗屑などを主体とする	ミディアムクラス（IV群）以下のステロイド外用薬を第一選択とする
軽微	炎症症状に乏しく乾燥症状主体	ステロイドを含まない外用薬を選択する

（日本皮膚科学会，日本アレルギー学会 アトピー性皮膚炎診療ガイドライン作成委員会：
アトピー性皮膚炎診療ガイドライン2018，日皮会誌：128 (12)，2455，2018)

18

アトピー性皮膚炎

問13 **解答** c（プロトピック®軟膏（免疫抑制外用薬）を使用し，2週間使用して
も皮疹の改善がみられない場合には使用を中止する）

解説 a. アトピー性皮膚炎治療に対する国内臨床試験において，ネオー
ラル®投与後8週までに患者の多くは既存治療によりコント
ロール可能なレベルまで皮疹が改善し，効果不十分な場合12週
後まで継続した結果，さらなる改善が得られることがあり，そ
の忍容性についても確認されている。そのため，アトピー性皮
膚炎の治療にネオーラル®を投与する場合，8週間投与しても
改善がみられない場合には投与を中止する。

b. アトピー性皮膚炎治療にネオーラル®を投与し，既存治療によ
りコントロール可能なレベルまで皮疹が改善した場合には，副
作用発現のリスクを考慮し，可能な限り短期間の投与とすべき
であり，1回の治療期間は8～12週間とする。ネオーラル®の
長期投与が必要な場合は，2週間以上の休薬期間をはさむ。ま
た，ネオーラル®投与中は，副作用の発現を防ぐために，1カ
月に1回を目安に血中濃度（トラフ値）を測定し，投与量を調
節することが望ましい。

シクロスポリンは1日量を1日2回に分けて経口投与とされて
いるが，乾癬患者における薬物動態の研究で1日1回食前服用
のほうが高い血中濃度が得られたことから，1日2回食後服用
より1日1回食前服用のほうが高い治療効果が得られると考え
られている。

c. 皮疹の増悪期には角質層のバリア機能が低下し，タクロリムス
の血中濃度が高くなる可能性がある。そのため，プロトピッ
ク®軟膏を使用し，2週間以内に皮疹の改善がみられない場合
には使用を中止する。また，皮疹の悪化がみられる場合も使用
を中止する。

プロトピック®軟膏の使用が重度の皮疹もしくは塗布面積が広
範囲にわたる場合は，血中濃度が高くなる可能性があるため，
使用開始2～4週間後に1回，その後は必要に応じて腎機能検
査を行う。

d. プロトピック®軟膏（タクロリムス水和物）の臨床試験は国内外
ともに2歳以上の小児を対象とされており，低出生体重児，新
生児，乳児，2歳未満の幼児では使用経験がなく，使用しない。

解答 **b（4週間間隔で投与する）**

解説 a．デュピクセント®はIL-4およびIL-13のシグナル伝達を阻害することでアトピー性皮膚炎の炎症，瘙痒，バリア障害を抑制する。また，デュピクセント®はIL-4およびIL-13の阻害作用により2型免疫応答を抑制する。2型免疫応答は寄生虫感染に対する生体防御機能に関与している可能性があるため，デュピクセント®投与前に寄生虫感染の治療を行う。デュピクセント®投与中に寄生虫感染を起こし，抗寄生虫薬による治療が無効な場合には，寄生虫感染が治癒するまでデュピクセント®の投与を一時中止する。

b．デュピクセント®をアトピー性皮膚炎治療に用いる場合，ステロイド外用薬やタクロリムス軟膏などの抗炎症外用薬による適切な治療を一定期間施行しても十分な効果が得られず，強い炎症を伴う皮疹が広範囲に及ぶ患者が対象となる。通常，成人には初回に600mgを皮下投与し，その後は1回300mgを2週間隔で皮下投与する。

c．デュピクセント®のアトピー性皮膚炎治療の臨床試験において，多くの症例で投与開始から16週までには治療反応が現れている。そのためデュピクセント®開始後16週までに治療効果が得られない場合は，投与中止を考慮する。

d．デュピクセント®投与時は，ステロイド外用薬やタクロリムス軟膏などの抗炎症外用薬の使用が適さない場合を除き，原則としてアトピー性皮膚炎の病変部位の状態に応じた抗炎症外用薬を併用する。また，保湿外用薬も継続して使用する。

18

アトピー性皮膚炎

問15 解答 c（①誤・②正）

解説 ① クリームはよく伸びて，べたつかないが，油脂と水を界面活性剤で乳化しているので刺激性がある。軟膏は刺激が少なく，湿潤・びらん面にも使用できる。
② フォームやローションはべとつかず，頭皮に適している。ヘパリン類似物質含有のフォームやローション製剤の皮膚刺激性は低いが，潰瘍・びらん面への直接塗布は避ける。

point

◆外用薬の主な剤形の特徴

外用薬にはさまざまな剤形があり，それぞれ下記のような特徴があるため，病変や使用部位に合わせて使い分ける。

主な剤形	特　徴
軟膏	・刺激が少なく，湿潤，びらん面にも使用可能で，ほとんどの病変およびその発症部位に塗布が可能 ・油分が多いのでべたつき感があり，洗い落としにくい ・顔などの露出部分に塗ると塗布部だけが光って見える
クリーム	・べたつき感が少なく，塗布時の伸びがよい，水溶性など使用感に優れる ・軟膏より刺激性が強く，びらん面には不適当とされる
ローション	・頭部など有毛部への投与が可能 ・使用感はよいが，流れやすく，過量になることがある
スプレー	・広範囲の病変への使用が簡便で，手を汚さずに使用できる ・有毛部，背中など手が届かないところ，痛みがあって軟膏やクリームが塗れない場合に有用
テープ	・密封性により臨床効果が高いが，湿潤，びらん面には使用できない ・掻破防止に有用 ・毛のう炎などの感染症を誘発しやすい

教育計画の基礎知識 ❹

問16 下記の２つの文章において，（正）（誤）の組み合わせが正しいものをa〜dの中から選びなさい。

① デュピクセント®皮下注（デュピルマブ）（抗ヒトIL‑4/13受容体モノクローナル抗体）は投与前に45分以上かけて室温に戻す。

② ネオーラル®（シクロスポリン）（免疫抑制薬）服用時はグレープフルーツジュースの飲用を避ける。

a．①正・②正　　b．①正・②誤　　c．①誤・②正　　d．①誤・②誤

問17 ステロイド外用薬の使用上の注意点について，適切でないものはどれか？

a．色素沈着は，ステロイド外用薬の副作用ではないことを説明する。
b．ステロイド外用薬を先に塗ってから，保湿外用薬を重ね塗りする。
c．急性増悪時には１日２回外用する。
d．妊娠中でも使用できる。

問18 プロトピック®軟膏（タクロリムス水和物）（免疫抑制外用薬）の使用上の注意点について，適切でないものはどれか？

a．１日２回塗布する場合は，おおよそ12時間間隔で塗布する。
b．２歳〜５歳では１回の塗布量は１gまでとする。
c．使用開始後，刺激感が現れることがある。
d．授乳中でも使用できる。

問19 下記の２つの文章において，（正）（誤）の組み合わせが正しいものをa〜dの中から選びなさい。

① 保湿外用薬の指示された回数のうち１回は入浴直後が望ましい。
② 保湿外用薬はべとつかない程度に薄く塗布する。

a．①正・②正　　b．①正・②誤　　c．①誤・②正　　d．①誤・②誤

問20 アトピー性皮膚炎患者に対する日常生活指導として適切なものはどれか？

a．かゆみを紛らわすため，高い温度の湯で入浴する。
b．妊娠中は児がアトピー性皮膚炎にならないようにアレルゲンになりやすい食物の摂取を控える。
c．吸湿性の高い肌着を着用する。
d．民間療法は積極的に取り入れる。

問16　解答　a（①正・②正）

解説　① デュピクセント®投与開始時は医療施設で投与する必要があるが，治療開始後，医師により適用が妥当と判断された患者については自己投与も可能である。

デュピクセント®は投与45分以上前に冷蔵庫から出し，室温に戻してから投与するよう指導する。また，患者本人が自己注射する場合は，腹部，大腿部に投与し，腹部へ投与する場合は，へその周り5cmを外して投与すること，同一箇所へ繰り返し注射することは避けるよう指導する。

② ネオーラル®はCYP3A4により代謝され，CYP3A4およびP糖蛋白の阻害作用を有するため，併用禁忌薬，併用注意薬が多く報告されている。そのため，患者に他の薬剤を使用している場合や，シクロスポリンを新たに使用する場合は，必ず医師または薬剤師に申し出るよう指導する。

グレープフルーツジュースが腸管の代謝酵素を阻害することにより，ネオーラル®の血中濃度が上昇することがあるので，ネオーラル®服用時はグレープフルーツジュースの飲用を避けるよう患者に指導する。

服薬指導

●アトピー性皮膚炎治療薬の服薬指導例

ステロイド外用薬	アトピー性皮膚炎の炎症を抑え，皮膚のかゆみやかさかさを改善するステロイド入りの塗り薬です。ステロイドの塗り薬の強さは5つのランクに分類されています。症状がよくなれば，使用される軟膏の強さも弱いものに変わります。
タクロリムス軟膏	皮膚の免疫反応を抑えることにより皮膚における炎症を抑え，アトピー性皮膚炎による湿疹，皮膚の赤み，かゆみなどの症状を改善する塗り薬です。
保湿外用薬	皮膚に潤いを与え，乾燥を防ぐ塗り薬です。
免疫抑制薬 ネオーラル® （シクロスポリン）	異常な免疫反応を抑えてアトピー性皮膚炎の炎症をやわらげる薬です。
抗ヒトIL-4/13受容体モノクローナル抗体 デュピクセント®皮下注 （デュピルマブ）	アトピー性皮膚炎の病態を悪化させる原因物質の1つであるインターロイキン4（IL-4）およびインターロイキン13（IL-13）の働きを抑えることにより，アトピー性皮膚炎の症状を改善する注射薬です。

問17　解答　b（ステロイド外用薬を先に塗ってから，保湿外用薬を重ね塗りする）

解説　a．ステロイド外用薬の使用後に色素沈着がみられることがあり，
　　　副作用と誤解されてアドヒアランスの低下を招くことがある。
　　　皮膚炎が鎮静した後に色素沈着を起こすことがあるため，色素
　　　沈着はステロイド外用薬の副作用ではないことを説明する。外
　　　用に用いる量であれば，不可逆性の全身的副作用は生じない。
　　　局所的副作用として，ステロイドざ瘡，潮紅，皮膚萎縮，多毛
　　　などがあるが，いずれも中止や適切な処置により回復する。
　　　b．ステロイド外用薬は健常な皮膚からも吸収されて局所性副作用
　　　が発現する危険があるため，皮疹がないところに塗布しないこ
　　　とが原則である。患者のなかには面倒のためか健常部にも塗っ
　　　ていることが多いので注意を要する。また，保湿外用薬と重ね
　　　塗りするときは，健常な皮膚にステロイド外用薬が塗り広がら
　　　ないように先に保湿外用薬を塗布し，後から皮膚炎の部位に抗
　　　炎症作用のあるステロイド外用薬やタクロリムス軟膏を塗布す
　　　るよう指導する。
　　　c．ステロイド外用薬の使用回数は急性増悪の場合には1日2回
　　　朝，夕（入浴後）を原則とする。一般的には1日1回の塗布で
　　　十分な効果があると考えられているため，炎症が軽快したら1
　　　日1回使用し，自己判断でステロイド外用薬の使用を中止せ
　　　ず，中止や変更は医師の指示に従うよう指導する。
　　　d．ステロイド外用薬は，通常の使用であれば全身への吸収は非常
　　　に少なく，胎児への影響はまずないと考えられるため，妊娠中
　　　でも使用してもよい。ただし，ランクの強いステロイド外用薬
　　　を大量に長期間使用すると，出生時体重を低下させる可能性が
　　　あるため避ける。
　　　授乳中もステロイド外用薬を使用してもよいが，児が直接経口
　　　摂取しないように授乳婦の乳房にステロイド外用薬が必要な場
　　　合は注意する。

問18　解答　d（授乳中でも使用できる）

解説　a．プロトピック®軟膏を1日2回塗布する場合，塗布間隔が短い
　　　と血中濃度が高くなる可能性があるため，1日2回使用の場合
　　　は最大間隔であるおおよそ12時間間隔で塗布するよう指導する。
　　　プロトピック®軟膏の臨床試験では，使用開始初期は1日2回
　　　塗布の症例が多かったが，使用期間が長期になるにつれ，1日
　　　1〜2回あるいは1日1回でもコントロール可能な症例が増加
　　　していた。

18

アトピー性皮膚炎

223

b．プロトピック®軟膏では小児は年齢による体格の違いが大きい
ため，年齢および体重で1回塗布量の上限を設定している。
　2歳〜15歳では0.03％軟膏を使用し，1日1〜2回，2歳〜5
歳（20kg未満）では1回1gまで，6歳〜12歳（20kg以上50kg未
満）では1回2g〜4gまで，13歳以上（50kg以上）では1回5g
までとするよう指導する。
16歳以上では0.1％軟膏を使用し，1日1〜2回，1回5gまで
とするよう指導する。

※プロトピック®軟膏は口径が小さいため，1FTU（1 finger tip unit：成人の第2指の先端
から第1関節部まで出した量）が約0.25gに相当し，成人の手掌約1枚分に塗布する適量
である。したがって，プロトピック®軟膏5gチューブで，成人の手掌約20枚分の範囲に
塗布することができる。

c．プロトピック®軟膏を塗りはじめてしばらくの間，灼熱感やほ
てり感，ヒリヒリ感，瘙痒感などの刺激感が高率で起こること
が報告されている。刺激感は，皮疹の改善とともに発現しなく
なることを十分に説明する必要がある。通常1週間位でおさま
るが，刺激感がひどい場合や，なくならない場合，患部が腫れ
てきた場合などは医師に申し出るよう指導する。
d．プロトピック®軟膏は，ヒトの経口投与で胎盤を通過すること
が報告されており，母乳中へ移行する可能性があるので使用中
の授乳は避けるよう指導する。
妊婦または妊娠している可能性のある女性には，プロトピッ
ク®軟膏の動物実験で催奇形作用，胎児毒性が認められた報告
があるため，治療上の有益性が危険性を上回ると判断される場
合にのみ使用する。

問19　解答　b（①正・②誤）
解説　① 保湿外用薬の使用は，角質層の水分含有量を改善し，皮膚バリ
ア機能を回復・維持することで，皮膚炎の再燃予防，痒みの抑
制につながる。
保湿外用薬は1日1回の使用よりも1日2回（朝・夕）使用のほ
うが保湿効果は高い。保湿外用薬の指示された回数のうち1回
は皮膚が清潔で潤いがあり，血行がよい入浴直後（5分以内）の
使用が望ましい。
ワセリンなど少し基剤などが硬い場合は，手掌で温めて柔らか
くしてから使用する。

② 保湿外用薬の塗布量の目安にはFTUを用いる。1FTUは，成人の第2指の先端から第1関節部まで，口径5mmチューブから押し出された量（約0.5g）で，成人の手掌で2枚分に対する適量である。

また，保湿外用薬はベタベタになるくらい，ティッシュペーパーを付けて落ちない程度とわかりやすい表現を用いて患者に説明，指導する。

問20 解答 c（吸湿性の高い肌着を着用する）

解説 a．毎日入浴することで，皮膚表面の汗や汚れを落とし，皮膚を清潔に保つ必要がある。42℃以上の湯では瘙痒が惹起されることがあるので，ぬるめの湯で入浴する。入浴剤を使用する場合には慎重に選び，保湿効果があるものでてりや瘙痒を感じないものを使用する。

また，石けんやシャンプーは，洗浄力の強すぎるものは避け，残らないようによくすすぐ。

b．2000年に米国小児科学会はピーナッツアレルギー発症の予防対策として，妊娠中のピーナッツ摂取を控えることを推奨していたが，抑制効果はみられず，その後撤回された。また，妊娠中の食事制限が胎児の発育を妨げる可能性もある。そのため，児がアトピー性皮膚炎を発症しないように妊娠中にアレルゲンになりやすい食物の摂取を控えることは推奨されていない。

c．高温高湿環境はアトピー性皮膚炎の症状を悪化させるため，吸湿性の優れた肌着を着用する。しかし，汗をかいた場合には放置せず，シャワー浴や清拭，新しい肌着に着替えるなど肌を清潔に保つ。

b．民間療法の有効性について十分な科学的根拠はない。民間療法に頼った結果，医療施設から指示された治療のアドヒアランスが低下し，アトピー性皮膚炎の症状がさらに悪化する症例が問題となっている。

※アトピービジネス：アトピー性皮膚炎が治るというコトバのもとに，無益な商品あるいは医学会で認められていない治療法を，囲い込みや義理人情で縛り付けて，購入あるいは受診を強要するもの

■ 入浴 ■

　毎日入浴し，皮膚を清潔に保ちましょう。また，スポーツなどで大量の汗をかいたときは，シャワーなどで汚れをおとしておきましょう。石けんやシャンプーは，洗浄力の強すぎるものは避け，強くこすらないようにしましょう。また，石けんやシャンプーが残らないようによくすすぎましょう。42℃以上のあつい湯での入浴は，かゆみが出るため避けましょう。

■ 規則正しい生活 ■

　自律神経系のリズムを整えることにより皮膚炎が改善するため，規則正しい生活を送り，睡眠不足にならないようにしましょう。栄養のバランスを考えて，偏りのない食生活にし，食べ過ぎに注意しましょう。少量のアルコールはリラックス効果がありますが，飲み過ぎると末梢の血管を拡張させ皮膚の温度が上がるためかゆみが増強します。過度の飲酒は控えましょう。

■ 刺激の少ない衣服を着用する ■

　アトピー性皮膚炎では皮膚のバリア機能が弱いため，刺激に反応しやすくなっています。

　羊毛素材やごわごわした素材，静電気が発生しやすい素材，繊維どうしが擦れあって繊維屑ができやすい素材などは皮膚に刺激を与えます。セーターなどを着るときは，下着を着用しましょう。下着は毎日着替え，新しい下着を着用するときは，使用前に一度水洗いをしましょう。

■ 爪 ■

　爪は短く切り，皮膚を傷つけないようにしましょう。寝るときに手袋をすることにより，無意識に掻いて皮膚に傷がつくのを避けることができます。

■ 定期的な眼科の受診 ■

　顔面に皮疹ができると，眼の周囲を掻いたり，たたいたりすることにより，白内障や網膜穿孔，網膜剥離などを引き起こすことがあるので，定期的に眼科を受診しましょう。

緑内障・白内障

Glaucoma・Cataract

病態の基礎知識 **1**

① 緑内障・白内障の病態生理に関する知識の習得

② 緑内障・白内障の診断や治療指針に関する知識の習得

観察計画の基礎知識 **2**

① **薬物治療効果に関する観察計画**
- 緑内障・白内障の状態を示す患者の自覚症状を確認する。
- 緑内障・白内障の状態を示す検査データを確認する。

② **薬剤の安全性に関する観察計画**
- 投与されている薬剤の中で緑内障や白内障を引き起こしたり増悪させる薬剤がないかどうかを確認する。
- 投与されている薬剤の中で相互作用のある薬剤がないかどうかを確認する。
- 投与されている薬剤の副作用の発現に注意する。

ケア計画の基礎知識 **3**

① **薬物治療効果に関するケア計画**
- 薬物治療の効果を評価し，必要に応じて投与薬剤の追加および変更について検討する。

② **薬剤の安全性に関するケア計画**
- 緑内障や白内障を引き起こしたり増悪させる薬剤が処方されている場合，医師に報告しその対応について検討する。
- 相互作用のある薬剤が処方されている場合，医師に報告しその対応について検討する。
- 副作用が発現すれば医師に報告し，その対応について検討する。

教育計画の基礎知識 **4**

① **薬物治療に関する教育計画**
- 患者に適切な服薬指導を実施する。
- 患者に適切な点眼方法を指導する。
- 患者に緑内障や白内障の状態を示す自覚症状や副作用発現時の症状を説明し，医療スタッフに伝達すべき内容を指導する。

━ 日常生活指導 ━
- 患者に適切な日常生活指導を実施する。

病態の基礎知識 ❶

問1 下記の文章の (A)(B) にあてはまる正しい組み合わせをa〜dの中から選びなさい。

現在，日本国内に継続的に緑内障治療を受けている人は（　A　）人くらい，白内障治療を受けている人は（　B　）くらいと推定されている。

a．A−4万6千　B−5万人　　　b．A−46万　　　B−950万
c．A−110万　　B−95万　　　d．A−1,100万　B−50万

問2 下記の文章の（　　）にあてはまる言葉として正しいものをa〜dの中から選びなさい。

白内障は（　　）が白濁して光の通過が妨げられて起こる視力障害である。

a．網膜　　　　b．毛様体　　　　c．硝子体　　　　d．水晶体

問3 下記の2つの文章において，(正)(誤) の組み合わせが正しいものをa〜dの中から選びなさい。

① 小児でも緑内障を発症することがある。
② 緑内障の視野障害は，基本的には可逆的である。

a．①正・②正　b．①正・②誤　c．①誤・②正　d．①誤・②誤

問4 緑内障の発症や進行に関わる危険因子となるものはどれか？

①副腎皮質ステロイド薬　　　　②ぶどう膜炎
③眼圧変更が大きい　　　　　　④拡張期・収縮期血圧が低い

a．①〜④　　　　b．①〜③　　　　c．①と②　　　　d．①のみ

問5 白内障の原因とならないものはどれか？

a．副腎皮質ステロイド薬　　　　b．加齢
c．妊娠中の麻疹　　　　　　　　d．糖尿病

問1 **解答** c（A－110万　B－95万）

解説　平成29年（2017年）に厚生労働省が行った患者調査の結果，緑内障として継続的に治療を受けていると推計された患者数は107万7千人，白内障として継続的に治療を受けていると推計された患者数は94万7千人であった。

　2000年から2002年に日本緑内障学会により緑内障疫学調査（多治見スタディ）が行われ，日本における40歳以上人口での緑内障有病率は推定5.0％であった。2016年の人口統計をもとに計算すると緑内障患者数は465万人と推計され，また，緑内障疫学調査（多治見スタディ）では，緑内障の新規発見率が89％にも及び，未治療の緑内障患者が多数いることが明らかとなった。

問2 **解答** d（水晶体）

解説　白内障は，水晶体が白濁することにより光の通過が妨げられて起こる視力障害である。水晶体は瞳孔のすぐ後ろにある直径約9 mmの両凸レンズであり，血管や神経はなく，無色透明で弾力性がある。眼は水晶体の厚みを変えることによって，屈折力を変え，ピントを合わせている。

point

◆眼の構造

　眼球はほぼ球形で，外から外膜（強膜・角膜），中膜（脈絡膜・毛様体・虹彩），内膜（網膜）の3層の被膜で覆われている。後方は視神経によって脳とつながっている。房水は毛様体から分泌され，虹彩と角膜の間（隅角）により静脈に吸収される。眼の形状は眼圧により保たれており房水の分泌量と吸収量がつり合っていることにより眼圧は一定の値を保っている。

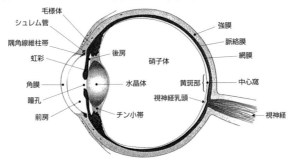

隅角：角膜と虹彩のつけ根のわずかな隙間

問3 **解答** b（①正・②誤）

解説 ① 緑内障の有病率は，年齢とともに増加していくことが知られているが，胎生期の隅角発育異常や他の疾患・要因により小児期に眼圧上昇をきたし，緑内障を発症することがある。

② 緑内障の視野障害および視神経障害は，基本的には進行性であり，非可逆的である。そのため，日本緑内障学会の緑内障診療ガイドライン（第4版）では，緑内障治療の目的を，患者の視覚の質（quality of vision：QOV）と，それに伴う生活の質（quality of life：QOL）を維持することとされている。

👆 **point**

◆緑内障の定義

緑内障診療ガイドライン（第4版）で，「緑内障は，視神経と視野に特徴的変化を有し，通常，眼圧を十分に下降させることにより視神経障害を改善もしくは抑制しうる眼の機能的構造的異常を特徴とする疾患である」と定義されている。

◆緑内障の分類

緑内障は，原発緑内障，続発性緑内障，小児緑内障に分類される。

● 原発緑内障

・原発開放隅角緑内障（広義）

隅角（虹彩と角膜の間）は正常である。房水が排出される線維柱帯が目詰まりを起こし眼圧が上昇する。臨床所見では，網膜神経節細胞が消失し，視神経乳頭が薄くなり，視野が狭くなる。

眼圧が正常範囲より高い原発開放隅角緑内障と，眼圧は正常値を示す正常眼圧緑内障とに区分される。

・原発閉塞隅角緑内障

隅角が狭くなることにより，房水の流れが妨げられて眼圧が上昇する。水晶体と虹彩の間が狭くなり，房水の通過障害（相対的瞳孔ブロック）が起こり，後房の圧力が高まり虹彩周辺部が前方に押し出され隅角が閉塞し眼圧が上昇する。

原発閉塞隅角症疑い－眼圧上昇も，器質的な周辺虹彩前癒着も緑内障性視神経症も生じていない症例

原発閉塞隅角症　　－眼圧上昇または器質的な周辺虹彩前癒着を生じているが緑内障性視神経症は生じていない症例

原発閉塞隅角緑内障－眼圧上昇かつ緑内障性視神経症を生じた症例

● 続発緑内障

　　他の眼疾患，全身疾患あるいは薬物使用が原因となって眼圧上昇が生じる緑内障であり，眼圧上昇機序によって分類される。

● 小児緑内障

　　小児期に発症する緑内障で，先天的な隅角の形成異常によって生じる緑内障と，先天眼形成異常や他の先天全身疾患に関連した緑内障，後天要因によって発症する続発性緑内障に分類される。

＜原発開放隅角緑内障＞　　　　　＜原発閉塞隅角緑内障＞

問4　**解答** a（①～④）

解説　　副腎皮質ステロイド薬やぶどう膜炎，外傷などは続発緑内障の原因となる。眼圧が高いことは緑内障の発症や進行に関わる最も重要な因子であり，眼圧変更が大きいことは緑内障の進行の危険因子とされる。また，血圧が低ければ網膜の血流低下をきたし，緑内障の危険因子とも考えられており，夜間の収縮期血圧と拡張期血圧の過度な低下（昼間と比べて20％以上低下）が有意な危険因子であるとの報告[*1]もある。

　　2015年度に行われた厚生労働省研究班の調査[*2]では，日本における18歳以上の失明原因の１位は緑内障（28.6％）であり，２位は網膜色素変性（14.0％），３位は糖尿病網膜症（12.8％）であった。

＊1　Melgarejo JD et al. Glaucomatous Optic Neuropathy Associated with Nocturnal Dip in Blood Pressure : Findings from the Maracaibo Aging Study. Ophthalmology. 2018 Jan 5. pii : S0161-6420 (17) 32453-3. doi : 10.1016/j.ophtha.2017.11.029. [Epub ahead of print]

＊2　厚生労働科学研究費補助金　難治性疾患政策研究事業　網膜脈絡膜・視神経萎縮症に関する研究 平成28年度 総括・分担研究報告書，32-33，平成29（2017）年３月

◆緑内障の危険因子

　緑内障治療を行う際には，緑内障の発症や進行に関わる危険因子の評価を行う。緑内障による失明の最も重要な予後因子は，発見時のより重篤な視野障害であるとされている。

＜開放隅角緑内障・高眼圧症の発症・進行に関わる危険因子＞

- 高眼圧：ベースライン眼圧が高い，経過中の平均眼圧が高い，眼圧変動が大きい
- 高齢
- 家族歴
- 陥凹乳頭径比（cup-to-disc ratio：C/D比）が大きい，視神経リム面積が小さい
- 乳頭出血
- 乳頭周囲脈絡網膜萎縮（parapapillary atrophy：PPA）β域が大きい
- 角膜厚が薄い
- 角膜ヒステレシスが低い
- 眼灌流圧が低い
- 拡張期・収縮期血圧が低い
- 2型糖尿病
- 落屑症候群
- 薬物アドヒアランスが不良

（日本緑内障学会緑内障診療ガイドライン作成委員会：緑内障診療ガイドライン（第4版），
日眼会誌 122（1）：24，2018）

19

緑内障・白内障

問5 **解答** c（妊娠中の麻疹）

解説　白内障は原因により先天性白内障と後天性白内障とに分けられる。最も多いのは，後天性の加齢性白内障である。先天性の白内障の原因として，妊娠中の母体の風疹などの子宮内感染があり，風疹の流行が問題となっている。糖尿病，筋緊張性ジストロフィー，副甲状腺機能低下症などに伴って発症する白内障もある。また，水晶体の代謝に影響を与える薬剤の使用によって発症する白内障もあり，副腎皮質ステロイド薬やピロカルピン（縮瞳薬），クロルプロマジン（抗精神病薬）などによるものがある。

point

◆白内障の原因による分類

先天性白内障	乳幼児にみられる白内障で，出生時にすでに存在する場合と，出生後に進行する場合があり，他の眼異常や全身異常を伴うこともある。
加齢性白内障	水晶体の代謝障害（加齢）や紫外線曝露などに伴って発症する進行性の白内障。
併発白内障	ぶどう膜炎，網膜剝離など他の眼疾患に関連しておこる白内障。
全身疾患に伴う白内障	内分泌異常，代謝異常，皮膚疾患，筋疾患などに伴い発症する白内障。糖尿病，アトピー性皮膚炎，筋緊張性ジストロフィー，副甲状腺機能低下症などによるものがある。
外傷性白内障	眼の穿孔性外傷（眼を突く，鉄片などの異物が目に入る）や鈍的外傷（眼の打撲など）による水晶体損傷が原因となって発症する白内障。
薬物誘発性白内障	水晶体の代謝に影響を与える薬物の使用によって発症する白内障。ステロイド白内障など。
輻射線による白内障	放射線，紫外線，赤外線，電撃などにより発症する白内障。
後発白内障	白内障手術で水晶体を囊外摘出した後に発症する白内障。

（厚生科学研究費補助金21世紀型医療開拓推進研究事業EBM分野：科学的根拠（evidence）に基づく白内障診療ガイドラインの策定に関する研究，平成13年度 総括・分担研究報告書，2002. より作成）

観察計画の基礎知識 2

問6 著明な眼圧上昇に伴う自覚症状として，適切でないものはどれか？

a．かすんで見える　　　　　b．浮腫
c．悪心・嘔吐　　　　　　　d．頭痛

問7 下記の文章の（　　）にあてはまる数値として正しいものをa〜dの中から選びなさい。

　日本人における眼圧の正常上限は（　　）mmHgである。

a．4.5〜4.6　　　　　　　　b．14.5〜14.6
c．19.9〜20.0　　　　　　　d．39.9〜40.0

問8 下記の2つの文章において，（正）（誤）の組み合わせが正しいものをa〜dの中から選びなさい。

① 白内障の自覚症状として光をまぶしく感じることがある。
② 細隙灯顕微鏡検査は緑内障だけでなく，白内障を診断する際にも行われる。

a．①正・②正　　b．①正・②誤　　c．①誤・②正　　d．①誤・②誤

問9 緑内障治療薬の1つである交感神経β受容体遮断薬点眼薬投与時に注意が必要な疾患をすべて選びなさい。

①慢性閉塞性肺疾患　　　　　②心不全
③糖尿病　　　　　　　　　　④腎障害

a．①と②　　　b．③と④　　　c．①〜③　　　d．②〜④

問10 下記の2つの文章において，（正）（誤）の組み合わせが正しいものをa〜dの中から選びなさい。

① タプロス®点眼液（タフルプロスト）（プロスタグランジン関連薬）とエイベリス®点眼液（オミデネパグ イソプロピル）（選択的EP2受容体作動薬）は併用禁忌である。
② 点眼薬と内服薬との併用により相互作用が起こることがある。

a．①正・②正　　b．①正・②誤　　c．①誤・②正　　d．①誤・②誤

19

緑内障・白内障

問6 **解答** b（浮腫）

解説　慢性の経過をとる緑内障の場合，初期には自覚症状がない場合が多い。患者が視野異常を自覚した場合には，視神経障害あるいは視野障害がすでに相当進行している可能性が高い。急性緑内障発作では，視力低下や霧視（かすんで見える），虹視症（光源を見ると虹がかかったように見えたり，その周りに光の輪のようなものが見える），激しい眼痛，頭痛，充血，悪心・嘔吐，といった症状がみられる。

point

◆緑内障の自覚症状
　緑内障では自覚症状に乏しく，症状が現れるころには，病期が進行していることが多い。そのため早期発見，早期治療が重要である。
　霧視，虹視症，眼痛，頭痛，充血などの自覚症状がみられた場合には急性緑内障発作を疑う。

眼痛	急性緑内障発作などで眼圧が著明に上昇した場合，強い眼痛が突然自覚されることが多い。一般に，眼圧が正常値から著しい高値まで急激に上昇した際に強い眼痛が自覚される。眼痛は，角膜上皮障害，ぶどう膜炎における毛様体の刺激などでも起こりうる
頭痛	急性緑内障発作では，急激な眼圧上昇に伴い，嘔気，嘔吐を伴った頭痛がみられ，視力低下，羞明，虹視症などを伴う
霧視	著明な眼圧上昇に伴う角膜浮腫やぶどう膜炎による続発緑内障などでは，霧視（かすんで見える）が自覚されることがある
視野欠損	緑内障の初期には，視野検査で視野異常が検出された場合であっても，視野異常が自覚されないことが多い。患者が視野異常を自覚した場合，視神経障害あるいは視野障害がすでに相当進行している場合が多い
充血	急性緑内障発作のほか，ぶどう膜炎による緑内障，血管新生緑内障，水晶体融解緑内障などの各種続発緑内障において自覚される

（日本緑内障学会緑内障診療ガイドライン作成委員会：緑内障診療ガイドライン（第4版），
日眼会誌 122（1）：18, 2018. 一部抜粋）

| 問7 | 解答 | c（19.9〜20.0）|

解説　多治見スタディの結果，正常眼圧の平均は，右眼圧14.6（±2.7）mmHg，左眼圧14.5（±2.7）mmHgであり，日本人における眼圧の正常上限は19.9〜20.0mmHgとされている。急性緑内障発作ではしばしば眼圧が40〜80mmHgと高値になる。

なお，欧米人の眼圧正常上限は約21mmHgとされている。

| 問8 | 解答 | a（①正・②正）|

解説　① 白内障の自覚症状としては，霧視（目のかすみ），羞明（光をまぶしく感じる）などがある。
② 細隙灯顕微鏡検査は，角結膜，前房，虹彩，水晶体などを観察し，補助レンズを使用することで，隅角や眼底を観察することができる。そのため，細隙灯顕微鏡検査は，緑内障診療，白内障診療の基本的な検査である。

point

◆白内障の自覚症状

白内障の初期では水晶体の混濁部位によって症状は異なる。水晶体の濁りが進行するにつれて，目のかすみが強くなっていく。

霧視	水晶体の瞳孔領に混濁が進行すると，濁りを通して見ることになるので，かすんで見える
羞明	水晶体の混濁が光を乱反射するため，光の強い戸外や逆光では，まぶしく，見えにくくなる
近視化	核の混濁が進行し，核の屈折率が上がると近視化（一時的に近くが見えやすくなる）が起こる
複視	核と皮質の屈折率の差から，物が二重・三重に見える
暗くなると見えにくくなる	加齢による水晶体の着色に加えて，核の混濁が進行すると暗所では視力低下を自覚し，同時に明所でのまぶしさを訴えることがある

◆緑内障・白内障の検査

細隙灯顕微鏡検査：角結膜，前房，虹彩，水晶体，隅角，眼底を観察する。緑内障診療の基本，白内障検査の主体である。

眼底検査：眼底の状態を観察する。緑内障診断において，視神経乳頭あるいは網膜神経線維層の形態学的変化の検出は極めて重要である。白内障診断においては，白内障以外の病変があるかどうかなどを確認する。

19　緑内障・白内障

眼圧検査 ：眼球に外部から負荷をかけてその反発の力を測定することで
　　　　　眼圧を測定する。正常眼圧の上限は，19.9〜20.0mmHgであ
　　　　　る。眼圧には日内変動があり，眼圧は朝方に高いことが多い
　　　　　が，患者個々によってパターンが異なる。また，眼圧は季節
　　　　　によっても変動する。
隅角鏡検査：隅角には房水の排出路である線維柱帯，シュレム管がある。
　　　　　隅角を構成する各部位の状態を観察する隅角鏡検査は緑内障
　　　　　診療において必要不可欠である。
視野検査 ：視野の広さを計測する手法として，動的計測と静的計測があ
　　　　　る。一般的に，静的視野計測は，動的視野計測に比べて，初
　　　　　期緑内障における視野異常の検出に鋭敏である。緑内障の診
　　　　　断だけでなく，経過観察にも重要な検査である。

問9　**解答** c（①〜③）

解説 慢性閉塞性肺疾患：交感神経β受容体遮断薬（β遮断薬）点眼薬を
投与した場合，β受容体遮断による気管支平滑筋収縮作用に
より，喘息発作の誘発・増悪がみられるおそれがある。β受
容体非選択性遮断薬点眼薬では，気管支喘息，気管支痙攣，
重篤な慢性閉塞性肺疾患のある患者には投与禁忌である。
心不全：β遮断薬点眼薬の投与で，心筋収縮機能が低下するおそれ
がある。β遮断薬点眼薬はコントロール不十分な心不全患
者には投与禁忌である。
糖尿病：β遮断薬点眼薬の投与で低血糖症状がマスクされることが
あるので，注意が必要である。
腎障害：β遮断薬点眼薬は腎障害患者に悪影響を与えることなく投
与することができる。
重篤な腎障害のある患者に炭酸脱水酵素阻害薬点眼薬（ト
ルソプト®点眼液（ドルゾラミド塩酸塩），エイゾプト®懸濁
性点眼液（ブリンゾラミド））を投与した場合，腎排泄薬剤
のため排泄遅延により副作用が現れるおそれがあり，投与
禁忌である。

問10　**解答** a（①正・②正）

解説 ① タプロス®点眼液とエイベリス®点眼液の併用により，中等度以
上の羞明，虹彩炎などの眼炎症が高頻度に認められているため，
併用禁忌である。
② β遮断薬点眼薬は全身的に吸収され，内服薬のカルシウム拮抗
薬との併用により房室伝導障害，左室不全，低血圧を起こすお
それがある。

ケア計画の基礎知識 ③

問11 緑内障治療の原則として適切でないものはどれか？

a．眼圧の目標値は，無治療時の眼圧からの下降率で設定することが推奨されている。

b．瞳孔ブロックが眼圧上昇の原因であれば，薬物治療の前に虹彩切開や水晶体摘出を行う。

c．緑内障治療点眼薬単剤で効果不十分な場合，他の単剤に変更せず，多剤併用（配合点眼薬を含む）とする。

d．3種類以上の薬剤を用いる場合，レーザー治療や手術といった他の治療も考慮する。

問12 開放隅角緑内障の治療点眼薬として第一選択に最も適しているとされるものはどれか？

a．グラナテック®点眼液（リパスジル塩酸塩）（ROCKキナーゼ阻害薬）

b．トルソプト®点眼液（ドルゾラミド塩酸塩）（炭酸脱水酵素阻害薬）

c．サンピロ®点眼液（ピロカルピン塩酸塩）（副交感神経刺激薬）

d．トラバタンズ®点眼液（トラボプロスト）（プロスタグランジン関連薬）

問13 下記の2つの文章において，（正）（誤）の組み合わせが正しいものをa〜dの中から選びなさい。

① 緑内障治療点眼薬は，片眼に投与して効果を確認後，両眼に投与を開始することが望ましい。

② 炭酸脱水酵素阻害薬の点眼薬と内服薬の併用は相加効果が期待できる。

a．①正・②正　　b．①正・②誤　　c．①誤・②正　　d．①誤・②誤

問14 下記の2つの文章において，（正）（誤）の組み合わせが正しいものをa〜dの中から選びなさい。

① 急性緑内障発作時に20％マンニットール注射液（D-マンニトール）（高張浸透圧薬）を投与すると，眼圧下降効果は4〜6時間持続する。

② 急性緑内障発作時にサンピロ®点眼液（ピロカルピン塩酸塩）（副交感神経刺激薬）を点眼する。

a．①正・②正　　b．①正・②誤　　c．①誤・②正　　d．①誤・②誤

問15 下記の2つの文章において，（正）（誤）の組み合わせが正しいものをa〜dの中から選びなさい。

① 白内障治療点眼薬により，視力を回復させることができる。

② 白内障術後に副腎皮質ステロイド薬点眼薬が使用される。

a．①正・②正　　b．①正・②誤　　c．①誤・②正　　d．①誤・②誤

問11 解答 **c（緑内障治療点眼薬単剤で効果不十分な場合，他の単剤に変更せず，多剤併用（配合点眼薬を含む）とする）**

解説 a．眼圧の目標値は，視野障害の進行や年齢などから個々に応じて設定し，無治療時の眼圧から20％下降，30％下降というように無治療時の眼圧からの眼圧下降率を目標として設定することが推奨されている。また，緑内障病期に応じて，初期例19mmHg以下，中期例16mmHg以下，後期例ではより低く設定し14mmHg以下とすることも提唱されている。

b．瞳孔ブロックが眼圧上昇の原因であれば，原因治療である虹彩切開や水晶体摘出が第一選択である。原因治療を行っても眼圧コントロールが不良であれば薬物療法や手術を行う。

c．緑内障治療点眼薬は原則として初回は，単剤から開始する。単剤で効果不十分な場合，まずは薬剤を変更し，単剤での治療とする。単剤での効果が不十分であるときには，多剤併用（配合点眼薬を含む）とする。

単剤併用から配合点眼薬への変更時は2種類の薬剤が配合されている旨を必ず患者に説明する。

d．緑内障は眼圧が上昇する疾患のため，確実な治療法は眼圧を下降させることである。緑内障の治療には，薬物療法，レーザー治療，手術治療の選択肢があり，症例や病期・病型に応じて適切な治療が選択される。治療薬の多剤併用は副作用の増加やアドヒアランスの低下につながることがあるので，一般的には眼圧コントロールに3種類以上の薬剤を使用する場合は，レーザー治療や観血的手術などの他の治療法も考慮する。

👆 point

◆緑内障治療薬の作用機序

緑内障治療薬は，房水の産生を抑制する薬剤と房水の流出を促進する薬剤に大別される。

緑内障治療薬分類名／一般名（商品名）	作用機序
プロスタグランジン関連薬（PG関連薬） ラタノプロスト（キサラタン®点眼液），トラボプロスト（トラバタンズ®点眼液），タフルプロスト（タプロス®点眼液），ビマトプロスト（ルミガン®点眼液）	ぶどう膜強膜路からの房水流出の増加
選択的EP2受容体作動薬 オミデネパグ イソプロピル（エイベリス®点眼液）	線維柱帯流出路からの房水流出促進，ぶどう膜強膜からの房水流出促進

緑内障治療薬分類名／一般名（商品名）	作用機序
交感神経β受容体遮断薬（β遮断薬） **β受容体非選択性** 　チモロールマレイン酸塩（チモプトール®点眼液），カルテオロール塩酸塩（ミケラン®点眼液），レボブノロール塩酸塩（ミロル®点眼液）	房水産生の減少
β₁受容体選択性 　ベタキソロール塩酸塩（ベトプティック®点眼液）	
α₁β遮断薬 　ニプラジロール（ハイパジールコーワ点眼液）	
炭酸脱水酵素阻害薬（局所投与製剤） 　ドルゾラミド塩酸塩（トルソプト®点眼液），ブリンゾラミド（エイゾプト®懸濁性点眼液）	房水産生抑制
交感神経α₂受容体選択性刺激薬（α₂刺激薬） 　ブリモニジン酒石酸塩（アイファガン®点眼液）	房水産生の減少，ぶどう膜強膜路からの房水流出を促進
アプラクロニジン塩酸塩（アイオビジン®UD点眼液）（ただし，レーザー手術後の一過性眼圧上昇の予防に用いる）	
Rhoキナーゼ阻害薬（ROCK阻害薬） 　リパスジル塩酸塩水和物（グラナテック®点眼液）	線維柱帯路の細胞骨格の変化と細胞外マトリックスの変化により房水流出を促進
副交感神経刺激薬 　ピロカルピン塩酸塩（サンピロ®点眼液）	間接的に経シュレム管房水流出の増加
交感神経α₁受容体遮断薬（α₁遮断薬） 　ブナゾシン塩酸塩（デタントール®点眼液）	経ぶどう膜強膜房水流出の増加
イオンチャネル開口薬 　イソプロピル ウノプロストン（レスキュラ®点眼液）	BKチャネルを開口させることによる線維柱帯路からの房水流出の増加
交感神経非選択性刺激薬 　ジピベフリン塩酸塩（ピバレフリン®点眼液）	線維柱帯路からの房水流出の増加，房水産生の減少
配合点眼薬 **プロスタグランジン関連薬＋交感神経β受容体遮断薬配合** 　ラタノプロスト＋チモロールマレイン酸塩（ザラカム®配合点眼液），トラボプロスト＋チモロールマレイン酸塩（デュオトラバ®配合点眼液），タフルプロスト＋チモロールマレイン酸塩（タプコム®配合点眼液），ラタノプロスト＋カルテオロール塩酸塩（ミケルナ®配合点眼液）	ぶどう膜強膜路からの房水流出の増加，房水産生の減少
交感神経β受容体遮断薬＋炭酸脱水酵素阻害薬配合 　ドルゾラミド塩酸塩＋チモロールマレイン酸塩（コソプト®配合点眼液），ブリンゾラミド＋チモロールマレイン酸塩（アゾルガ®配合懸濁性点眼液）	房水産生抑制
交感神経α₂受容体選択性刺激薬＋交感神経β受容体遮断薬配合 　ブリモニジン酒石酸塩＋チモロールマレイン酸塩（アイベータ®配合点眼液）	房水産生の減少，ぶどう膜強膜路からの房水流出を促進
炭酸脱水酵素阻害薬（全身投与製剤） 　アセタゾラミド（ダイアモックス®）	房水産生抑制
高張浸透圧薬 　D-マンニトール（マンニットール注射液），濃グリセリン＋果糖（グリセオール®注）	硝子体容積の減少

問12 **解答** d（トラバタンズ®点眼液（プロスタグランジン関連薬））

解説　　開放隅角緑内障に対する治療点眼薬は，PG関連薬が最も優れた眼圧下降効果を示し，1日1回の点眼であること，耐性に優れること，全身性副作用が少ないといった面から第一選択薬とされる。β遮断薬も第一選択になり得るが，禁忌，副作用に留意する必要がある。第二選択薬として，炭酸脱水酵素阻害薬，α2刺激薬，ROCK阻害薬，α1遮断薬，イオンチャネル開口薬，交感神経非選択性刺激薬，副交感神経刺激薬などの点眼薬が挙げられる。選択的EP2受容体作動薬であるエイベリス®点眼液（オミデネパグ　イソプロピル）は，既存の緑内障治療薬と作用機序が異なり，眼圧下降効果はPG関連薬に対し非劣性，虹彩色素沈着や睫毛伸長，眼瞼溝深化などの副作用が認められていないため第一選択薬となりうる薬剤であるが，眼内レンズ挿入眼の患者には投与禁忌，併用禁忌薬剤もあるため留意する必要がある。

　　なお，PG関連薬であるトラバタンズ®点眼液はベンザルコニウム塩化物を含まないため，角膜上皮細胞や結膜細胞への影響が少ない。ROCK阻害薬であるグラナテック®点眼液は，PG関連薬やβ遮断薬などの他の緑内障治療薬で効果不十分または副作用などで使用できない場合に使用する。また，ROCK阻害薬は作用機序が他と異なるため，併用によりいっそうの眼圧下降効果が期待できる。

問13 **解答** b（①正・②誤）

解説　② 緑内障治療薬の効果には個人差があり，かつ眼圧は日々変動し日内変動もある。緑内障治療点眼薬の導入にあたっては，できれば片眼に投与して眼圧下降効果や副作用を判定し，効果を確認後，両眼に投与を開始することが望ましい。

　② 炭酸脱水酵素阻害薬の点眼薬と内服薬の併用は，薬理学的な作用機序が同じであるため相加効果は期待できず，併用してはならない。

point

◆緑内障治療薬の併用

緑内障治療における薬物療法の原則は，必要最小限の薬剤と副作用で，最大の効果を得ることである。

＜薬物併用を考慮する際の留意点＞

- 薬剤の効果がない場合，効果が不十分な場合，あるいは薬剤耐性が生じた場合は，まず薬剤の変更を考慮し，単剤（単薬）治療を目指す。
- 単剤（単薬）での効果が不十分であるときには多剤併用療法（配合点眼薬を含む）を行い，追加眼圧下降効果とともに副作用に留意する。
- 多剤併用療法の際には配合点眼薬の使用により，患者のアドヒアランスやQOLの向上も考慮すべきである。
- 決められた用法より点眼回数や点眼量を増やしても，眼圧下降効果は増加せず副作用が増す。
- 眼圧下降効果，副作用，アドヒアランスに与える影響などを考えると，多剤（配合点眼薬を含めて 3 剤以上）を要するときはレーザー治療や観血的手術など他の治療法も選択肢として考慮する。

（日本緑内障学会緑内障診療ガイドライン作成委員会：緑内障診療ガイドライン（第 4 版），
日眼会誌 122（1）：27, 2018. 一部抜粋）

問14 **解答** a（①正・②正）

解説 ① 急性緑内障発作の高度な眼圧上昇を沈静化させるのに高張浸透圧薬は最も有効な薬剤である。20％マンニットール注射液を投与すると，眼圧が最低値に達するのは60〜90分後，眼圧下降効果は 4 〜 6 時間持続する。

急性緑内障発作時には，20％マンニットール注射液を 1 回1.0〜3.0g（5 〜15mL）/kgを30〜60分で点滴静注するため，循環血漿量の増加となり，心不全，肺うっ血患者では肺水腫を起こす可能性があり，腎機能低下患者では急性腎不全をきたすことがある。また，D-マンニトールの利尿作用により脱水が悪化することがあり注意が必要である。

② 副交感神経刺激薬であるサンピロ®点眼液は，副交感神経支配の瞳孔括約筋に直接作用して収縮させ，縮瞳する。また，毛様体筋を収縮させることにより線維柱帯が広がり，房水流出が促進され，眼圧を下降させる。

急性緑内障発作時には1％あるいは2％のサンピロ®点眼液を1時間に2～3回点眼する。ただし，高眼圧のため瞳孔括約筋が虚血状態になり対光反射が消失している場合には効果がなく，頻回投与による大量の点眼は経鼻的に吸収され，全身的な副作用が現れる可能性がある。

悪性緑内障（毛様体前方回旋や硝子体腔内への房水異常流入などによって生じる硝子体の前方偏位に起因すると推定されている緑内障）では，縮瞳薬は投与禁忌である。

問15 解答 c（①誤・②正）

解説 ① 一旦混濁した水晶体を再び透明にすることはできず，白内障治療点眼薬は，水晶体の混濁の進行を遅らせるものであり，視力を回復させることはできない。

白内障治療薬として承認されている点眼薬のピレノキシンが有効であるという報告は，症例数が少なく，肉眼で行われた写真による混濁変化判定の非客観性などの問題があった。また，グルタチオンでは，混濁の軽度なものに有効であるという報告があるが，肉眼で行われた写真による混濁変化判定の非客観性などの問題があり，承認済の点眼薬の有効性について十分な科学的根拠がない。

② 白内障術後炎症，黄斑浮腫は副腎皮質ステロイド薬や非ステロイド性抗炎症薬の点眼薬で抑制できる。術後の細菌感染による眼内炎の頻度は約0.05％であり，感染予防のために術後には抗菌薬の点眼薬も併用される。

◆白内障の治療

　水晶体は，不溶性蛋白質が増加することにより混濁を生じる。いったん混濁した水晶体を再び透明にすることはできない。そのため，現在の白内障に対する主な治療は手術であり，日常生活に不便や支障をきたした場合に行われる。

● 薬物療法

　白内障治療薬は，水晶体蛋白質の不溶化を防止する作用をもつ。科学的根拠 (evidence) に基づく白内障診療ガイドラインの策定に関する研究2002では，白内障治療薬についてグレードC (行うか行わないか勧められるだけの根拠が明確でない) と評価され，初期老人性白内障に対し投与を考慮してもよいが，十分な科学的根拠がないため，十分なインフォームドコンセントを得た上で使用することが望ましいと勧告している。その一方で，薬効のないことを明らかにした文献もないと，ガイドラインが白内障治療薬の薬効を否定するものではないことも明記されている。

点眼薬	ピレノキシン (カタリン®点眼用／カタリン®K点眼用／カリーユニ®点眼液)，グルタチオン (タチオン®点眼用)
内服薬	チオプロニン (チオラ®)

● 手術療法

　混濁した水晶体を砕いて取り除き (超音波水晶体乳化吸引術)，代わりに人工の水晶体 (眼内レンズ) を挿入する水晶体再建術や，水晶体の核を丸ごと取り出す水晶体嚢外摘出術が行われる。最近では日帰り手術を実施している医療機関が増えている。

　白内障術後合併症である後発白内障では，レーザー治療が行われる。

19

緑内障・白内障

MEMO

教育計画の基礎知識 ❹

問16 緑内障・白内障治療薬の使用上の注意点として，適切でないものはどれか？

- a．タチオン®点眼用（グルタチオン）（白内障治療薬）
  − 溶解後は4週間以内に使用する。
- b．タプロス®点眼液（タフルプロスト）（PG関連薬）
  − コンタクトレンズを使用している場合，コンタクトレンズをはずしてから点眼する。
- c．エイベリス®点眼液（オミデネパグ イソプロピル）（選択的EP2受容体作動薬）
  − 開封前は冷蔵庫で保存し，開封後1カ月以内であれば室温保存してよい。
- d．リズモン®TG点眼液（チモロールマレイン酸塩）（β遮断薬）
  − 使用前に室温に戻してゼリー状になってから点眼する。

問17 緑内障治療点眼薬の投与に際し，虹彩や眼瞼の色調変化や眼周囲の多毛化について患者に十分説明する必要なものはどれか？

- a．ROCK阻害薬
- b．PG関連薬
- c．α_1遮断薬
- d．副交感神経刺激薬

問18 点眼薬の指導として，適切でないものはどれか？

- a．点眼前には手を石鹸でよく洗う。
- b．点眼量は1回1滴で十分である。
- c．複数の薬を点眼する場合，懸濁性点眼薬を最初に点眼する。
- d．点眼を忘れた場合，思い出したときすぐに点眼する。

問19 下記の2つの文章において，（正）（誤）の組み合わせが正しいものをa～dの中から選びなさい。

- ① 1回使い捨てタイプのタプロス®ミニ点眼液（タフルプロスト）（PG関連薬）を両眼に投与する場合，片眼に付き1本使用する。
- ② ミドリン®P点眼液（トロピカミド＋フェニレフリン塩酸塩）（散瞳薬）を用いて眼底検査を行った後，すぐに自動車の運転をしてもよい。

- a．①正・②正　　b．①正・②誤　　c．①誤・②正　　d．①誤・②誤

問20 緑内障・白内障患者に対する日常生活指導として適切なものはどれか？

- a．喫煙は白内障発生の危険因子である。
- b．白内障手術後，手術当日に入浴してよい。
- c．白内障手術後，眼鏡が必要となることはない。
- d．緑内障に効果のあるサプリメントがある。

19

緑内障・白内障

問16 解答 **d（リズモン®TG点眼液（β遮断薬）−使用前に室温に戻してゼリー状になってから点眼する）**

解説 a．白内障治療薬のタチオン®点眼用は，粉末を用時溶解して使用する点眼薬である。溶解後徐々に含量が低下するが，遮光15℃であれば，28日後で90％以上の含量を示すため，溶解後はできるだけ速やかに4週間以内に使用する。

b．タプロス®点眼液は，保存剤としてベンザルコニウム塩化物を使用している。ベンザルコニウム塩化物はコンタクトレンズを変色させることがあるので，コンタクトレンズを装用している場合は，点眼前にコンタクトレンズを外し，15分以上経過後に再装用するよう指導する。タプロス®点眼液の場合，1日1回の点眼のため，朝，コンタクトレンズを装用する前，あるいは夜，コンタクトレンズをはずした後に点眼するとよい。タプロス®ミニ点眼液は，ベンザルコニウム塩化物を含有していないが，コンタクトレンズに対する影響は検討されていないため，原則的には点眼前にコンタクトレンズをはずすか，装用していない時間帯に点眼することが望ましい。

c．エイベリス®点眼液は開封後の1滴滴下，1日1回の閉栓の操作を繰り返し行った安定性試験で，30℃，42日間点眼容器を遮光保存し，規格内であった。そのため，患者にはエイベリス®点眼液は開封前は冷蔵庫で保存し，開封後は添付の遮光用投薬袋に入れ，1カ月以内であれば室温で保存できることを説明する。

d．リズモン®TG点眼液は熱応答ゲル製剤のため，室温中に放置するとゲル化（ゼリー状）することがある。患者には冷蔵庫で保管すること，暖かい場所に放置してしまいゼリー状となった場合には品質に問題はなく，30分以上冷蔵庫に入れ冷やし，液体としてから点眼するよう指導する。

●緑内障治療薬の服薬指導例

プロスタグランジン関連薬 (PG関連薬)	ぶどう膜強膜路からの房水流出量を増やして，眼圧を下げる薬です。
選択的EP2受容体作動薬	線維柱帯およびぶどう膜強膜からの房水流出を促進して，眼圧を下げる薬です。
交感神経β受容体遮断薬 （β遮断薬）	房水の産生を減らすことにより，眼圧を下げる薬です。
炭酸脱水酵素阻害薬	房水の産生を抑えて，眼圧を下げる薬です。
交感神経α2受容体選択性 刺激薬（α2刺激薬）	房水の産生を減らし，また，ぶどう膜強膜路からの房水流出を促進して，眼圧を下げる薬です。
Rhoキナーゼ阻害薬 (ROCK阻害薬)	主流出路からの房水流出を促進して，眼圧を下げる薬です。
副交感神経刺激薬	毛様体筋を収縮させて，シュレム管からの房水流出量を増やして，眼圧を下げたり，瞳孔括約筋を収縮させて，縮瞳させるお薬です。
交感神経α1受容体遮断薬 （α1遮断薬）	ぶどう膜強膜路からの房水流出量を増やして，眼圧を下げる薬です。
イオンチャネル開口薬	線維柱帯からの房水流出量を増やして，眼圧を下げる薬です。
交感神経非選択性刺激薬	線維柱帯からの房水流出量を増やし，また，房水の産生を減らすことにより，眼圧を下げる薬です。
PG関連薬＋β遮断薬配合 点眼薬	ぶどう膜強膜路からの房水流出量を増やし，また，房水の産生を減らすことにより，眼圧を下げる薬です。
β遮断薬＋炭酸脱水酵素阻 害薬配合点眼薬	房水の産生を減らすことにより，眼圧を下げる薬です。
α2刺激薬＋β遮断薬配合 点眼薬	房水の産生を減らし，また，ぶどう膜強膜路からの房水流出を促進して，眼圧を下げる薬です。
高張浸透圧薬	硝子体の容積を減らすことで，眼圧を下げる薬です。

●白内障治療薬の服薬指導例

白内障治療薬	水晶体が濁るのを抑え，白内障の進行を遅らせる薬です。

19

緑内障・白内障

問17 **解答** b（PG関連薬）

解説 　虹彩や眼瞼への色素沈着（メラニンの増加）による色調変化，あるいは眼周囲の多毛化はPG関連薬に共通してみられる副作用である。眼瞼色調変化および眼周囲の多毛化については，投与中止後徐々に消失，あるいは軽減する可能性があるが，虹彩色調変化については投与中止後も消失しないことが報告されている。特に片眼投与の場合，左右眼で虹彩の色調に差が生じる可能性がある。投与する場合には，これらの症状について患者に十分説明し，点眼液が眼瞼皮膚などについた場合には，すぐにぬらしたガーゼやティッシュでよくふき取るか，洗顔するよう指導する。また，1日1回の点眼を入浴前に設定するのも副作用の予防あるいは軽減の方法である。

問18 **解答** c（複数の薬を点眼する場合，懸濁性点眼薬を最初に点眼する）

解説 a．手から点眼薬への感染を防ぐため，点眼前にはまず手を清潔にする必要がある。

b．結膜嚢に保持できる液量は成人で20〜30μLで，すでに約7μLの涙液が結膜嚢に常在している。点眼薬の1滴は30〜50μLであるため，点眼量は1回1滴で十分であることを説明する。2滴以上滴下しても，目からあふれ出てしまい，効果がないだけでなく，頬に薬液が付着して，皮膚炎の原因となることもある。

　　β遮断薬などの点眼薬は眼から，鼻涙管を介して消化管に移行し，消化管から吸収され，全身性の副作用が現れることがある。そのため，鼻への移行を防ぐために点眼後は静かに閉瞼し，涙嚢部（目頭のやや鼻より）を圧迫するよう指導する。

c．懸濁性点眼薬は水に溶けにくく，吸収されにくいため，後に点眼するよう指導する。

　　点眼薬を併用する場合は，後の点眼薬を入れることにより前の点眼薬が流されて効果が得られないことがある。また，通常1.2μL/分の割合で涙液が産生されているといわれており，結膜嚢内の涙液量約7μLが完全に置き換わるのに約5分強かかると計算され，点眼間隔が5分以上であれば相互の影響はほとんどなくなる。そのため，複数の点眼薬を投与する場合には，5分以上あけて次の点眼薬を使用するよう指導する。

d．点眼を忘れた場合，思い出したときすぐに点眼すること，ただし次の点眼時間が近いときは，忘れた分は点眼しないよう指導する。

●点眼薬の使い方：指導例

①点眼する前に手を洗ってください。
②指で下瞼を軽く引き，容器の先が目やまつげに触れないように気をつけて点眼してください。点眼液は1滴で十分です。
③点眼した後は数分間静かに目を閉じてください。点眼後に軽く目頭のやや鼻よりのところを押さえるのも効果的です。
④目から流れ出た点眼液は清潔なティッシュなどで拭いてください。
⑤2種類以上の点眼薬を使用する場合は5分以上間隔をあけてください。

　※点眼後にゲル化する点眼薬を併用する場合には，投与前に少なくとも10分間の間隔をあけてから点眼してください。

⑥容器のキャップをしっかり閉めて，直射日光や高温を避けて保管してください。

　※他人の点眼薬や古くなったものは使用しないでください。

●緑内障治療に用いられる点眼薬の投与順序

　複数の点眼薬が処方されている場合，5分以上間隔があいていれば相互の影響は少ないとされているが，点眼した液が後の点眼液によって多少とも洗い流される可能性があるため，より高い効果を期待する点眼薬を後に点眼する。

水溶性点眼薬 → 懸濁性点眼薬 → 油性点眼薬 → ゲル化点眼薬 → 眼軟膏

- 懸濁性（例：ベトプティック®エス懸濁性点眼液（ベタキソロール塩酸塩）（β遮断薬））の点眼薬は水に溶けにくく，吸収されにくいため，後に点眼する。
- 2種類以上の緑内障治療薬を投与する場合には，投与回数の多い副交感神経刺激薬を先に点眼する。交感神経刺激薬を受容体に入りやすくするためβ遮断薬は後にする。
- 点眼時の刺激により涙液量が増えると，点眼薬が希釈され，結膜囊からの排出が早くなってしまう。このため，一般的には刺激感がある点眼薬（例：ベトプティック®点眼液（ベタキソロール塩酸塩）（β遮断薬），サンピロ®点眼液（ピロカルピン塩酸塩）（副交感神経刺激薬），ピバレフリン®点眼液（ジピベフリン塩酸塩）（交感神経非選択性刺激薬）など）は後に点眼することが望ましい。ただし他の明確な理由がある場合を除く。
- チモプトール®XE点眼液（チモロールマレイン酸塩）（β遮断薬）のように，点眼されてからゲル化し，効果を持続させるタイプの製剤は，なるべく最後に点眼する。

19

緑内障・白内障

251

問19 **解答** **d（①誤・②誤）**

解説 ① タプロス®ミニ点眼液は，1本3mL製剤で1滴30μLあり，両眼に投与する場合には1本を両眼に点眼する。タプロス®ミニ点眼液は，開封時の容器破片除去のために使用の際は，最初の1～2滴は点眼せずに捨てる。また，1回使い捨ての無菌ディスポーザブルタイプの製剤のため，使用後の残液は廃棄する。

② ミドリン®P点眼液は眼底検査や屈折検査，術後にも使用される。点眼終了後20分で瞳孔径および調節麻痺効果は最大となり，5～6時間後に調節機能は正常に回復する。そのため，点眼後4～5時間は眼のかすみや普段よりまぶしい感じがするため，ミドリン®P点眼液を用いた検査の後，半日くらいは自動車などの運転や危険な作業は避けるよう指導する。

問20 **解答** **a（喫煙は白内障発生の危険因子である）**

解説 a．喫煙は白内障発生危険率を上昇させ，喫煙量と相関する。また，10年以上の禁煙で白内障の発生リスクが低下する。
喫煙は眼への血流に悪影響を及ぼし，緑内障を進行させる可能性がある。

b．白内障手術後の感染予防のために，手術当日は入浴，洗髪，洗顔は控える。入浴や洗髪，洗顔は医師からの許可がおりる（おおむね術後1週間）までは控える。

c．白内障手術で挿入する眼内レンズには，単焦点眼内レンズや老視を軽減する多焦点眼内レンズ，乱視を軽減するトーリック眼内レンズなどがある。単焦点眼内レンズを挿入した場合，多くは眼鏡が必要となる。白内障手術後1～2カ月後に裸眼視力が安定するため，いったん眼鏡を作成し，2～3カ月後に微調整していくとよい。

d．緑内障の治療は眼圧を下降させることであり，現時点では，緑内障治療に有効とされる信頼性の高いエビデンスのあるサプリメントや漢方薬はない。医師に指示された緑内障治療薬の点眼などを確実に実施することが重要である。

■ 緑内障 ■

● 規則正しい生活

　健康的で無理のない規則正しい生活を心がけましょう。過剰に興奮したり，長時間うつむいて仕事をしないようにしましょう。

● 服装

　首周りがしめつけられるとよくないので，首の周りが楽な服装にしましょう。

● 飲水

　あまり大量の水を一度に飲むと眼圧が上がることがありますので，一度に多量の水を飲むのは控えましょう。また，コーヒーや紅茶などカフェインの入った飲物を大量に飲まないようにしましょう。

● 定期的な受診

　急性緑内障では眼の痛みや頭痛，吐き気といった急激に症状が現れるものもありますが，大部分は徐々に進行する慢性緑内障です。慢性緑内障では自覚症状がほとんどなく気がつく頃には手遅れになることが少なくありません。緑内障によって失われた視野は回復することができませんので，定期的に受診しましょう。

　また，かぜ薬や胃薬を服用すると緑内障を悪化させてしまうことがありますので，OTC医薬品の購入や他院を受診する際には緑内障であることを申し出るようにしましょう。

■ 白内障 ■

● 生活の工夫

　紫外線は白内障を起こす原因の1つとしてあげられています。紫外線を浴びないように紫外線カット眼鏡や帽子を着用しましょう。また，明るいところに出るとまぶしくてものが見えにくい場合には，サングラスを使用してみましょう。

● 白内障手術のタイミング

　白内障が進んでくると，生活の工夫をしていても日常生活に不便を感じるようになってしまいます。一度濁った水晶体を再び透明にすることはできないので，ある程度白内障が進んだ場合には，濁った水晶体を取り除き，代わりに人工の水晶体（眼内レンズ）を挿入する手術が行われます。眼鏡をかけた視力が0.5～0.6程度が手術を行う1つの目安ですが，視力が1.0であっても日常生活に不便を感じている場合には手術が行われることもあります。日常生活で不便を感じるようになったら医師に相談してみましょう。

● 白内障手術後の定期的な受診

　白内障手術後1～3カ月は，手術後の感染予防や炎症を抑えるために医師の指示に従って点眼しましょう。また，術後合併症の確認などのためにも，定期的に受診・検診しましょう。

19

緑内障・白内障

MEMO

がん疼痛

Cancer Pain

病態の基礎知識 **1**

① がん疼痛の病態生理に関する知識の習得
② がん疼痛の診断や治療指針に関する知識の習得

観察計画の基礎知識 **2**

① **薬物治療効果に関する観察計画**
- がん疼痛の状態を示す患者の自覚症状を確認する。
- がん疼痛の状態を示す検査データを確認する。

② **薬剤の安全性に関する観察計画**
- 投与されている薬剤の中で相互作用のある薬剤がないかどうかを確認する。
- 投与されている薬剤の副作用の発現に注意する。

ケア計画の基礎知識 **3**

① **薬物治療効果に関するケア計画**
- 薬物治療の効果を評価し，必要に応じて投与薬剤の追加および変更について検討する。

② **薬剤の安全性に関するケア計画**
- 相互作用のある薬剤が処方されている場合，医師に報告しその対応について検討する。
- 副作用が発現すれば医師に報告し，その対応について検討する。

教育計画の基礎知識 **4**

① **薬物治療に関する教育計画**
- 患者や家族に適切な服薬指導を実施する。
- 患者や家族にがん疼痛の状態を示す自覚症状について説明し，医療スタッフに伝達すべき内容を指導する。
- 患者や家族に副作用とその対策について説明する。

━ 日常生活指導

- 患者や家族に適切な日常生活指導を実施する。

病態の基礎知識 **1**

問1 下記の文章の（A）（B）にあてはまる正しい組み合わせをa～dの中から選びなさい。

　　現在，日本国内にがん患者は（　A　）人くらい，がんによる死亡者数は年間（　B　）人くらいと推定されている。

　a．A－50万　　B－6万8千　　　　b．A－100万　　B－38万
　c．A－800万　B－380万　　　　　d．A－2,000万　B－680万

問2 がん患者にみられる痛みとして適切でないものはどれか？

　a．がん疼痛は，進行がん患者全体では7～8割程度にみられる。
　b．肝臓がんでは，肩が痛くなることがある。
　c．乳房切除後の疼痛は術直後にしかみられない。
　d．がん化学療法に伴って現れる痛みもある。

問3 下記の2つの文章において，（正）（誤）の組み合わせが正しいものをa～dの中から選びなさい。

① 内臓器官へのがん浸潤による痛みにはオピオイド鎮痛薬が有効なことが多い。
② 骨転移による疼痛緩和のために放射線治療が行われることがある。

　a．①正・②正　　b．①正・②誤　　c．①誤・②正　　d．①誤・②誤

問4 WHO（世界保健機関）方式がん疼痛治療法における鎮痛薬投与法の基本原則として適切でないものはどれか？

　a．可能な限り経口投与とする。
　b．患者ごとに適量を決める。
　c．頓用方式にする。
　d．患者に鎮痛薬の使用理由，処方内容を記載して渡す。

問5 下記の2つの文章において，（正）（誤）の組み合わせが正しいものをa～dの中から選びなさい。

① ナルサス®（ヒドロモルフォン塩酸塩）（ヒドロモルフォン徐放剤）はオピオイドκ受容体に結合して鎮痛効果を発揮する。
② アセトアミノフェンは末梢組織でのプロスタグランジンの産生を抑制することにより鎮痛効果をもたらす。

　a．①正・②正　　b．①正・②誤　　c．①誤・②正　　d．①誤・②誤

病態の基礎知識 ❶

問1 ┃**解答** ┃ b（A－100万　B－38万）

> **解説**　国立研究開発法人国立がん研究センターがん対策情報センターでは，全国がん罹患モニタリング集計の年齢階級別がん罹患数および人口動態統計がん死亡数から，2019年のがん罹患数は約101万7千200例，がん死亡数は，約38万人と予測している。
>
> 　2016年に新たに診断されたがん（全国がん登録）は995,131例であった。2018年のがん死亡数は373,584人であり，死因の第1位で，全死亡者に占める割合は27.4%であった。

👆 **point**

◆緩和ケア（palliative care）とは

　2002年にWHOは，「緩和ケアとは，生命を脅かす疾患による問題に直面している患者とその家族に対して，痛みやその他の身体的問題，心理社会的問題，スピリチュアルな問題を早期に同定し，適切な評価と治療によって，苦痛の予防と緩和を行うことで，QOL（Quality of Life：生活の質）を改善するアプローチである」と定義している。⟩

問2 ┃**解答** ┃ c（乳房切除後の疼痛は術直後にしかみられない）

> **解説** a．がん疼痛は，がんの診断時に20～50%，進行がん患者全体では70～80%の患者にみられるとされている。痛みがあるがん患者の8割では身体の2カ所以上に痛みがあり，6割の患者では痛みの原因は複数ある。
>
> 　　　 b．肝臓がんが横隔膜に浸潤すると，病巣から離れた肩に痛みが発生することがある。
>
> 　　　 c．がん患者の痛みには術後痛症候群もあり，乳房切除後疼痛症候群は，前胸部から腋窩，上腕にかけてのヒリヒリ，チクチクとした痛みが特徴の慢性疼痛で，神経障害が主な原因と考えられている。乳房切除後疼痛症候群は，術直後～半年までに発症することが多く，術後10年を経過しても約20%に症状を認める報告がある。
>
> 　　　 d．がん患者の痛みのすべてががん病変に起因するわけではない。がんに対する治療が原因となって生じる痛みもあり，化学療法による神経障害のうち末梢神経障害に伴って生じる化学療法後神経障害性疼痛がある。

◆がん患者にみられる痛み

　がん患者にみられる痛みは，①がんによる痛み，②がん治療による痛み，③がん・がん治療と無関係の痛みに分類される。進行がんの患者においては，複数の痛みが出現し，それぞれの痛みはその原因が異なることが多い。
　　①がんによる痛み　　：がんの浸潤や転移に伴う痛み
　　②がん治療による痛み：手術療法，化学療法，放射線治療など抗がん治療に関する痛み
　　③がん・がん治療と無関係の痛み：基礎疾患や廃用・老化に関連するもの，慢性痛など

（日本緩和医療学会 緩和医療ガイドライン委員会 編集：がん疼痛の薬物療法に関するガイドライン2020年版，金原出版，22，2020．より作成）

問3 **解答** a（①正・②正）

解説 ① がん自体が原因となって生じる痛みで，食道，胃，小腸，大腸などの管腔臓器の炎症や閉塞，肝臓や腎臓，膵臓などの炎症や腫瘍による圧迫，臓器被膜の急激な伸展が原因で発生する痛みのことを内臓痛という。がん疼痛治療にはオピオイド鎮痛薬が主体として用いられ，内臓痛はオピオイド鎮痛薬が有効なことが多い。がん疼痛の中でも神経障害性の痛みは難治性であり，オピオイド鎮痛薬が奏効しにくい。

② 放射線治療は，がんの治癒を目的とする根治的治療だけでなく，がんによる症状をやわらげることを目的とする緩和的治療としても行われる。疼痛を伴う骨転移に対して放射線治療が行われ，原疾患にもよるが，疼痛の緩和は60〜90％に得られる。脳転移に伴う頭痛，嘔気・嘔吐，めまいなどの頭蓋内圧亢進症状や神経症状の緩和に対して放射線治療が行われることがある。また，治療困難ながん疼痛に対して，神経ブロックが行われる場合がある。

20

がん疼痛

◆**神経学的機序からみた痛みの分類**

　がん患者の痛みを起こしている神経学的な機序は，侵害受容性の痛み，神経障害性の痛みに分けられる。がんによる組織損傷に伴って比較的日常でみられる痛みは侵害受容性の痛みである。

＜痛みの病態による分類＞

分類	侵害受容性疼痛		神経障害性疼痛
	体性痛	内臓痛	
障害部位	皮膚，骨，関節，筋肉，結合組織などの体性組織	食道，小腸，大腸などの管腔臓器 肝臓，腎臓などの被膜をもつ固形臓器	末梢神経，脊髄神経，視床，大脳（痛みの伝達路）
侵害刺激	切る，刺す，叩くなどの機械的刺激	管腔臓器の内圧上昇 臓器被膜の急激な伸展 臓器局所および周囲の炎症	神経の圧迫，断裂
例	骨転移に伴う骨破壊 体性組織の創傷 筋膜や筋骨格の炎症	がん浸潤による食道，大腸などの通過障害 肝臓の腫瘍破裂など急激な被膜伸展	がんの神経根や神経叢といった末梢神経浸潤 脊椎転移の硬膜外浸潤，脊髄圧迫 化学療法・放射線治療による神経障害
痛みの特徴	うずくような，鋭い，拍動するような痛み 局在が明瞭な持続痛が体動に伴って悪化する	深く絞られるような，押されるような痛み 局在が不明瞭	障害神経支配領域のしびれ感を伴う痛み 電気が走るような痛み
鎮痛薬の効果	非オピオイド鎮痛薬，オピオイドが有効 廃用による痛みへの効果は限定的	非オピオイド鎮痛薬，オピオイドが有効だが，消化管の通過障害による痛みへの効果は限定的	鎮痛薬の効果が乏しいときには，鎮痛補助薬の併用が効果的な場合がある

（日本緩和医療学会 ガイドライン統括委員会 編集：がん疼痛の薬物療法に関するガイドライン2020年版，
金原出版，23，2020）

解説　「WHO方式がん疼痛治療法」は，基礎ならび臨床研究に基づいて考案された薬物療法を基本とした治療法であり，70～90％の患者で効果的に痛みの軽減が得られている。WHO方式がん疼痛治療法では，痛みが出てから鎮痛薬を投与する頓用方式ではなく，鎮痛薬は時刻を決めて規則正しく投与することとしている。また，患者や家族に鎮痛薬の使用理由，処方内容（薬剤名，投与量，投与間隔）を記載して渡したり，鎮痛薬の起こりうる副作用対策を確実に実施するなど細やかな配慮を行う。

👆 point

◆鎮痛薬投与法の基本原則

　WHO方式がん疼痛治療法は，2018年に改訂され，最適な疼痛マネジメントとは，QOLを維持できるレベルまで痛みを減らすこととされている。鎮痛薬の投与法については5原則から「ラダーにそって」が削除され，「患者個別に」に含まれ4原則となっている。

＜WHO方式鎮痛薬投与法の４つの基本原則＞

1）　可能な限り経口投与とする（By mouth）
2）　時刻を決めて規則正しく投与する（By the clock）
3）　個々の患者の痛みが消失する量を求めながら用いる（For the individual）
4）　その上で，細やかな配慮をする（with attention to detail）

＜WHO方式３段階除痛ラダー＞

　改訂前のWHO方式がん疼痛治療法では，３段階除痛ラダーが広く使用されてきたが，疼痛管理の一般的なガイドとして使用する。

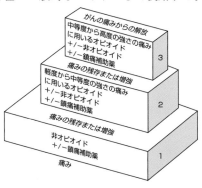

20

がん疼痛

問5 **解答** d（①誤・②誤）

解説 ① オピオイド鎮痛薬はオピオイド受容体に結合することによって鎮痛効果を発揮する薬剤の総称である。オピオイド受容体はμ，κおよびδの3種類が知られており，モルヒネやフェンタニル，オキシコドン，ヒドロモルフォンの作用は主にμ受容体への結合によってもたらされる。オピオイド受容体は主に大脳皮質や視床，脊髄などに存在し，鎮痛作用が強く現れる。タペンタドールは，μ受容体作動作用とノルアドレナリン再取り込み阻害作用により鎮痛作用を発揮する。メサドン製剤はμ受容体作動薬であり，NMDA受容体阻害作用（オピオイド耐性と痛覚過敏を回復）も有する。トラマドールの鎮痛作用はμ受容体作動薬作用と，ノルアドレナリン・セロトニンの再取り込み抑制作用より鎮痛作用を発揮する。

ペンタゾシンは主にκ受容体作動薬として鎮痛作用を発揮し，μ受容体に対して拮抗薬もしくは部分作動薬として作用する。

ブプレノルフィンはμ受容体作動薬であるが，κ受容体に対して拮抗作用を示す。

② アセトアミノフェンは中枢に作用し，痛覚閾値を高めて軽度の痛みを抑制する。非ステロイド抗炎症薬（NSAIDs）は末梢組織でのプロスタグランジンの産生を抑制することにより鎮痛効果をもたらし，また，中枢神経系に対してもオピオイド受容体を介さずに直接作用して鎮痛効果をもたらす。

観察計画の基礎知識 **2**

問6 下記の2つの文章において，（正）（誤）の組み合わせが正しいものをa～dの中から選びなさい。

① 突出痛と呼ばれる一過性の痛みの増強の平均持続時間は15～30分である。
② がん患者は痛みを控えめに伝える場合がある。

a．①正・②正　　b．①正・②誤　　c．①誤・②正　　d．①誤・②誤

問7 がん疼痛の増悪因子となるものはどれか？

①夜間　　　　　②不安　　　　　③排便　　　　　④食事

a．①のみ　　　b．①と②　　　c．①～③　　　d．①～④

問8 下記の2つの文章において，（正）（誤）の組み合わせが正しいものをa～dの中から選びなさい。

① 痛みの強さの評価として，痛みの強さを0から10の数値で表現する方法がある。
② CT検査では痛みの原因ががん自体となっているかを評価することはできない。

a．①正・②正　　b．①正・②誤　　c．①誤・②正　　d．①誤・②誤

問9 がん患者の痛みに用いる薬剤の注意事項について適切でないものはどれか？

a．トラマール®OD（トラマドール塩酸塩）（弱オピオイド鎮痛薬）は12歳未満の小児には投与禁忌である。
b．ラフェンタ®テープ（フェンタニル）（フェンタニル貼付剤）は，オピオイド鎮痛薬が投与されていたことを確認してから交付する。
c．オキシコンチン®TR（オキシコドン塩酸塩水和物）（オキシコドン徐放剤）はモノアミン酸化酵素阻害薬と併用禁忌である。
d．メサペイン®（メサドン塩酸塩）（メサドン製剤）の投与開始前および投与中は定期的に心電図検査を行う。

問10 オピオイド鎮痛薬の副作用として現れるものはどれか？

①便秘　　　　　　　　　　②口内乾燥
③ミオクローヌス　　　　　④頻尿

a．①のみ　　　b．①と②　　　c．①～③　　　d．①～④

問6 解答 **a (①正・②正)**

解説 ① がん疼痛には 1 日の大半を占める持続痛*¹と，突出痛*²と呼ばれる一過性の痛みの増強がある。突出痛は，痛みの発生からピークに達するまでの時間は 3 分程度と短く，平均持続時間は15〜30分で，90％は 1 時間以内に終息する。突出痛の約 8 割が持続痛と同じ場所で発生する。

がん患者の痛みについては，痛みの部位と痛みの種類，強さだけではなく，痛みの始まる時間や頻度，間欠的か持続的であるかを聴取する。

＊1　持続痛：24時間のうち12時間以上経験される平均的な痛みとして，患者によって表現される痛み

＊2　突出痛：持続痛の有無の程度や，鎮痛薬治療の有無にかかわらず発生する一過性の痛みの増強

② 痛みの診断を行う際には，まずがん患者の痛みの訴えを信じることが重要である。しかし，痛みを控えめに伝える患者や，痛みを訴えると入院しなければならなくなるかもしれない，痛みを訴えるとわがままな患者と思われるかもしれない，伝えなくても医師や看護師はわかってくれているなどと考え，痛みを訴えることをためらう患者もいる。外見からは痛みがあるようには見えない場合もある。身体的な痛みだけでなく，精神的苦痛，社会的苦痛，スピリチュアルペインについても把握する必要があるため，医師と医師以外の医療担当者が共同で痛みのアセスメントを行う。

問7 解答 **d (①〜④)**

解説 　がん疼痛の増悪因子として，夜間，体動，排尿・排便，食事，不安・抑うつ，孤独感，不眠などがある。安静やマッサージ，創造的な活動，他の症状の緩和などは痛みを軽減させる。患者に痛みを増悪させる因子や軽減する因子について尋ねたり，今までの痛みを緩和するために行った治療とその効果，痛みが日常生活や精神状態にどのように影響しているかを聴取する。痛み日記を活用するのもよい。

解答 **b（①正・②誤）**

解説 ① 直線上に 0 〜10 までの目盛りと数値が記載されていて，痛みの
ない状態を 0，想像できる最大の痛みを10として，現在の痛み
がどの程度かを指し示す段階的スケールとして，NRS（Numerical
Rating Scale）がある。その他，がん患者の痛みの強さを評価す
るためにVAS（Visual Analogue Scale）やフェイス・スケールな
どのアセスメントツールが用いられる。アセスメントツールを
用いることにより，痛みを客観的に評価することができるため，
痛みの評価のバイアスが少なくなり，複雑な痛みも，系統的に，
詳細に理解することができる。
② CTやMRIでは腫瘍の大きさや性状，位置，神経叢との関係など
をみることができるため，痛みと腫瘍の関連について評価する
ことができる。

☞ **point**

◆がん患者の痛みの評価方法

　がん患者の痛みの強さを把握することは，治療法の選択や治療効果を確認
するために重要である。痛みは患者の主観であるので，痛みの強さや性質，
痛みにより睡眠が妨げられている程度などについて問診するとともに，痛み
を客観的に評価できるアセスメントツールを用いると痛みの評価が行いやす
くなる。

● **視覚的アナログ・スケール（Visual Analogue Scale：VAS）**
　100mmの水平な直線において左端を「全く痛みがない」，右端を「予測
される中で最も痛いとして，患者に直線上に痛みのレベルに印をしても
らい，0mmからの長さで評価する方法である。この尺度の信頼性は認め
られているが，慢性疼痛を評価する際の信頼性は低い。

全く痛みがない　　　　　　　　　　　　　　　　　　　　予測される中で最も痛い

● **数値評価スケール（Numeric Rating Scale：NRS）**
　「0：痛みがない」から「10：想像できる最大の痛み」まで直線を11段
階に区切り，患者に痛みのレベルの数字に印をしてもらう方法である。

● **語句評価スケール（Verbal Rating Scale：VRS）**
　3段階から5段階の痛みの強さを表す言葉（たとえば，痛くない，少
し痛む，かなり痛む，耐えられない程痛む）を数字の順に並べ，患者に
痛みを表している番号に印をしてもらう方法である。

20

がん疼痛

● **フェイス・スケール (Face Scale)**

「全く痛みがない」から「耐えられないほど強い痛みがある」まで人間の顔の表情で痛みの程度を5〜10段階で示し、患者に痛みを表している表情を選択してもらう方法である。主に小児や高齢者で使用され、数字を付けてVRSと併用して使われる例が多い。

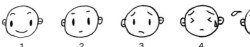

0　　1　　2　　3　　4　　5

● **Brief Pain Inventory (BPI)**

痛みの強さと、痛みが日常生活に影響する程度から構成されており、自己記載方式で簡単に患者が答えられるようになっている。数カ国語に翻訳され信頼性・妥当性の検証がなされており、また、がん患者の痛みに妥当性が検証されている。

問9 **解答** **c（オキシコンチン®TR（オキシコドン徐放剤）はモノアミン酸化酵素阻害薬と併用禁忌である）**

解説 a．トラマール®ODは、海外において12歳未満の小児で死亡を含む重篤な呼吸抑制のリスクが高いとの報告があるため、2019年7月に添付文書が改訂され、禁忌に12歳未満の小児が追記された。

b．ラフェンタ®テープなどのフェンタニル貼付剤の保険承認は、オピオイド鎮痛薬から切り替えて使用することになっている。そのためフェンタニル貼付剤開始時や交付する際には、すでにオピオイド鎮痛薬が投与されていたことを確認する。

その他、イーフェン®バッカル錠／アブストラル®舌下錠（フェンタニルクエン酸塩）（フェンタニル経粘膜吸収剤）、メサペイン®（メサドン塩酸塩）（メサドン製剤）開始時や交付する際にも、すでにオピオイド鎮痛薬が投与されていたことを確認する。

c．オキシコンチン®TRとモノアミン酸化酵素阻害薬（MAO阻害薬）との併用により，相加的に中枢神経抑制作用を増強させるため，併用注意であり，減量するなど慎重に投与する。

MAO阻害薬と併用禁忌であるオピオイド鎮痛薬は，タペンタ®（タペンタドール塩酸塩）（タペンタドール徐放剤）とトラマール®OD（トラマドール塩酸塩）（弱オピオイド鎮痛薬）である。併用により，相加的に作用が増強されると考えられ，心血管系副作用が増強されるおそれがあるため，MAO阻害薬を投与中および投与中止14日以内の患者には投与しない。MAO阻害薬とトラマドール塩酸塩との併用では，外国において，セロトニン症候群（錯乱，激越，発熱，発汗，運動失調，反射異常亢進，ミオクローヌス，下痢など）を含む中枢神経系（攻撃的行動，固縮，痙攣，昏睡，頭痛），呼吸器系（呼吸抑制）の重篤な副作用も報告されている。そのため，トラマドール塩酸塩投与中止後にMAO阻害薬を開始する場合には，2〜3日間の間隔を空けることが望ましい。

オキシコンチン®TRはじめオピオイド系薬剤（鎮痛薬・麻酔薬）と併用禁忌である薬剤はセリンクロ®（ナルメフェン塩酸塩水和物）（アルコール依存症飲酒量低減薬）である。セリンクロ®はμオピオイド受容体拮抗作用により，μオピオイド受容体作動薬に対して競合的に阻害するため，鎮痛作用の減弱，オピオイド系薬剤の離脱症状を起こすおそれがある。手術などでオピオイド系薬剤を投与することが事前にわかる場合には，少なくとも1週間前にセリンクロ®の投与を中断する。

d．メサペイン®の投与によりQT延長や心室頻拍（Torsades de pointesを含む），呼吸抑制などが現れ，死亡に至る例が報告されている。重篤な副作用により，致命的な経過をたどることがあるので，治療上の有益性が危険性を上回ると判断される場合にのみ投与するよう警告されている。そのため，メサペイン®の投与開始前および投与中は定期的に心電図検査および電解質検査を行う。特に，1日投与量が100mgを超える前およびその1週間後，QT延長を起こしやすい患者では，投与量が安定した時点で心電図検査を行うことが望ましい。

なお，メサペイン®は，がん疼痛の治療に精通し，e-learningを終了した十分な知識を持つ医師のみ処方可能であるため，薬剤師は処方資格を有する医師による処方であることを確認する必要がある。

20

がん疼痛

問10 **解答** c（①～③）

解説　オピオイド鎮痛薬の主な副作用は便秘，悪心・嘔吐，眠気である。それ以外の副作用としてせん妄・幻覚，呼吸抑制，口内乾燥，ミオクローヌス，排尿障害などがある。排尿障害は頻尿ではなく，排尿遅延が主な症状である。

👆 point

◆オピオイド鎮痛薬の主な副作用

悪心・嘔吐	発現頻度は10～40％とされ，投与初期あるいは増量時に起こることが多い。耐性を生じやすく，数日以内に消失することが多い。
便秘	最も頻度の高い副作用である。ほとんど耐性を生じないため，継続使用によりほぼ全例が便秘になる。
眠気	投与開始初期や増量時に出現することが多く，数日以内に軽減ないし消失することが多い。
せん妄・幻覚	投与開始初期や増量時に出現することが多い。原因薬剤の投与中止により数日から1週間で改善する場合が多い。発生頻度は1～3％程度（軽症を含めると20％との報告もあり）と低いが，患者自身や家族の受けるショックは大きい。
呼吸抑制	鎮痛に必要な量を大きく上回る過量投与を行った場合に起こりうる。
口内乾燥・口渇	発現頻度は比較的高く30～50％，進行がん患者では30～97％とされる。口渇感を訴えることも少なくない。
瘙痒感	硬膜外投与やくも膜下投与では，他の投与経路に比して高率に認められる。
排尿障害	排尿反射が抑制され，外尿道括約筋の収縮力増強および膀胱容量を増加させるために起こる。
ミオクローヌス	頻度は低い。（1つあるいは複数の筋肉が短時間であるが不随意に収縮する）

問11　下記の2つの文章において，（正）（誤）の組み合わせが正しいものをa〜dの中から選びなさい。

① NSAIDs投与にて十分な鎮痛が得られず，オピオイド鎮痛薬を開始する場合，NSAIDsは中止せず併用してもよい。

② ワントラム®（トラマドール塩酸塩）（弱オピオイド鎮痛薬）の1日300mgにて十分な鎮痛が得られない場合，強オピオイド鎮痛薬へ変更する。

a．①正・②正　　b．①正・②誤　　c．①誤・②正　　d．①誤・②誤

問12　腎機能低下患者への使用に適していないオピオイド鎮痛薬はどれか？

a．フェントス®テープ（フェンタニルクエン酸塩）（フェンタニル貼付剤）

b．MSコンチン®（モルヒネ硫酸塩水和物）（モルヒネ徐放剤）

c．オキシコドン徐放錠NX（オキシコドン塩酸塩水和物）（オキシコドン徐放剤）

d．タペンタ®（タペンタドール塩酸塩）（タペンタドール徐放剤）

問13　オピオイド鎮痛薬の定時投与によって十分な鎮痛を得ることができない場合の対応について適切でないものはどれか？

a．レスキュー薬投与量もあわせた1日使用量をもとに定時投与量を増量する。

b．持続痛が増強した場合のレスキュー薬は，1日内服量の1/6量を目安とする。

c．持続痛が増強した場合のレスキュー薬の投与回数は，1日3回までとする。

d．突出痛に対するオキノーム®散（オキシコドン塩酸塩水和物）（オキシコドン速放剤）を増量しても効果が不十分な場合には，フェンタニル口腔粘膜吸収剤の使用を検討する。

問14　がん疼痛治療薬に関して適切でないものはどれか？

a．1日1回オピオイド鎮痛内服薬からフェンタニル1日用テープに変更する場合，翌日のオピオイド鎮痛内服薬服用予定時間から切り替える。

b．鎮痛効果が得られているときにオピオイド鎮痛薬を変更する場合には，換算された用量より少ない量での変更を考慮する。

c．オピオイド鎮痛薬投与中，悪心・嘔吐が持続する場合には，ノバミン®（プロクロルペラジンマレイン酸塩）（抗精神病薬）を投与する。

d．呼吸困難があるがん患者の症状緩和にはモルヒネの全身投与が適している。

問15　オピオイド鎮痛薬が効きにくいがん疼痛に対して鎮痛補助薬を投与する場合，下記の痛みに対して適さない鎮痛補助薬の組み合わせはどれか？

a．神経障害性疼痛 − ガバペン®（ガバペンチン）（抗てんかん薬）

b．頭蓋内圧亢進による頭痛 − デカドロン®（デキサメタゾン）（副腎皮質ステロイド薬）

c．悪性腸腰筋症候群による痛み − セルシン®（ジアゼパム）（抗不安薬）

d．消化管閉塞に伴う痛み − トリプタノール®（アミトリプチリン塩酸塩）（三環系抗うつ薬）

20

がん疼痛

問11 **解答** a（①正・②正）

解説 ① 非オピオイド鎮痛薬を投与されている患者にオピオイド鎮痛薬を開始する場合，非オピオイド鎮痛薬を中止した場合と，中止せずに併用した場合のどちらのほうが鎮痛効果が高いかは不明である。しかし，非オピオイド鎮痛薬を中止せずにオピオイド鎮痛薬を開始することで，鎮痛効果を中等度改善するため，一定期間併用してもよい。ただし，NSAIDsでは消化管の副作用などの出現頻度が高くなる可能性があるため，長期投与は鎮痛効果と副作用を評価して判断する。

NSAIDsには有効限界があるため，最大投与量以上の投与や複数のNSAIDsの併用はすべきではない。

② がん疼痛患者において，ワントラム®の1日定時投与量が300mgにて十分な鎮痛効果が得られない場合，ワントラム®に反応しない疼痛の可能性があるため，強オピオイド鎮痛薬への変更を考慮する。がん疼痛増強時にトラマドール塩酸塩速放剤を臨時追加投与をすることが可能であるが，トラマドール塩酸塩として1日総投与量は400mgまでとする。

問12 **解答** b（MSコンチン®（モルヒネ徐放剤））

解説 モルヒネは肝臓で主にグルクロン酸抱合され，M3GとM6Gに変換される。M6Gに鎮痛および鎮静作用があり，M6Gはほとんど腎から排泄されるため，腎機能低下患者ではM6Gが蓄積し，遷延性の意識障害あるいは遷延性の呼吸抑制が起きたとの報告もある。そのため，腎機能低下患者にはモルヒネを選択しないほうが望ましいが，投与する場合には減量あるいは投与間隔を延長する。特に，高度な腎機能障害を有する患者では，モルヒネを使用すべきではない。

フェンタニルの尿中未変化体排泄率は10％以下であり，肝臓で主に非活性代謝物であるノルフェンタニルに変換されるため，比較的安全に腎機能低下患者に使用できる。

オキシコドンの尿中未変化体排泄率は19％であり，肝臓で主にノルオキシコドンおよびオキシモルフォンに変換される。オキシモルフォンは鎮痛活性を有するがごく少量しか生成されないため，腎機能低下患者にも比較的安全に使用できる。

タペンタドールの尿中排泄率は約3〜5％であり，約97％がグルクロン酸抱合で代謝され，大部分の代謝物は鎮痛作用を示さないため，腎機能低下患者にも比較的安全に使用できる。

解説 a．定時投与量とレスキュー薬投与量をあわせた直近24時間の使用量をもとに定時投与量を増量する。がん疼痛の薬物療法に関するガイドライン2020年版では，前日に必要としたレスキュー薬使用量を参考にしながら，定時投与量の30〜50％増量を原則とし，患者の状況に応じて増減することを推奨している。
メサペイン®（メサドン塩酸塩）（メサドン製剤）は半減期が37.2時間（5 mg）と長く，血中濃度が定常状態に達するまでに時間を要するため，7日未満の増量は過量投与となる可能性があり，投与後少なくとも7日間は増量を行わない。

b．持続痛が増強した場合のレスキュー薬は，原則定時投与しているオピオイド鎮痛薬と同じ成分*のものを用い，1日内服量の1/6量を目安とする。持続皮下・静脈内投与の場合は1時間量程度を早送りする。

＊ フェンタニル口腔粘膜吸収剤であるイーフェン®バッカル錠/アブストラル®舌下錠（フェンタニルクエン酸塩）の適応は，強オピオイド鎮痛薬を定時投与中で持続性疼痛が適切に管理されている場合の突出痛に対してのみの承認である。

c．持続痛が増強した場合のレスキュー薬は，速放性製剤の最高血中濃度到達時間（T_{max}）や半減期を考慮し，レスキュー薬の効果が不十分であれば，1時間間隔をあけて反復投与する。

d．突出痛には，予測ができるものとできない突出痛，定時鎮痛薬の切れ目に出現する突出痛があるため，突出痛の種類に応じた対処を行う。突出痛には持続痛治療に用いたレスキュー薬を使用するが，定時投与しているオピオイド鎮痛薬の1日量と突出痛治療に有効なレスキュー薬1回量との間には相関がない。突出痛に対するレスキュー薬を増量しても効果が不十分な場合には，痛みの強いときにレスキュー薬の効果が十分発現していないことが考えられる。オキノーム®散のT_{max}は1.7〜1.9時間，フェンタニル口腔粘膜吸収剤であるイーフェン®バッカル錠のT_{max}は0.59〜0.67時間，アブストラル®舌下錠は0.5〜1.0時間であるため，突出痛に対してオキノーム®散を増量しても効果が不十分な場合には，効果発現が5〜15分でみられ，約30〜50分でT_{max}に達するフェンタニル口腔粘膜吸収剤の使用を検討する。

20

がん疼痛

問14 **解答** **a（1日1回オピオイド鎮痛内服薬からフェンタニル1日用テープに変更する場合，翌日のオピオイド鎮痛内服薬服用予定時間から切り替える）**

解説 a．フェンタニル貼付剤の初回貼付時はフェンタニルの血中濃度が徐々に上昇*するため，鎮痛効果が得られるまでに時間を要する。そのため，初回貼付時には使用していたオピオイド鎮痛薬の併用を行うことが望ましい。24時間作用が持続する1日1回投与のオピオイド鎮痛薬から変更する場合には，そのオピオイド鎮痛薬を服用した12時間後からフェンタニル貼付剤の貼付を開始する。1日2〜3回投与の徐放性製剤からの切り替えの場合には，フェンタニル貼付剤の貼付開始と同時に投与していたオピオイド鎮痛薬の1回量を服用する。1日4〜6回投与製剤からの切り替えの場合には，フェンタニル貼付剤の貼付開始と同時および4〜6時間後に投与していたオピオイド鎮痛薬の1回量を服用する。また，フェンタニル貼付剤を中止し他のオピオイド鎮痛薬に変更する場合は，剥離後血中フェンタニル濃度が50％に減少するのに17時間以上かかるため，他のオピオイド鎮痛薬の投与は低用量から開始する。

> * 単回貼付時のT_{max}：フェントス®Rテープ−約20時間，ワンデュロ®パッチ−18時間，デュロテップ®MTパッチ−30〜36時間，ラフェンタ®テープ−27.3±7.21 時間

b．鎮痛効果が得られているときにオピオイド鎮痛薬を変更する場合には，換算された用量より少ない20〜30％減での変更を考慮する。ただし，フェンタニル貼付剤への変更時は，減量せず換算された用量での変更とする。オピオイド鎮痛薬変更の前後では疼痛の状況や副作用について評価し，必要に応じてオピオイド鎮痛薬の増減や副作用対策などを十分に行う。

大量のオピオイド鎮痛薬投与中にオピオイド鎮痛薬を変更する場合には，換算比の個体差によって相対的な不足による疼痛の出現や，逆に過剰投与となり過鎮静や副作用が出現するおそれがある。そのため，鎮痛効果や副作用にある程度影響すると思われる20〜30％程度を変更するとよいとされている。たとえば総量の25％を変更し，鎮痛効果は同等で，副作用が軽減すれば，同じ比率での変更をあと3回繰り返す。鎮痛効果が劣れば変更した薬剤を増量して患者個々の換算比を求める。痛みが緩和し，副作用がみられなければ全量を変更せず，2種類のオピオイド鎮痛薬を併用してもよい。

c．オピオイド鎮痛薬投与中，悪心・嘔吐が持続する場合や，オピオイド鎮痛薬の最高血中濃度の時間帯に生じた悪心・嘔吐は，オピオイド鎮痛薬が延髄の化学受容体引きがね帯（CTZ）を直接刺激し，その刺激が嘔吐中枢に伝わったためである。そのためCTZに作用するノバミン®を選択するのが望ましい。効果不十分な場合，適応外ではあるがハロペリドール（抗精神病薬），非定型抗精神病薬のオランザピン，リスペリドンなどを投与する。

d．呼吸困難があるがん患者の症状緩和にはモルヒネの全身投与が推奨されている。ただし，全身状態や呼吸状態が悪い患者では，モルヒネ全身投与開始後に呼吸抑制や意識状態の観察を慎重に行う。オキシコドンの全身投与は，がん患者の呼吸困難を緩和する可能性が示唆されており，モルヒネの全身投与が困難な場合に行う。フェンタニルの全身投与は，有効性を示す結果が不足しているため，がん患者の呼吸困難に対してフェンタニルの全身投与を行わないことをがん患者の呼吸器症状の緩和に関するガイドライン2016年版では提案されている。

🖐 point

◆オピオイド鎮痛薬の特徴

強オピオイド	モルヒネ	・剤形が豊富で，患者に応じた薬剤選択が可能 ・腎機能低下時には活性代謝産物の蓄積による副作用（鎮静，呼吸抑制など）に注意 ・呼吸困難に効果あり
	オキシコドン	・腎機能低下患者にも比較的安全に使用可能 ・呼吸困難に対して，モルヒネの代替薬として使用
	フェンタニル	・貼付剤，口腔粘膜吸収剤（突出痛適応）は他のオピオイド鎮痛薬から切り替えて使用 ・貼付剤は効果発現まで12時間以上要する ・便秘，悪心，嘔吐，眠気の発生頻度は低い ・腎機能低下患者にも比較的安全に使用可能 ・CYP3A4代謝のため併用薬剤との相互作用に注意
	タペンタドール	・ノルアドレナリン再取込抑制作用があり，神経障害性疼痛に有効 ・消化器症状の副作用が少ない ・腎機能低下患者にも比較的安全に使用可能 ・レスキュー薬なし ・グルクロン酸抱合代謝のため相互作用が少ない
	ヒドロモルフォン	・腎機能低下患者にはモルヒネより安全に使用できるが，AUCが中等度腎機能障害患者で2倍，重度では4倍高かったことから，低用量から開始するなど慎重投与 ・グルクロン酸抱合代謝のため薬物相互作用が少ない ・諸外国では呼吸困難に対して，モルヒネの代替薬として使用

強オピオイド	メサドン	・登録医師による処方 ・他のオピオイド鎮痛薬から切り替えて使用 ・NMDA受容体阻害作用，セロトニン再取り込み阻害作用があり，神経障害性疼痛に有効 ・半減期が30〜40時間と長く，定常状態に至るまで7日間程度必要 ・薬物動態は個人差が大きい ・CYP3A4代謝のため併用薬剤との相互作用に注意 ・QT延長，Torsades de pointesの危険性あり，投与開始前・投与中は定期的に心電図検査実施
弱オピオイド	トラマドール塩酸塩	・非麻薬指定 ・セロトニン・ノルアドレナリン再取り込み抑制作用があり，神経障害性疼痛に有効 ・便秘，悪心，嘔吐の発生頻度は低い ・セロトニン症候群や痙攣発作を引き起こすことがあり注意 ※トラマドール塩酸塩＋アセトアミノフェン配合錠は非がん性慢性疼痛，抜歯後の疼痛に対してのみの承認

◆オピオイドスイッチング

　オピオイドスイッチングとは，オピオイド鎮痛薬の副作用により鎮痛効果を得るだけのオピオイド鎮痛薬を投与できないときや，鎮痛効果が不十分なときに，投与中のオピオイド鎮痛薬から他のオピオイド鎮痛薬に変更することと定義されている。

　オピオイドスイッチングを行う場合には，患者の痛みの種類，状態，副作用などを十分に確認する。また，薬剤の特性や相互作用などを考慮し，スイッチする薬剤を検討し，必要に応じてオピオイド鎮痛薬の増減や副作用対策などを十分に行う。

＜オピオイドスイッチングの検討時期＞

便秘　：便秘傾向はオキシコドンとモルヒネはほぼ同等と考えられているが，フェンタニルへ変更することにより解消されることが多い。

瘙痒感：抗ヒスタミン薬が効かない場合にはオピオイドスイッチングを検討する。

せん妄：オピオイド鎮痛薬開始時に発現した場合にはオピオイドスイッチングを行うと改善することが多い。

ミオクローヌス：一般的には，クロナゼパムの投与で対処するが，難治性の場合にはオピオイドスイッチングを検討する。

腎機能障害：モルヒネ投与時に活性代謝産物蓄積による副作用症状が軽度でもみられる場合には，オピオイドスイッチングを検討する。

経口不可能，消化管閉塞：貼付剤や注射薬への変更を検討する。

d（消化管閉塞に伴う痛み－トリプタノール®（三環系抗うつ薬））

解説 a．ガバペン®は，がん疼痛による神経障害性疼痛に対して，中等度の痛みを緩和すると考えられる（保険適用外）。リリカ®（プレガバリン）（神経障害性疼痛緩和薬）とタリージェ®（ミロガバリンベシル酸塩）（末梢性神経障害性疼痛治療薬）は，神経細胞において，カルシウムの細胞内への流入を抑制し，各種興奮性神経伝達物質の放出を抑制することで，鎮痛効果を発揮する。その他，サインバルタ®（デュロキセチン塩酸塩）（セロトニン・ノルアドレナリン再取り込み阻害薬），トリプタノール®（アミトリプチリン塩酸塩）（三環系抗うつ薬）が神経障害性疼痛の第一選択薬として用いられる。

また，ガバペン®以外の抗てんかん薬であるリボトリール®（クロナゼパム），デパケン®（バルプロ酸ナトリウム），ケタラール®（ケタミン塩酸塩）（注射用全身麻酔薬），コルチコステロイドに関しては，非がん患者での知見や臨床試験の経験から，がんによる神経障害性疼痛を緩和する可能性があると考えられている。

b．副腎皮質ステロイド薬は，骨転移痛，腫瘍による圧迫症状，腫瘍による閉塞からの疼痛，頭蓋内圧亢進による頭痛などに鎮痛効果が認められている。

c．悪性腸腰筋症候群による腸腰筋の筋のれん縮による痛みや誘発点のある筋と筋膜の痛みにはセルシン®が有用である。悪性腸腰筋症候群に伴う神経障害性疼痛には，ケタラール®（ケタミン塩酸塩）（注射用全身麻酔薬），トリプタノール®（アミトリプチリン塩酸塩）（三環系抗うつ薬），リリカ®（プレガバリン）（神経障害性疼痛緩和薬）などを用いる。

d．消化管閉塞に伴う痛みにはサンドスタチン®（オクトレオチド酢酸塩）（持続性ソマトスタチンアナログ製剤）やコルチコステロイドなどを使用し，サンドスタチン®では開始後3～7日以内に，コルチコステロイドでは開始後3～10日以内に評価する。生命予後が1～2週間と考えられるがん性腹膜炎による消化管狭窄・閉塞のために水分摂取ができない終末期のがん患者に対して，総合的なQOL改善を目的として，1,000mL/日を超える中カロリー輸液を行わないことが推奨されている。

トリプタノール®は抗コリン作用により消化管運動が抑制され，麻痺性イレウスを起こすおそれがある。

20

がん疼痛

問16 オピオイド鎮痛薬の使用上の注意点として，適切でないものはどれか？

 a．デュロテップ®MTパッチ（フェンタニル）（フェンタニル貼付剤）
  －大腿部に貼ってもよい。
 b．タペンタ®（タペンタドール塩酸塩）（タペンタドール徐放剤）
  －錠剤が大きいため，割って服用してよい。
 c．ナルラピド®（ヒドロモルフォン塩酸塩）（ヒドロモルフォン速放剤）
  －4時間ごとに服用する場合，寝る前には2回分をまとめて服用してもよい。
 d．ワントラム®（トラマドール塩酸塩）（弱オピオイド鎮痛薬）
  －便中に殻のようなものが出てくることがある。

問17 医療用麻薬に関する服薬説明として適切なものはどれか？

 a．一度医療用麻薬を開始すると中止することはできない。
 b．鎮痛薬なので，胃炎や胃潰瘍を起こすことがある。
 c．医療用麻薬を使用しても精神的依存は生じない。
 d．医療用麻薬使用中は海外旅行には行けない。

問18 突出痛に対するレスキュー薬であるフェンタニルクエン口腔粘膜吸収剤の使用上の注意点として，適切でないものはどれか？

 a．イーフェン®バッカル錠－上奥歯の歯ぐきと頬の間で溶解させる。
 b．イーフェン®バッカル錠－30分経って薬の一部が口の中に残っていたら，水で飲み込む。
 c．アブストラル®舌下錠－用量調節期で1回使用しても十分な効果が得られない場合，30分以降に追加投与を行う。
 d．アブストラル®舌下錠－誤って飲み込んだ場合，再度投与する。

問19 下記の2つの文章において，（正）（誤）の組み合わせが正しいものをa～dの中から選びなさい。

 ① スインプロイク®（ナルデメジントシル酸塩）（オピオイド誘発性便秘症治療薬）は排便状況に応じて頓服服用する。
 ② 在宅療養中に使用している医療用麻薬が不要となった場合，可燃ごみとして廃棄する。

 a．①正・②正 b．①正・②誤 c．①誤・②正 d．①誤・②誤

問20 がん患者に対する日常生活指導として適切でないものはどれか？

 a．冷やすと痛みが増強するので，決して保冷枕を使って冷やしてはならない。
 b．オピオイド鎮痛薬使用中は，自動車の運転は控える。
 c．1回の食事量が少ない場合には，プリンなどの間食を摂る。
 d．アルコールは少量なら飲んでもよい。

問16 解答 b（タペンタ®（タペンタドール徐放剤）－錠剤が大きいため，割って服用してよい）

解説　a. デュロテップ®MTパッチは，体毛のない部位に貼付することが望ましく，胸部，腹部，上腕部，大腿部などに貼付するよう指導する。体毛のある部位に貼付する場合は，創傷しないようにハサミを用いて除毛し，カミソリや除毛剤などは使用しないよう指導する。また，フェンタニル貼付剤の貼付部位は発熱や激しい運動により体温が上昇した場合，吸収量が増加し，重篤な副作用を引き起こすおそれがある。そのため，電気毛布，加温ウォーターベッド，赤外線灯，こたつ，集中的な日光浴，サウナ，湯たんぽなどへの接触，貼付中に入浴する場合は，熱い温度での入浴は避けさせるよう指導する。

b. タペンタ®は乱用防止策のTRF（Tamper Resistant Formulation）となっているため，非常に硬く，粉砕したり，すりつぶしたり，水などに溶解することができない製剤設計がなされている。そのため，患者には必ず飲み物と一緒にそのまま服用するよう指導する。

c. ナルラピド®を定時投与する場合には，1日4～6回に分割して服用する必要がある。1日用量を6分割して使用する場合には，4時間ごとの服用となり，深夜の睡眠を妨げないように就寝前の投与は2回分を合わせて投与することもできるため，医師や薬剤師に相談し，医師の指示に従う。

d. ワントラム®は，有効成分放出後の基剤（抜け殻）が糞便中に排泄されることがある。そのため，患者に便中に殻のようなものが白い固まりとして出てくることがあるが，心配ないことを説明する。

服薬指導

●がん疼痛治療薬の服薬指導例

オピオイド鎮痛薬	脳や脊髄の痛みを感じたり伝えたりする部分に働いて，強い痛みを抑える薬です。
非オピオイド鎮痛薬 　アセトアミノフェン 　NSAIDs	中枢神経に働きかけて痛みをやわらげたり，熱を下げるお薬です。（アセトアミノフェン） 痛みの原因となる物質（プロスタグランジン）ができるのを抑えることにより，痛みをやわらげたり，熱を下げるお薬です。（NSAIDs）
神経障害性疼痛緩和薬 抗てんかん薬 三環系抗うつ薬	しびれや痛みをやわらげる薬です。

解説 a．病態の変化や他の鎮痛法の併用によって，医療用麻薬を減量または中止できる場合がある。しかし，連用中の急激な投与量の減少や中止により倦怠感，不安，不眠，興奮，悪心，嘔吐，発汗，頻脈，下痢などといった退薬症候が現れることがある。そのため，中止する場合には1日用量を徐々に減量するなど患者の状態を観察しながら行う。

b．医療用麻薬も鎮痛薬であるため，患者がよく表現する「痛み止めの薬で胃が荒れる」というNSAIDs潰瘍のような消化器症状が医療用麻薬でもみられるのではないかと誤解している患者や家族もいる。医療用麻薬はNSAIDsと作用機序が異なり，胃粘膜傷害を引き起こさないこと，食事に関係なく決められた時間に使用することを説明，指導する。

c．医療用麻薬をがん疼痛治療に用いる場合には精神的依存が発生しないことが明らかにされているが，依存性に関する心配を抱く患者は少なくない。また，適切な副作用対策を行うことで長期間安全に使用できることを説明する。医療用麻薬は末期だから使うのではなく，痛みを緩和する目的で使用することや，医療用麻薬が死期を早めることはなく，むしろ疼痛をやわらげることによって睡眠が得られ，食欲も出るなど有益な点が多いことを説明する。

d．医療用麻薬使用中であっても観光や仕事などで海外に行くことは可能である。ただし，医療用麻薬を治療に用いている者が出国または入国する場合には，事前に地方厚生（支）局長の許可を受ける必要があり，申請書は2週間前までに提出する必要がある。麻薬を携帯して海外に渡航し，未使用の麻薬を持って帰国する場合などは，出国時と入国時のそれぞれに許可書が必要となる。

20

がん疼痛

服薬指導

●がん疼痛治療薬に関する患者教育

　モルヒネをはじめとするオピオイド鎮痛薬に対して依存性，副作用，耐性などに不安を感じているがん疼痛患者は少なくない。円滑にがん疼痛治療を行うためにも，患者および家族に薬効や使用方法だけでなく，副作用対策に関する情報を提供することが必要である。また，患者が持つオピオイド鎮痛薬に関する誤解や不安を解消することに重点を置き，一方的な説明に終始するのではなく，患者および家族と話し合う態度が必要である。

＜オピオイドに関する誤った認識への対応＞

・オピオイドの薬効，副作用を説明する
・患者のオピオイドに対するイメージを確認し，オピオイドを躊躇する背景や理由を理解する
・オピオイドに関する誤解がある場合には，その認識に至った思いや背景に配慮しながら，正しい情報を提供する
・鎮痛の目標について話し合い，オピオイドの使用の意義を共有する
・副作用への配慮や対策を行う

（日本緩和医療学会 ガイドライン統括委員会 編集：がん疼痛の薬物療法に関するガイドライン2020年版，
金原出版，95，2020）

解答 **d（アブストラル®舌下錠－誤って飲み込んだ場合，再度投与する）**

解説 a．イーフェン®バッカル錠は口腔粘膜から吸収させる製剤である ため，噛んだり，舐めたりして使用すると，口腔粘膜からの吸 収が低下し，バイオアベイラビリティが低下する可能性があ る。そのため，上奥歯の歯ぐきと頬の間に挟み込むように置く ように指導する。また，吸湿性であり，ブリスターシートは必 ず使用直前に開封すること，押し出さず凸部分がない面のシー トを剥がして取り出すこと，割れている場合は使用しないよう 指導する。

b．イーフェン®バッカル錠は，上奥歯の歯ぐきと頬との間に置い ておくと自然に溶けて粘膜から吸収されるが，30分経っても薬 の一部が口腔内に残っている場合には水などで嚥下してもよい ことを説明する。また，口内が乾燥しているときは，少量の水 で口内を湿らせた後に使用してもよいことを指導する。

c．アブストラル®舌下錠およびイーフェン®バッカル錠は，用量調 節期に1回の突出痛に対して十分な鎮痛効果が得られない場合 には，30分後以降に1回のみ追加投与するよう指導する。投与 から30以内であれば，フェンタニルの血中濃度が上昇中であ り，過量投与になるおそれがある。また，至適用量決定後の突 出痛に対して1回投与しても効果が不十分な場合，アブストラ ル®舌下錠は前回の投与から2時間以上あけて，イーフェン® バッカル錠の場合には4時間以上あけて追加投与するよう患者 に指導する。アブストラル®舌下錠，イーフェン®バッカル錠と もに使用は1日4回までであり，1日4回を超える場合には他 の速放性製剤を使用する。

d．アブストラル®舌下錠は舌下の口腔粘膜より吸収されて効果を 発現するため，そのまま飲み込んだり，舐めたり，噛み砕いた りせず，舌の下の奥に入れるよう指導する。誤って飲み込んだ 場合，再投与すると血中濃度が上昇するおそれがあるため， 誤って飲み込んだ分を1回の投与とし，再投与はしないよう指 導する。

20

がん疼痛

問19 | 解答 d（①誤・②誤）

解説 ① スインプロイク®は，末梢性μオピオイド受容体拮抗薬で，腸管神経系のオピオイド受容体に結合してその活性化を阻害することにより，蠕動運動の抑制，腸液分泌の抑制，水分吸収の亢進を改善し，オピオイド誘発性便秘症を緩和する薬剤である。スインプロイク®の頓服や隔日投与の有効性・安全性を検討した治験は実施されておらず，また，便秘症の重症度やオピオイド鎮痛薬の投与量にかかわらず用法・用量は同じであり，頓服使用せず，1日1回服用するよう指導する。スインプロイク®投与後に一時的に下痢となることがあるが，徐々に回復することも多い。下痢をみとめた場合，スインプロイク®は継続し，併用している便秘治療薬の減量あるいは中止して，数日経過観察し，症状が改善しない場合や悪化する場合には申し出るよう指導する。
② 医療用麻薬の処方変更や中止，患者の死亡などにより，使用されず残った医療用麻薬は，交付を受けた医療機関または保険薬局に返却するように患者や家族に指導する。

問20 | 解答 a（冷やすと痛みが増強するので，決して保冷枕を使って冷やしてはならない）

解説 a．冷却することで血管が収縮し，痛みの原因物質の産生抑制や，神経の伝達速度を低下させて痛みをやわらげる効果がある。ただし，冷却することで痛みが増強したり，知覚が鈍い場所などの冷却は避ける。また，保温もがん疼痛を緩和させる因子として挙げられる。
b．オピオイド鎮痛薬使用中は，眠気やめまいが起こることがあるので，自動車の運転など危険を伴う機械の操作を行わないようにする。
c．バランスのとれた食事を心がけ，1回の食事量が少ない場合には，プリンなどの間食を摂るようにする。クッキーなどの水分が少ない食品は，口腔内に張りついたり，むせることがあるので注意する。無理に食事をすすめられるとつらく感じる患者もいるため，患者が食べたいものにしたり，家族と一緒に食事したり，無理に食事をすすめないなど配慮する。
d．アルコールは，過量であると各臓器に負担をかけることになるが，少量であればストレスが緩和されるので飲んでもよい。しかし，オピオイド鎮痛薬の中枢神経抑制作用が増強されるので，アルコールは時間をかけて少しずつ飲み，量も控える。

■ 栄養バランスのとれた食事 ■

不安や薬による副作用などさまざまな原因で食欲が低下してしまうことがあります。医師から食事について特別な指示がある場合以外は，無理をせず体の調子に合わせて，食べられるものを食べるようにしましょう。バランスのとれた食事とし，十分な栄養を摂るようにしましょう。1回の食事量が少ない場合には，間食を摂りましょう。間食にはプリンやバナナなどを用意しておくとよいでしょう。

■ アルコール ■

アルコールは，適量であればストレスが緩和されるので飲んでもよいでしょう。しかし，モルヒネなどの鎮痛薬を使用していると，アルコールのまわりが早くなることがあるので，アルコールは時間をかけて少しずつ飲み，アルコールの量も控えましょう。

■ 便秘対策 ■

モルヒネなどの鎮痛薬の副作用のうち最も頻度が高いのが便秘です。便秘が続いてから多量の下剤を服用して排便するのではなく，定期的に下剤を服用して便秘にならないようにしましょう。下剤の量は個人差が大きいので，平常通りの便通にもどすことを目標にしながら，下剤の量を調節しましょう。また，便通をよくするために水分を多めにとり，野菜や食物繊維の多い食べ物を摂るようにしましょう。

■ 悪心・嘔吐対策 ■

悪心や嘔吐はモルヒネなどの鎮痛薬の投与開始初期にみられます。この症状は通常1～2週間ほどでなくなります。食事によって悪心を起こしてしまうことがあるので，食事と鎮痛薬の最高血中濃度になる時間が重ならないように服用時間や食事の時間を工夫しましょう。また，1回の食事量を減らして食後1～2時間は安静にし，胃が空っぽになってから動くようにしましょう。食後はテレビや読書などをして気分転換をしましょう。

■ 痛みをやわらげる工夫 ■

心をリラックスさせたり，体をほぐしたりすることは痛みをやわらげる効果があります。足浴やストレッチ，音楽を聴く，アロマセラピー，腹式呼吸法など自分にあったものを取り入れてみましょう。

20

がん疼痛

283

MEMO

設問式 疾患別薬学管理の基礎知識2

定価　本体3,000円（税別）

2020年9月25日　発　行

著　者　　木村 健

発行人　　武田 正一郎

発行所　　株式会社 じ ほ う

　　　　　101-8421　東京都千代田区神田猿楽町1-5-15（猿楽町SSビル）
　　　　　電話　編集　03-3233-6361　販売　03-3233-6333
　　　　　振替　00190-0-900481
　　　　　＜大阪支局＞
　　　　　541-0044　大阪市中央区伏見町2-1-1（三井住友銀行高麗橋ビル）
　　　　　電話　06-6231-7061

©2020　　　　　　組版　あさひ高速印刷（株）　　印刷　音羽印刷（株）
Printed in Japan

ISBN 978-4-8407-5309-8

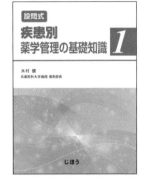

設問式
疾患別薬学管理の基礎知識 1

木村 健／著
定価（本体 3,000 円＋税）／ A5 判／ 292 頁
2019 年 8 月刊／ ISBN：978-4-8407-5217-6

> **10 疾患の病態、観察・ケア・教育計画を、
> 200 の設問と解説で構成！**

> **病態から薬物治療、服薬説明、検査値の読み方、
> 日常生活指導まで系統立てて学べる！**

本書は臨床における患者ケアの実践を目指し、薬剤師として知っておくべき最低限の知識をより効率的かつ効果的に習得するために問題形式となっています。

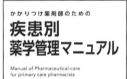
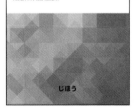

かかりつけ薬剤師のための
疾患別薬学管理マニュアル

木村 健／著
定価（本体 3,000 円＋税）／ B6 変型判／ 320 頁
2018 年 3 月刊／ ISBN：978-4-8407-5075-2

> **薬学的管理の 10 のチェックポイントを
> 20 の疾患別に解説！**

本書は、かかりつけ薬剤師・薬局機能を発揮できるよう、薬学的管理を実践するうえで必要な 10 項目のチェックポイントを、疾患別に①患者からの情報による薬学的管理、②処方薬からの薬学的管理、③患者の生活スタイルなどからの薬学的管理の 3 つの視点で構成し解説しています。

株式会社じほう https://www.jiho.co.jp/　〒 101-8421 東京都千代田区神田猿楽町 1-5-15 猿楽町 SS ビル　TEL.03-3233-6333　FAX.0120-657-769
〒 541-0044 大阪市中央区伏見町 2-1-1 三井住友銀行高麗橋ビル　TEL.06-6231-7061　FAX.0120-189-015